Treinamento em Diretrizes
Cardiologia

Treinamento em Diretrizes
Cardiologia

2ª edição

Editores
Alexandre de Matos Soeiro
Tatiana de Carvalho Andreucci Torres Leal
Bruno Biselli
Carlos Vicente Serrano Jr.
Roberto Kalil Filho
Múcio Tavares de Oliveira Jr.

Copyright © Editora Manole Ltda., 2019, por meio de contrato com os editores.

"A edição desta obra foi financiada com recursos da Editora Manole Ltda., um projeto de iniciativa da Fundação Faculdade de Medicina em conjunto e com a anuência da Faculdade de Medicina da Universidade de São Paulo – FMUSP."

Logotipos   *Copyright* © Hospital das Clínicas – FMUSP
            Copyright © Faculdade de Medicina da Universidade de São Paulo
            Copyright © Instituto de Cardiologia – HCFMUSP

Editora gestora: Sônia Midori Fujiyoshi
Editora: Juliana Waku
Capa: Ricardo Yoshiaki Nitta Rodrigues
Projeto gráfico: Departamento de Arte da Editora Manole
Editoração eletrônica: Luargraf Serviços Gráficos
Imagem de capa: istockphoto

CIP-BRASIL. CATALOGAÇÃO NA PUBLICAÇÃO
SINDICATO NACIONAL DOS EDITORES DE LIVROS, RJ

T722
2. ed.

Treinamento em diretrizes cardiologia / Alexandre de Matos Soeiro ... [et al.]. - 2. ed. - Barueri [SP] : Manole, 2019.
    ; 23 cm.
    Inclui bibliografia
    ISBN 9788520460641
    1. Cardiologia. I. Soeiro, Alexandre de Matos.

19-56205   CDD: 616.12
                                                     CDU: 612.17

Meri Gleice Rodrigues de Souza - Bibliotecária CRB-7/6439

Todos os direitos reservados.
Nenhuma parte deste livro poderá ser reproduzida, por qualquer processo, sem a permissão expressa dos editores.
É proibida a reprodução por xerox.

A Editora Manole é filiada à ABDR – Associação Brasileira de Direitos Reprográficos.

1ª edição – 2018
2ª edição – 2019

Editora Manole Ltda.
Avenida Ceci, 672 – Tamboré
06460-120 – Barueri – SP – Brasil
Tel.: (11) 4196-6000
www.manole.com.br
info@manole.com.br

Impresso no Brasil | *Printed in Brazil*

Editores

Alexandre de Matos Soeiro
Médico Cardiologista Assistente e Supervisor da Unidade Clínica de Emergência do Instituto do Coração do Hospital das Clínicas da Faculdade de Medicina da Universidade de São Paulo (InCor-HCFMUSP).

Tatiana de Carvalho Andreucci Torres Leal
Médica Cardiologista Assistente da Unidade Clínica de Emergência do Instituto do Coração do Hospital das Clínicas da Faculdade de Medicina da Universidade de São Paulo (InCor-HCFMUSP).

Bruno Biselli
Médico Assistente da Unidade de Insuficiência Cardíaca do Instituto do Coração do Hospital das Clínicas da Faculdade de Medicina da Universidade de São Paulo (InCor-HCFMUSP).

Carlos Vicente Serrano Jr.
Professor Associado da Faculdade de Medicina da Universidade de São Paulo (FMUSP). Diretor da Unidade Clínica de Aterosclerose do Instituto do Coração do Hospital das Clínicas da FMUSP (InCor-HCFMUSP).

Roberto Kalil Filho
Professor Titular da Disciplina de Cardiologia da Faculdade de Medicina da Universidade de São Paulo (FMUSP). Presidente do Conselho Diretor do Instituto do

Coração do Hospital das Clínicas da FMUSP (InCor-HCFMUSP). Diretor Geral do Centro de Cardiologia do Hospital Sírio-Libanês. Diretor da Divisão da Cardiologia Clínica. Chefe do Departamento de Cardiopneumologia da FMUSP.

Múcio Tavares de Oliveira Jr.

Diretor do Hospital-dia do Instituto do Coração do Hospital das Clínicas da Faculdade de Medicina da Universidade de São Paulo (InCor-HCFMUSP). Professor Colaborador da FMUSP.

Coeditores

Brenno Rizerio Gomes

Médico formado pela Faculdade de Medicina da Universidade de São Paulo (FMUSP). Residência em Clínica Médica pelo Hospital das Clínicas da FMUSP. Residência em Cardiologia pelo Instituto do Coração do Hospital das Clínicas da FMUSP (InCor-HCFMUSP). Médico Assistente do Núcleo de Insuficiência Cardíaca do InCor-HCFMUSP.

Bruna Romanelli Scarpa Matuck

Graduação em Medicina pela Faculdade de Medicina da Universidade de São Paulo (FMUSP). Residência em Clínica Médica pelo Hospital das Clínicas da FMUSP (HCFMUSP). Residência em Cardiologia pelo Instituto do Coração (InCor-HCFMUSP). Médica preceptora da Cardiologia do InCor-HCFMUSP 2018-2019. Complementação especializada em Aterosclerose pelo InCor-HCFMUSP.

Caio de Assis Moura Tavares

Médico Assistente da Unidade de Cardiogeriatria do Instituto do Coração do Hospital das Clínicas da Faculdade de Medicina da Universidade de São Paulo (InCor--HCFMUSP).

Fabio Grunspun Pitta

Médico Assistente da Unidade de Aterosclerose do Instituto do Coração do Hospital das Clínicas da Faculdade de Medicina da Universidade de São Paulo (InCor-HCFMUSP). Médico da Unidade Coronariana do Hospital Israelita Albert

Einstein (HIAE). Coordenador da Pós-graduação Lato Sensu em Cardiologia do Hospital Israelita Albert Einstein (HIAE).

Francisco Akira Malta Cardozo

Médico Assistente da Unidade Clínica de Medicina Interdisciplinar em Cardiologia do Instituto do Coração do Hospital das Clínicas da Faculdade de Medicina da Universidade de São Paulo (InCor-HCFMUSP).

Helena de Almeida Martins de Souza

Graduação na Faculdade de Medicina da Universidade de São Paulo (FMUSP). Residência em Clínica Médica no Hospital das Clínicas da FMUSP (HCFMUSP). Residência em Cardiologia no Instituto do Coração (InCor-HCFMUSP). Preceptora da Cardiologia do InCor-HCFMUSP.

Henrique Nogueira Mendes

Graduação na Faculdade de Medicina da Universidade de São Paulo (FMUSP). Residência em Clínica Médica no Hospital das Clínicas da FMUSP (HCFMUSP). Residência em Cardiologia no Instituto do Coração (InCor-HCFMUSP). Preceptor da Cardiologia do InCor-HCFMUSP 2017/18.

Lucas Vargas Waldeck Amaral Pimenta

Cardiologista pelo Instituto Nacional de Cardiologia. Especialista em Insuficiência Cardíaca e Transplante pelo Instituto do Coração do Hospital das Clínicas da Faculdade de Medicina da Universidade de São Paulo (InCor-HCFMUSP).

Marcus Vinicius Burato Gaz

Médico Cardiologista pela Faculdade de Medicina da Universidade de São Paulo (FMUSP). Residência em Clínica Médica e Cardiologia no Hospital das Clínicas da FMUSP e no Instituto do Coração (InCor-HCFMUSP). Preceptor da Residência de Cardiologia do InCor (2014/2015). Título de Cardiologista pela Sociedade Brasileira de Cardiologia (SBC). Médico plantonista e do Corpo Clínico do Hospital Israelita Albert Einstein.

Mozar Suzigan de Almeida

Médico pela Faculdade de Medicina da Universidade de São Paulo (FMUSP). Especialista em Clínica Médica pelo Hospital das Clínicas da FMUSP (HCFMUSP). Especialista em Cardiologia pelo Instituto do Coração (InCor-HCFMUSP). Preceptor da Residência de Cardiologia do InCor-HCFMUSP. Coordenador e Editor da Plataforma CardioLearning.

Murillo de Oliveira Antunes

Doutor em Cardiologia pela Universidade de São Paulo (USP). Médico Pesquisador da Unidade Clínica de Miocardiopatias do Instituto do Coração do Hospital das Clínicas da FMUSP (InCor-HCFMUSP). Professor da Faculdade de Medicina de Bragança Paulista – SP.

Olivia Meira Dias

Médica Pneumologista. Doutorado em Pneumologia, Instituto do Coração do Hospital das Clínicas da Faculdade de Medicina da Universidade de São Paulo (InCor-HCFMUSP).

Thiago Luis Scudeler

Médico pela Faculdade de Medicina da Universidade de São Paulo (FMUSP). Especialista em Clínica Médica pelo Hospital das Clínicas da FMUSP (HCFMUSP) e pela Sociedade Brasileira de Clínica Médica. Especialista em Cardiologia pelo Instituto do Coração (InCor-HCFMUSP) e pela Sociedade Brasileira de Cardiologia. Ex-médico preceptor do InCor-HCFMUSP. Doutor em Ciências – Cardiologia pelo InCor-HCFMUSP. Médico Assistente do Departamento de Emergência do InCor-HCFMUSP. Médico pesquisador do grupo MASS – InCor-HCFMUSP.

Vagner Madrini Junior

Médico pela Universidade Federal do Pará (UFPA). Especialista em Clínica Médica pela Escola Paulista de Medicina da Universidade Federal de São Paulo (Unifesp-EPM). Assistente do Departamento de Miocardiopatias e Doenças da Aorta pelo Instituto do Coração do Hospital das Clínicas da Faculdade de Medicina da Universidade de São Paulo (InCor-HCFMUSP). Editor do aplicativo Cardio-Trials e do Projeto CardioLearning.

A Medicina é uma área do conhecimento em constante evolução. Os protocolos de segurança devem ser seguidos, porém novas pesquisas e testes clínicos podem merecer análises e revisões. Alterações em tratamentos medicamentosos ou decorrentes de procedimentos tornam-se necessárias e adequadas. Os leitores são aconselhados a conferir as informações sobre produtos fornecidas pelo fabricante de cada medicamento a ser administrado, verificando a dose recomendada, o modo e a duração da administração, bem como as contraindicações e os efeitos adversos. É responsabilidade do médico, com base na sua experiência e no conhecimento do paciente, determinar as dosagens e o melhor tratamento aplicável a cada situação. Os autores e os editores eximem-se da responsabilidade por quaisquer erros ou omissões ou por quaisquer consequências decorrentes da aplicação das informações presentes nesta obra. Durante o processo de edição desta obra, foram empregados todos os esforços para garantir a autorização das imagens aqui reproduzidas. Caso algum autor sinta-se prejudicado, favor entrar em contato com a editora.

Sumário

Prefácio XIII

Introdução XV

1 Suporte avançado de vida em cardiologia/parada
cardiorrespiratória 1

2 Hipertensão arterial sistêmica 17

3 Dislipidemias 45

4 Doenças valvares 69

5 Tromboembolismo pulmonar 89

6 Doenças da aorta 113

7 Síndrome coronariana aguda sem supradesnivelamento
do segmento ST 131

8 Síndrome coronariana aguda com supradesnivelamento
do segmento ST 153

9 Miocardites e pericardites 167

10 Fibrilação atrial 183

11 Endocardite infecciosa 209

12 Dispositivos eletrônicos cardioimplantáveis 225

13 Insuficiência cardíaca 245

XII Treinamento em Diretrizes – Cardiologia

14 Transplante cardíaco 267

15 Taquiarritmias 285

16 Doença arterial coronariana crônica 299

17 Manejo cardiovascular no perioperatório de cirurgias
não cardíacas 369

18 Cardio-oncologia 387

Prefácio

*"...A juventude ousa, a prudência reflete e a experiência
nos impulsiona a transmitir nossos conhecimentos..."*

Ramires JAF, 2018

Na década de 1980, recebi um grande desafio: montar, estruturar e fazer funcionar o Serviço de Emergência do InCor. Assim, criou-se uma Comissão para instalação do Serviço da qual fui Coordenador e, como consequência, o primeiro Diretor da Emergência. O convite para a referida tarefa foi transmitido pelo Dr. Seigo Tsuzuki, então Diretor Executivo e aprovado pelo Conselho Diretor do InCor. Após um mês de reuniões e treinamento de pessoal iniciou-se o trabalho com médicos do corpo clínico que davam plantões na Emergência e com enfermeiros e auxiliares devidamente realocados, especificamente, para esse novo Serviço do InCor.

Durante os primeiros meses de funcionamento, atendíamos cerca de 30 pacientes/dia. Após 6 meses, esse número chegava a cerca de 100 casos/dia, revelando que nossas modestas instalações já não davam vazão ao volume de casos diários. Com isso, teve início uma série de transformações que, ao longo dos anos, obrigou-nos a várias adaptações para aumentar a capacidade de atendimento pela grande demanda de pacientes, chegando a cerca de 350 casos/dia, provocando transtornos e dificuldades para o melhor atendimento e sobrecarregando os serviços de diagnóstico do hospital.

Nesse período, vários colegas ocuparam o cargo de Diretor da Emergência e viveram cada passo das dificuldades de fazer o melhor possível, mas não o ideal, num sistema de saúde desorganizado e desumano. Apesar desses obstáculos, diretores, médicos plantonistas e enfermeiros desdobraram-se e conseguiram executar atendimento que salvou muitas vidas, comprovando-se que mesmo com as adversidades desse paquidérmico sistema de saúde foi possível mostrar que esses profissionais dignificaram e honraram suas profissões e o InCor.

Com toda essa evolução criou-se grande experiência em emergência cardiológica, publicando-se trabalhos, livros e teses. Atualmente, o Diretor da Emergência é o Dr. Múcio Tavares de Oliveira Jr., que tem se dedicado a estudar a insuficiência cardíaca descompensada e a aguda. No corpo clínico temos jovens doutores com muita atividade e relevantes contribuições, tanto na assistência aos pacientes como no ensino e na pesquisa clínica com os casos agudos. Dentre eles, destacam-se Alexandre de Matos Soeiro, Tatiana de Carvalho Andreucci Torres Leal e Bruno Biselli, responsáveis pela publicação deste livro, *Treinamento em Diretrizes: Cardiologia* do InCor-HCFMUSP, reunindo interessante forma de apresentar os temas clínicos, por meio de questões de múltipla escolha, na visão de três das principais diretrizes.

Sem dúvida, esses jovens e experientes médicos que convivem com as emergências e ensinam doutorandos da Faculdade de Medicina da Universidade de São Paulo, diariamente, encontraram uma fácil e elegante forma de transmitir conhecimentos atualizados e de importância a cardiologistas, médicos de serviços de emergência, de terapias intensivas e de serviços de ambulância.

Espero que todos os leitores aproveitem a leitura e as informações atualizadas deste livro de linguagem jovem, escrito por jovens médicos, mas com experiência clínica suficiente para nos transmitir novos e importantes conhecimentos.

Jose Antonio Franchini Ramires
Professor Titular de Cardiologia do Instituto do
Coração (InCor) – Universidade de São Paulo.

Introdução

As doenças cardiovasculares são as que mais crescem em todo o mundo. Frequentemente, diferentes diretrizes são publicadas pelas sociedades médicas, atualizando recomendações para o tratamento de pacientes em diversos temas. As diretrizes servem para nortear condutas, no entanto, devem ser adaptadas a diferentes realidades locais e à individualidade. Justamente por isso, divergem em seu conteúdo. A comparação entre as três principais diretrizes permite uma análise e um raciocínio crítico.

Dessa forma, este livro gera uma nova maneira de estudar cardiologia, e torna-se uma leitura fundamental para todo médico clínico que atua junto ao paciente e também para aqueles que estudam para concursos e títulos. Todos os autores envolvidos trabalham ativamente com acadêmicos de Medicina e médicos residentes.

Seguindo um padrão único, foram comparadas em forma de questões as diretrizes brasileiras, da European Society of Cardiology e da American Heart Association, sendo consideradas corretas as respostas de acordo com as recomendações da Sociedade Brasileira de Cardiologia.

Esperamos que aproveitem as informações aqui contidas e que estas possam ser aplicadas com sucesso em diferentes situações clínicas, tornando esse guia indispensável na prática médica diária e nos estudos.

Os Editores

Capítulo 1

Suporte avançado de vida em cardiologia/parada cardiorrespiratória

Questões

1. Qual o número recomendado de compressões torácicas por minuto em parada cardiorrespiratória (PCR) em adultos?
   a) < 100/min.
   b) ≥ 100/min.
   c) 100-120/min.
   d) ≥ 120/min.

2. Qual a frequência correta de ventilações que devem ser administradas durante a reanimação cardiopulmonar (RCP) uma vez que o paciente tenha sido submetido à intubação orotraqueal?
   a) 6/min.
   b) 10/min.
   c) 12/min.
   d) 15/min.

3. Sobre o uso de técnicas auxiliares para o manejo de vias aéreas na PCR, podemos afirmar que:
   a) O uso de pressão cricoide de rotina está contraindicado.
   b) A cânula orofaríngea pode ser utilizada em qualquer paciente letárgico.

c) A cânula nasofaríngea possui exatamente as mesmas contraindicações da cânula orofaríngea.

d) A intubação orotraqueal aumenta a sobrevida quando comparada à bolsa--válvula-máscara no contexto da PCR.

4. Qual a dose recomendada de naloxone que deve ser utilizada em PCR com suspeita de intoxicação por opioides?
a) 4 mg intranasal/0,4 mg intramuscular.
b) 2 mg intranasal/0,4 mg intramuscular.
c) 2 mg intranasal/0,2 mg intramuscular.
d) 0,4 mg intranasal/2 mg intramuscular.

5. Durante a RCP de um paciente, foi observado ritmo de fibrilação ventricular (FV). O paciente foi desfibrilado com carga máxima. Após isso, qual o próximo passo na sequência de reanimação?
a) Checar pulso.
b) Avaliar ritmo.
c) Proceder a intubação orotraqueal.
d) Retornar as compressões imediatamente.

6. Qual a carga de choque indicada para desfibrilação de paciente com fibrilação ventricular/taquicardia ventricular (FV/TV) sem pulso?
a) 100 J – monofásico.
b) 360 J – bifásico.
c) 360 J – monofásico.
d) 120-200 J – monofásico.

7. Durante a RCP de um paciente em PCR em ritmo de FV, qual a droga antiarrítmica de primeira escolha recomendada e em qual dose?
a) Amiodarona 300 mg endovenosa em *bolus* – repetir dose de 150 mg em 3 a 5 min.
b) Lidocaína 1,5 mg/kg endovenosa – repetir dose de 0,75 mg/kg em 5 min.
c) Sulfato de magnésio 1 g endovenoso – dose única.
d) Amiodarona 300 mg endovenosa em *bolus* ou lidocaína 1,5 mg/kg endovenosa.

8. Durante a RCP de paciente sem pulso, é observado ritmo de linha reta. O próximo passo na sequência de atendimento seria:

a) Desfibrilação com carga máxima.

b) Retornar as compressões torácicas imediatamente.

c) Checar pulso.

d) Checar cabos, energia do aparelho e derivações.

9. Qual(is) o(s) vasopressor(es) de escolha na PCR?

a) Adrenalina 1 mg endovenosa ou vasopressina 40 UI endovenosa.

b) Atropina 0,5 mg endovenosa.

c) Adrenalina 1 mg endovenosa.

d) Noradrenalina endovenosa em infusão contínua.

10. Dos dados abaixo, quais podem ser utilizados e estão relacionados à efetividade de compressões torácicas durante a RCP?

a) $PETCO_2 \geq 10$ mmHg; pressão arterial diastólica ≥ 20 mmHg; saturação venosa central de oxigênio $\geq 30\%$.

b) $PETCO_2 \geq 15$ mmHg; pressão arterial diastólica ≥ 30 mmHg; saturação venosa central de oxigênio $\geq 30\%$.

c) $PETCO_2 \geq 10$ mmHg; pulso femoral presente; saturação venosa central de oxigênio $\geq 30\%$.

d) $PETCO_2 \geq 20$ mmHg; pulso femoral presente.

11. Qual é considerada a medida mais efetiva para tratamento de hipercalemia durante a PCR?

a) Gluconato de cálcio 10%.

b) Sulfato de magnésio 1 g.

c) Solução polarizante.

d) Bicarbonato de sódio 8,4%.

12. Em relação à PCR em gestantes, assinale a alternativa correta:

a) A cesariana de emergência deve ser realizada de rotina assim que se iniciem as compressões.

b) Se a altura do fundo uterino for igual ou superior à cicatriz umbilical, o deslocamento manual do mesmo pode facilitar e melhorar a efetividade das compressões.

c) Pacientes gestantes não podem receber desfibrilação por causa dos efeitos deletérios na criança.

d) O uso de inclinação lateral pode facilitar a RCP.

13. Qual a dose de emulsão lipídica intravenosa recomendada em pacientes em PCR associada ao uso de anestésicos locais em altas doses?
a) Solução a 20% – infusão de 1,5 mL/kg em *bolus*, seguido de 0,25 mL/kg por 30 a 60 min.
b) Solução a 10% – infusão de 1,5 mL/kg em *bolus*, seguido de 0,25 mL/kg por 30 a 60 min.
c) Solução a 20% – infusão de 5,0 mL/kg em *bolus*, seguido de 0,50 mL/kg por 30 a 60 min.
d) Solução a 10% – infusão de 5,0 mL/kg em *bolus*, seguido de 0,25 mL/kg por 30 a 60 min.

14. São possibilidades terapêuticas em pacientes com tromboembolismo confirmado e PCR:
a) Somente alteplase endovenosa.
b) Somente tenecteplase endovenosa.
c) Alteplase/tenecteplase, embolectomia mecânica e cirúrgica.
d) Somente alteplase e tenecteplase.

15. São consideradas metas hemodinâmicas pós-PCR adequadas:
a) PAS > 90 mmHg e PAM > 65 mmHg.
b) PAD > 60 mmHg e PAM > 65 mmHg.
c) SVO_2 > 65% e PAM > 65 mmHg.
d) SVO_2 > 65% e PAS > 100 mmHg.

16. Qual o período mínimo para avaliação clínica de prognóstico neurológico adequado após um episódio de PCR em um paciente que evoluiu comatoso?
a) 12 horas.
b) 24 horas.
c) 48 horas.
d) 72 horas.

17. Qual a temperatura alvo no manejo do paciente comatoso pós-PCR?
a) 32 a 34°C.
b) 30 a 34°C.
c) 32 a 36°C.
d) 33 a 36°C.

Capítulo 1 Suporte avançado de vida em cardiologia/parada cardiorrespiratória 5

18. Quanto ao resfriamento extra-hospitalar de pacientes pós-PCR comatosos, podemos afirmar que:
a) Não é indicado de rotina.
b) A administração de fluidos endovenosos a 4°C é fundamental para atingir suas metas.
c) Deve ser induzido através de capacetes especiais de resfriamento.
d) É prioridade antes mesmo da estabilização hemodinâmica adequada.

19. Em que situação a indicação de coronariografia pós-PCR é mais adequada?
a) Após FV/TV sem pulso, apresentando eletrocardiograma com supradesnível de ST, somente quando houver recuperação do status neurológico.
b) Após FV/TV sem pulso, apresentando eletrocardiograma sem supradesnível de ST, em caráter de emergência, independente do padrão neurológico pós-PCR.
c) Após todo caso de atividade elétrica sem pulso (AESP)/assistolia.
d) Em todo o paciente acima dos 45 anos de idade.

20. Quanto ao uso de betabloqueadores no contexto de PCR, pode-se afirmar que:
a) Devem ser usados de rotina e de forma endovenosa durante todas a PCR em FV/TV sem pulso.
b) Devem ser usados de rotina e de forma oral durante toda a PCR em FV/TV sem pulso.
c) Devem ser usados precocemente pós-PCR em FV/TV sem pulso, caso o paciente não apresente contraindicações.
d) Devem ser usados em todos os pacientes em PCR com suspeita de síndrome coronária aguda independente do ritmo.

Respostas comentadas

1. **Resposta: C**
   Em vítimas adultas de PCR, o socorrista deve aplicar compressões na frequência entre 100 e 120/min. Na maioria dos estudos, a aplicação de altas taxas de compressões esteve associada à melhor sobrevida durante a PCR. A adição de um limite máximo baseia-se em um grande trabalho de registro no qual frequências acima de 140/min foram relacionadas à menor efetividade e profundidade das compressões. Ressalta-se o fato de que é fundamental manter compressões com o mínimo de interrupções possíveis e com profundidade mínima de 5 a 6 cm, de acordo com a última recomendação.

2. **Resposta: B**
   A interrupção da realização das compressões torácicas por motivo da intubação orotraqueal deverá ser minimizada ao extremo, e a intubação deverá ser realizada somente em momento oportuno, quando não for interferir nas outras manobras de ressuscitação. A intubação orotraqueal é considerada o método ideal de manejo da via aérea durante a RCP. Durante uma PCR, o procedimento deve ser, preferivelmente, realizado sem a interrupção das compressões torácicas ou, então, com interrupção das compressões por até 10 segundos, para permitir a visualização das cordas vocais. Se a intubação inicial foi sem sucesso, uma segunda tentativa pode ser aceitável. No caso de profissionais experientes, o uso de tubo endotraqueal pode ser considerado logo no início da reanimação.
   Deve-se manter a ventilação e a oxigenação com intervalo de uma ventilação a cada 6 segundos, o que corresponde a 10 ventilações por minuto, de maneira assíncrona às compressões torácicas.

3. **Resposta: A**
   A pressão cricoide pode prevenir o refluxo gástrico durante a intubação traqueal. Porém ela pode prejudicar a ventilação do paciente e dificultar a intubação orotraqueal, pois pode produzir uma deformação da cartilagem cricoide com a completa obstrução da via aérea, dependendo da força aplicada. O papel da pressão cricoide, durante a PCR em ambiente extra e intra-hospitalar, não foi estudado, e seu uso rotineiro, portanto, não é recomendado.
   As cânulas orofaríngeas não podem ser utilizadas em pacientes com reflexo de vômito preservado. Já as cânulas nasofaríngeas seguem essa mesma reco-

mendação, mas também devem ser evitadas em pacientes com coagulopatias graves e suspeita de fratura de base de crânio.

Por último, não há evidências de que a intubação orotraqueal seja superior à ventilação adequada com bolsa-valva-máscara durante a PCR, principalmente em relação ao prognóstico neurológico. Estudo recente comparou os efeitos de duas estratégias de ventilação (dispositivo bolsa-valva-máscara *versus* via aérea avançada) em pacientes com PCR e verificou que os pacientes submetidos à ventilação através de uma via aérea avançada tiveram uma maior taxa de retorno à circulação espontânea, porém sem diferenças na taxa de sobrevida hospitalar.

4. Resposta: **B**

    Segundo a última recomendação das diretrizes de PCR, em situações nas quais a suspeita de intoxicação por opioides for elevada ou conhecida, assim que contatada a ausência de pulso ou presença de apneia, o socorrista deve solicitar o DEA juntamente ao naloxone. O mesmo deve ser administrado assim que disponível mesmo que por um provedor não médico. A dose recomendada é de 2 mg intranasal ou 0,4 mg intramuscular.

5. Resposta: **D**

    Quando a monitorização com desfibrilador manual revela ritmo de FV/TV, a prioridade deve ser a desfibrilação o mais precoce possível, assim que disponível, uma vez que a duração da arritmia é fator prognóstico para o sucesso da desfibrilação, sendo máximo se a desfibrilação ocorre em até 10 a 30 segundos do início da FV, em decorrência do grau de organização do impulso elétrico. Após o primeiro choque, preferencialmente com desfibrilador bifásico, procede-se RCP por 2 minutos, seguida de checagem de ritmo no monitor. Se a FV/TV persistir, procede-se a um novo choque de alta energia, seguido por RCP durante 2 minutos (Figura 1). Pulso somente deve ser checado caso o paciente apresente ritmo organizado.

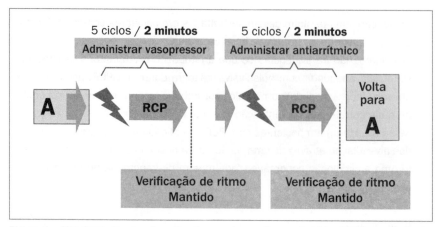

Figura 1 Algoritmo de atendimento da parada cardiorrespiratória (PCR) em fibrilação ventricular/taquicardia ventricular (FV/TV).

6. Resposta: C
   Se um desfibrilador bifásico estiver disponível, a energia do choque deve ser entre 120-200 J, conforme as orientações do fabricante. Se o socorrista desconhece as orientações do fabricante, o choque deve ser administrado com a energia máxima disponível no aparelho. Choques subsequentes devem ser com energia equivalente ou superior. Se um desfibrilador monofásico estiver disponível, o choque deve ser administrado com 360 J, assim como os choques subsequentes. Alguns estudos compararam o uso de desfibriladores com onda bifásica e monofásica para desfibrilação e detectaram equivalência ou superioridade dos dispositivos de onda bifásica, sendo que, com este tipo de dispositivo, a carga de energia é menor, o que estaria associado à menor lesão miocárdica. No entanto, nenhum estudo mostrou diferença em sobrevida.

7. Resposta: D
   A amiodarona pode ser considerada para FV/TV sem pulso que não responde à RCP, desfibrilação e terapêutica vasopressora. A dose inicial deve ser de 300 mg endovenosa e pode ser administrada uma dose adicional de 150 mg, intercalada com vasopressor.
   Já a lidocaína, desde a última atualização em 2018, pode ser considerada também medicação de primeira escolha nessa situação. A dose inicial recomendada é de 1,0 a 1,5 mg/kg endovenosa. Se a FV/TV sem pulso persistem ou são

recorrentes, doses adicionais de 0,5-0,75 mg/kg podem ser administradas a cada 5-10 minutos, até uma dose máxima de 3 mg/kg.

Já o sulfato de magnésio foi avaliado em três estudos clínicos randomizados, não sendo associado a maiores taxas de retorno à circulação espontânea, melhora no índice de alta hospitalar e no prognóstico neurológico, independente do ritmo inicial da PCR.

8. Resposta: **D**

AESP e assistolia são ritmos em que a desfibrilação não está indicada. Deve-se, então, promover RCP de boa qualidade, aplicar as drogas indicadas e procurar identificar e tratar as causas reversíveis. Uma vez que a amplitude do traçado da FV no monitor é dependente das reservas de ATP do miocárdio, a visualização de uma linha reta no monitor deve levantar duas hipóteses: assistolia ou FV fina. Como deixar de desfibrilar uma FV é inadmissível e desfibrilar assistolia piora ainda mais seu prognóstico, o diagnóstico de assistolia deve ser confirmado, assim, verificando-se se os cabos de monitorização estão devidamente conectados, aumentando o ganho do aparelho (em ganho máximo, espera-se identificar com facilidade uma FV) e mudando a derivação de monitorização, seja no aparelho, seja mudando a posição das pás para baixo da clavícula esquerda e paraesternal direita. Caso mantenha-se a linha reta, o ritmo é de assistolia. Todas essas manobras de confirmação na avaliação de uma linha reta devem ser realizadas em menos de 10 segundos, pois se trata de um período em que as manobras de RCP estarão suspensas.

Quando assistolia já é o ritmo em tratamento, pode-se checar apenas a posição dos cabos. Se, no momento da checagem de ritmo, após dois minutos contínuos de RCP, houver um ritmo organizado no monitor, procede-se à checagem do pulso central carotídeo por 5 a 10 segundos. Caso não haja pulso palpável nesse período, identifica-se AESP (Figura 2).

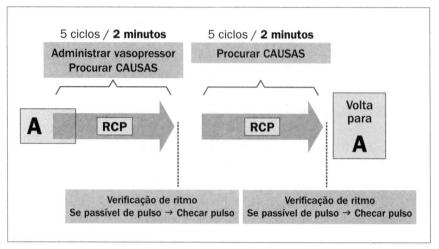

Figura 2   Algoritmo de atendimento da parada cardiorrespiratória (PCR) em atividade elétrica sem pulso (AESP)/assistolia.

9. Resposta: C

A adrenalina tem sido utilizada no manuseio da PCR, basicamente em decorrência de seus efeitos pressores alfa-adrenérgicos, por conseguinte, possibilitando aumento das pressões de perfusão cerebral e coronariana. Apesar de seu uso de longa data e de aparentemente melhorar a sobrevida de curto prazo, todavia, não há evidências científicas de que a administração de adrenalina, durante a PCR, tenha efeitos favoráveis na sobrevida de longo prazo, em seres humanos. Ademais, a dose ótima de adrenalina ainda não se encontra estabelecida. Em ritmos não chocáveis, três estudos mostraram melhora de sobrevida com a administração precoce de adrenalina.

Dessa forma, a adrenalina deve ser utilizada da seguinte forma durante as manobras de RCP: 1) FV/TV sem pulso: 1 mg endovenosa, podendo ser repetida a cada 3-5 min, se necessário; 2) assistolia e AESP: 1 mg endovenosa tão logo obtenha-se um acesso vascular, podendo ser repetida a cada 3-5 min, se necessário.

A vasopressina, um potente vasoconstritor não adrenérgico, mostrou-se bastante eficaz, superior à adrenalina, na RCP, em animais (0,08 U/kg *versus* 0,045 mg/kg de adrenalina) e pequenos estudos clínicos nos anos de 1990 (na dose 40 U, IV, *versus* 1 mg de adrenalina). No entanto, esses resultados promissores iniciais não puderam ser confirmados por grandes estudos randomizados posteriores e uma metanálise de cinco estudos clínicos. Assim, a vasopressina não oferece vantagem em relação à administração da adrenalina e não deve ser utilizada de rotina na PCR.

Por último, teoricamente, a noradrenalina, por não apresentar efeitos beta-2--adrenérgicos importantes, promove maior aumento da pressão arterial diastólica, causa menos taquicardia e, assim, poderia ser interessante no manuseio da PCR. Porém, há poucos estudos na literatura que dão suporte ao seu uso nesta condição clínica. Aparentemente, a administração de noradrenalina não tem demonstrado benefícios adicionais durante a RCP, não sendo, portanto, recomendada.

10. Resposta: A

A monitorização de parâmetros fisiológicos durante a RCP tem sido recentemente encorajada, podendo prover informações importantes sobre a condição do paciente e sua resposta às manobras.

O dióxido de carbono exalado no final da expiração (expressado em mmHg – $PETCO_2$), detectado pela capnografia quantitativa em pacientes intubados, tem sido correlacionado com a qualidade da RCP e com o retorno da circulação espontânea (RCE). Durante a PCR não tratada, a produção de CO_2 é mantida, porém não existe liberação pelos pulmões, sendo a presença de débito cardíaco a maior determinante da liberação do $PETCO_2$. Os valores do $PETCO_2$ têm sido correlacionados com o RCE e com a pressão de perfusão coronária. Valores < 10 mmHg revelam pouca probabilidade de RCE, indicando a necessidade de melhora na qualidade da RCP. Quando o $PETCO_2$ se mantém abaixo de 10 mmHg após 20 minutos de RCP, existe uma relação direta com mau prognóstico do paciente e uma baixa probabilidade de RCE.

Outro mecanismo muito útil para a monitorização da RCP é a medida da pressão arterial diastólica (PAD) naqueles pacientes que dispõem de monitorização arterial invasiva no momento da PCR. Seu valor tem sido correlacionado com a pressão de perfusão coronária e com o RCE. Nas situações em que a pressão de relaxamento (diastólica) é < 20 mmHg, é razoável considerar melhorar a qualidade da RCP, melhorando as compressões torácicas e a administração de vasopressores.

Muito frequentemente, os pacientes podem possuir acesso venoso central na ocasião da PCR, o que pode auxiliar a fornecer alguns parâmetros de qualidade de RCP. A aferição contínua de saturação venosa central < 30% tem sido relacionada à impossibilidade de atingir o RCE, sugerindo-se, então, que, durante a PCR, é necessário manter valores acima de 30%.

11. Resposta: D

A hipercalemia grave (definida como potássio sérico acima de 6,5 mEq/L) ocorre, em geral, por insuficiência renal ou extensa lesão celular e pode promover arritmias e parada cardíaca. A presença de ondas T apiculadas é a primeira manifestação eletrocardiográfica que demanda maior gravidade; com a progressão é possível determinar a ausência de ondas P, prolongamento do intervalo PR, alargamento do complexo QRS e, por fim, ritmos idioventriculares até assistolia. O tratamento consiste na estabilização da condição instável de membrana, forçando a entrada de potássio para seu espaço intracelular e removendo o potássio do organismo. Na PCR, o medicamento mais efetivo é o bicarbonato de sódio a 8,4% na dose de 1 mEq/kg. O gluconato de cálcio também pode ser usado, mas com menor grau de evidência nessa situação.

12. Resposta: B

Em pacientes gestantes, seguindo as novas recomendações, se a altura do fundo do útero for igual ou superior à cicatriz umbilical, a manobra de deslocamento manual do útero à esquerda pode tornar a RCP mais efetiva, reduzindo a pressão aortocava (Figura 3). Manobras como inclinação lateral não são mais indicadas pois atrapalham a RCP.
Já em relação à cesariana materna durante a PCR, a recomendação atual orienta que a mesma seja considerada a partir dos primeiros 4 minutos da reanimação. Em casos de trauma materno ou situações em que a mãe não tem chance de retorno à circulação espontânea, a cesárea não deve ser postergada.

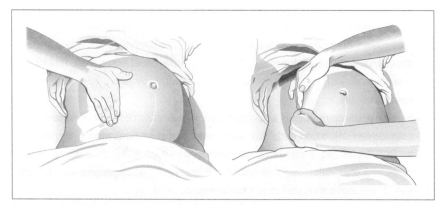

Figura 3   Manobra de afastamento uterino manual.

13. Resposta: A

A intoxicação por anestésicos locais pode levar a arritmias e à PCR praticamente arresponsiva às manobras usuais de RCP.

Apesar de não haver nenhum estudo em humanos comparando o uso da emulsão lipídica ou não relacionada à PCR associada ao uso de anestésicos locais, em intoxicações por outras drogas seu uso esteve relacionado à recuperação mais rápida no nível de consciência, inclusive com menos hipotensão e menor taxa de arritmias.

Dessa forma, seu uso é recomendado durante a PCR em pacientes que apresentaram evento após uso de anestésicos locais e/ou bupivacaína, podendo também ser utilizados em outras intoxicações, nas quais as manobras de RCP não sejam suficientes.

A dose recomendada é de 1,5 mL/kg em *bolus* da solução a 20%, seguido de 0,25 mL/kg por 30 a 60 min. O *bolus* pode ser repetido 1 a 2 vezes e a dose máxima é de 10 mL/kg.

14. Resposta: C

Trombólise durante a RCP foi associada com maiores taxas de retorno à circulação espontânea e sobrevida em curto prazo em pacientes com tromboembolismo pulmonar (TEP) em trabalhos observacionais e não randomizados. Dessa forma, apesar da falta de evidências concretas, a realização de trombólise pode ser considerada quando o TEP for confirmado. Não há consenso do tipo nem da dose do trombolítico, mas algumas sugestões são o uso de alteplase 50 mg endovenosa em *bolus*, com a possibilidade de repetir a dose em 15 minutos ou tenecteplase de acordo com o peso também em *bolus*. O uso de embolectomia mecânica ou cirúrgica é igualmente recomendado, apesar da dificuldade logística.

Já quando o TEP é suspeito, o uso de trombolíticos é controverso, mas pode ser aplicado, ainda que sem definição de predisposição, fatores de risco etc. Nesse grupo, embolectomia não deve ser considerada.

15. Resposta: A

Com base na fisiopatologia da síndrome pós-PCR, é rotineira a utilização de fluidos endovenosos como parte da ressuscitação para adequar a pressão de enchimento do ventrículo direito em 8 a 12 mmHg. Se o paciente evoluir hipotenso após o RCE, com pressão arterial sistólica (PAS) inferior a 90 mmHg, deve-se administrar soluções salinas endovenosas. O emprego de drogas vasoativas está indicado para adequar o débito cardíaco, as quais devem ser administradas preferencialmente por meio de acesso venoso central. Existem poucas evidências em relação a qual seria a droga de escolha inical, portanto o médico deve estar familiarizado com todas elas para tomar sua decisão. Estas (por exemplo, norepinefrina e dobutamina) devem ser tituladas, conforme o necessário, para otimizar pressão arterial, débito cardíaco e perfusão sistêmica. Em estudos com pacientes pós-PCR evidenciou-se que pressão arterial sistólica menor que 90 mmHg ou pressão arterial média menor que 65 mmHg esteve associada ao aumento da mortalidade e à redução da recuperação funcional. No entanto, como a pressão arterial basal varia de paciente para paciente, diferentes indivíduos podem apresentar necessidades diversas para manter a pressão orgânica adequada.

16. Resposta: **D**

O período mínimo recomendado para avaliação clínica de um desfecho neurológico após uma PCR é de 72 horas, podendo ser ainda maior caso haja efeito residual de algum sedativo ou paralisia que possa confundir o exame clínico. Nenhum método é 100% confiável em estimar o prognóstico neurológico do paciente.

São considerados sinais de mau prognóstico neurológico:

- Ausência de reflexo pupilar em 72 horas.
- Presença de estado mioclônico durante as primeiras 72 horas.
- Ausência de onda cerebral no potencial evocado entre 24 e 72 horas pós- -PCR ou após o reaquecimento.
- Ampla restrição da difusão na ressonância magnética cerebral entre 2 e 6 dias da PCR.
- Ausência persistente de reatividade no eletroencefalograma aos estímulos externos 72 horas após a PCR.
- Supressão dos surtos persistentes ou estado intratável de mal epiléptico no eletroencefalograma após o reaquecimento.

17. Resposta: **C**

Todos os pacientes pós-PCR adultos e comatosos devem ser submetidos ao controle direcionado da temperatura, tendo como alvo 32 a 36ºC por pelo menos 24 horas. Estudo controlado, recente e de alta qualidade comparou temperaturas até 33ºC *versus* 36ºC, não se notando diferenças quanto aos desfechos entre os grupos. O controle de temperatura é benéfico, mas não existe uma restrição tão importante conforme era orientada previamente. É fundamental evitar que o paciente apresente febre nessa fase inicial.

18. Resposta: A

A nova diretriz não recomenda mais de rotina a administração de fluidos endovenosos no ambiente extra-hospitalar como forma de resfriamento do paciente comatoso pós-PCR. Antes de 2010 presumia-se que o resfriamento precoce do paciente ainda no ambiente extra-hospitalar pudesse trazer maiores benefícios neurológicos e até mesmo aumentar as taxas de continuidade intra-hospitalares posteriormente. No entanto, estudos mais recentes não mostraram nenhum benefício e até mesmo implicam possíveis complicações associadas a ele.

19. Resposta: B

A coronariografia deve ser realizada de urgência no período pós-PCR em todo paciente com suspeita de síndrome coronária aguda e supradesnível de ST no eletrocardiograma, independentemente do *status* neurológico. Da mesma forma, caso a suspeita de síndrome coronária aguda seja grande, mesmo sem supradesnível de ST, a coronariografia também deve ser realizada de emergência. Tal racional vale tanto para pacientes que apresentaram PCR em FV/TV sem pulso ou AESP/assistolia. A revascularização miocárdica de emergência nessa situação muda a sobrevida e o *status* funcional ao final da internação. Todo paciente pós-PCR com suspeita de síndrome coronária aguda deve ser considerado paciente com instabilidade hemodinâmica ou elétrica e, por isso, deve realizar a coronariografia de emergência.

20. Resposta: C

Em um estudo observacional, o uso de betabloqueadores via oral ou endovenoso após a PCR por FV/TV sem pulso mostrou reduzir a mortalidade 72 horas após e em 6 meses. No entanto, betabloqueadores podem levar à piora hemodinâmica, exacerbar sinais de insuficiência cardíaca e causar arritmias. Em outros ritmos como AESP ou assistolia não há evidência do uso do medicamento. Dessa forma, existe apenas uma fraca evidência de que o uso de betabloqueadores pós-PCR deva ser utilizado de rotina. Seu uso precoce pode ser considerado em pacientes recuperados de PCR em FV/TV sem pulso.

Referências bibliográficas

1. Link MS, Berkow LC, Kudenchuk PJ, Halperin HR, Hess EP, Moitra VK, et al. Part 7: adult advanced cardiovascular life support: 2015 American Heart Association guidelines update for cardiopulmonary resuscitation and emergency cardiovascular care. Circulation. 2015;132(suppl 2):S444-64.
2. Soar J, Callaway CW, Aibiki M, Böttiger BW, Brooks SC, Deakin CD, Donnino MW, et al; on behalf of the Advanced LifeSupport Chapter Collaborators. Part 4: advanced life support: 2015 International Consensus on Cardiopulmonary Resuscitation and Emergency Cardiovascular CareScience With Treatment Recommendations. Resuscitation 2015;95:e71--e120.
3. Gonzalez MM, Timerman S, Gianotto-Oliveira R, Polastri TF, Canesin MF, Lage SG, et al. Sociedade Brasileira de Cardiologia. I Diretriz de ressuscitação cardiopulmonar e cuidados cardiovasculares de emergência da Sociedade Brasileira de Cardiologia. Arq Bras Cardiol. 2013;101(2Supl.3):1-221.
4. Soar J, Donnino MW, Maconochie I, Aickin R, Atkins DL, Andersen LW, et al. 2018 International Consensus on Cardiopulmonary Resuscitation and Emergency Cardiovascular Care Science With Treatment Recommendations Summary. Circulation. 2018;138:00-00.

Capítulo 2

Hipertensão arterial sistêmica

Questões

1. Em relação à aferição correta da pressão arterial (PA), assinale a alternativa correta:
   a) As fases I e V de Korotkoff são utilizadas para determinar a PA sistólica (PAS) e a PA diastólica (PAD), respectivamente.
   b) A PA deve ser aferida com o paciente deitado.
   c) A PA deve ser aferida em ambos os braços na primeira consulta e o menor valor deve ser usado como referência.
   d) O consumo de alimentos não tem interferência na medida da PA.

2. Paciente de 40 anos, sexo masculino, procura atendimento por medidas elevadas de PA. Assintomático. Na consulta foram realizadas três medidas de PA no membro superior direito com os seguintes resultados: 146/84, 138/82 e 142/80 mmHg. Sem outras alterações no exame clínico. Foram solicitados exames laboratoriais, eletrocardiograma e monitorização ambulatorial da pressão arterial (MAPA) de 24 horas. No retorno, paciente apresenta PA de 144/78 mmHg e traz resultado do MAPA: média das 24 horas = 132/82 mmHg, média vigília = 138/84 mmHg e sono = 128/76 mmHg. Sobre esse caso, é correto afirmar:
   a) O paciente não possui hipertensão arterial sistêmica (HAS) pois a média das 24 horas é menor que 135/85 mmHg.
   b) O paciente não possui HAS pois a média no período de vigília é menor que 140/90 mmHg.

18 Treinamento em Diretrizes – Cardiologia

c) O paciente possui HAS pois a média das 24 horas é maior que 130/80 mmHg.

d) O paciente possui HAS pois na primeira consulta a PA estava acima de 140/90 mmHg.

3. Qual a classificação da pressão arterial do paciente da questão 2?
   a) Pré-hipertensão.
   b) Hipertensão estágio 1.
   c) Hipertensão estágio 2.
   d) Hipertensão estágio 3.

4. Quais exames complementares de rotina estão indicados para o paciente da questão 2?
   a) Creatinina, potássio, análise de urina, glicemia de jejum, colesterol total, HDL, triglicérides, ácido úrico, eletrocardiograma.
   b) Hemograma, creatinina, sódio, análise de urina, hemoglobina glicada, hormônio tireoestimulante (TSH), eletrocardiograma, radiografia de tórax.
   c) Creatinina, potássio, glicemia de jejum, colesterol, HDL, ultrassonografia de carótidas, eletrocardiograma.
   d) Hemograma, creatinina, sódio, potássio, glicemia de jejum, ácido úrico, TSH, ecocardiograma.

5. Paciente de 55 anos, sexo feminino, em segunda visita com cardiologista, apresenta PA = 148/92 mmHg. Assintomática. Exame clínico sem alterações. Traz exames laboratoriais: glicemia de jejum = 102 mg/dL, colesterol total = 170 mg/dL, HDL = 50 mg/dL, triglicérides = 160 mg/dL. Antecedente pessoal de tabagismo. Antecedente familiar de pai falecido aos 52 anos por infarto agudo do miocárdio. Qual a estratificação de risco dessa paciente hipertensa?
   a) Sem risco adicional.
   b) Risco baixo.
   c) Risco moderado.
   d) Risco alto.

6. Em relação à hipertensão arterial, qual tratamento está indicado para a paciente da Questão 5?
   a) Terapia não farmacológica por 6 meses e reavaliar níveis de PA.
   b) Terapia não farmacológica por 3 meses e reavaliar níveis de PA.

Capítulo 2 Hipertensão arterial sistêmica   19

c) Terapia farmacológica e não farmacológica com início imediato.

d) Somente terapia farmacológica com início imediato.

7. Qual a meta de PA para a paciente da Questão 5?
   a) Menor que 140/90 mmHg.
   b) Menor que 135/85 mmHg.
   c) Menor que 130/80 mmHg.
   d) Menor que 120/70 mmHg.

8. Qual esquema terapêutico a seguir poderia ser usado como tratamento da paciente da questão 5?
   a) Atenolol e clonidina.
   b) Enalapril e clortalidona.
   c) Clonidina e anlodipino.
   d) Hidralazina e clortalidona.

9. Paciente de 30 anos, sexo feminino, com diagnóstico de HAS após a primeira gestação. Foi encaminhada pelo ginecologista por causa de nova gestação de 8 semanas. Está em uso de enalapril 20 mg 12/12 horas e hidroclorotiazida 25 mg por dia. Assintomática. Exame clínico sem alterações, média das pressões arteriais aferidas de 122/76 mmHg. Qual a melhor conduta no momento?
   a) Manter medicação atual e reavaliações mensais.
   b) Solicitar MAPA para avaliar controle pressórico.
   c) Trocar medicação para losartan e atenolol.
   d) Trocar medicação para nifedipino e metildopa.

10. Paciente de 65 anos, sexo masculino, tabagista, em tratamento de HAS há 10 anos. Atualmente está em uso de enalapril 20 mg 12/12 horas, anlodipino 5 mg 12/12 horas e atenolol 100 mg/dia, com boa adesão ao tratamento. Em avaliação de rotina, PA = 174/102 mmHg, frequência cardíaca (FC) = 50 bpm, restante do exame clínico sem alterações. Sem lesão em órgão-alvo detectada. Qual a melhor conduta no momento?
   a) Introduzir espironolactona por se tratar de hipertensão arterial resistente.
   b) Orientar o paciente a cessar o tabagismo e manter medicações em uso.
   c) Orientar o paciente a cessar o tabagismo e introduzir espironolactona.
   d) Orientar o paciente a cessar o tabagismo e introduzir clortalidona.

20 Treinamento em Diretrizes – Cardiologia

11. Paciente de 28 anos, sexo feminino, encaminhada ao cardiologista pelo médico da atenção primária em decorrência de elevação da PA. Paciente refere cefaleia intensa esporádica. Exame clínico com PA = 186/98 mmHg, fundo de olho com retinopatia hipertensiva grau III. Qual das condições a seguir não poderia ser a causa do quadro clínico apresentado pela paciente?
   a) Feocromocitoma.
   b) Hipoparatireoidismo.
   c) Hipertireoidismo.
   d) Hiperaldosteronismo primário.

12. Qual exame complementar não está indicado para a investigação da causa do quadro clínico da paciente da questão 11?
   a) Dosagem de renina urinária.
   b) Metanefrinas urinárias.
   c) Hormônio tireoestimulante (TSH) e T4 livre.
   d) Cálcio sérico e PTH.

13. Paciente de 70 anos, sexo masculino, com antecedente de angioplastia de coronária direita por síndrome coronariana aguda há 3 anos, ex-tabagista, em tratamento de HAS há 20 anos com bom controle. Estava em uso de nifedipino e hidroclorotiazida, porém há 3 meses apresenta "picos hipertensivos". Seu cardiologista introduziu enalapril 10 mg 12/12 horas pois a PA no consultório estava 162/88 mmHg e solicitou exames complementares. No retorno, PA = 148/80 mmHg. Exames: hemoglobina = 15,0 g/dL, leucócitos = 6.600/mm³, plaquetas = 155.000/mm³, sódio = 134 mg/dL, potássio = 4,9 mg/dL, creatinina = 3,0 mg/dL (última dosagem há 6 meses de 1,3 mg/dL), ureia = 80 mg/dL. Qual a melhor conduta no momento?
   a) Solicitar ultrassonografia de rins e vias urinárias.
   b) Solicitar ultrassonografia com Doppler de artérias renais.
   c) Solicitar angiotomografia de artérias renais.
   d) Solicitar arteriografia renal.

14. Em relação à terapêutica da principal hipótese diagnóstica para o quadro clínico do paciente da questão 13, é correto afirmar:
   a) O tratamento mecânico percutâneo ou cirúrgico está sempre indicado.
   b) O tratamento mecânico percutâneo está indicado somente em casos acompanhados de edema agudo pulmonar.

Capítulo 2 Hipertensão arterial sistêmica   21

c) Pacientes com bom controle de pressão arterial e função renal estável apresentam melhores desfechos com o tratamento mecânico percutâneo.

d) O tratamento mecânico percutâneo pode ser indicado em casos com piora progressiva de função renal.

15. Paciente de 70 anos, sexo feminino, diabética não insulinodependente e hipertensa há 30 anos, deu entrada no pronto-socorro trazida por familiares em decorrência de agitação e confusão mental. Exame clínico: regular estado geral, corada, hidratada, escala de Glasgow de 13, pupilas isofotorreagentes, FC = 110 bpm, PA = 240/122 mmHg, saturação de 96% em ar ambiente, semiologia cardíaca e pulmonar sem alterações, sem déficits focais aparentes. Qual a melhor conduta no momento?

a) Fundo de olho, iniciar nitroprussiato endovenoso para reduzir a PA em 25% na primeira hora, tomografia computadorizada (TC) de crânio, eletrocardiograma (ECG), exames laboratoriais gerais.

b) Fundo de olho, não iniciar medicação anti-hipertensiva no momento, TC de crânio, ECG, exames laboratoriais gerais.

c) Fundo de olho, captopril por via oral, TC de crânio, ECG, exames laboratoriais gerais.

d) Fundo de olho, iniciar nitroprussiato endovenoso para reduzir a PA em 30% na primeira hora, TC de crânio, ECG, exames laboratoriais gerais.

16. Paciente de 56 anos, sexo masculino, sem comorbidades conhecidas, encaminhado ao cardiologista para avaliação de HAS. Na consulta, apresenta PA = 160/98 mmHg, restante do exame clínico sem alterações. Exames laboratoriais: creatinina = 1,4 (*clearance* = 58 mL/min), potássio = 4,6 mg/dL, glicemia de jejum = 84 mg/dL, colesterol total = 180 mg/dL, HDL = 45 mg/dL, triglicérides = 145 mg/dL, relação albumina/creatinina na urina = 400 mg/g, eletrocardiograma sem alterações. Qual a medicação mais indicada para o paciente no momento?

a) Anlodipino.

b) Hidroclorotiazida.

c) Ramipril.

d) Atenolol.

17. Paciente de 81 anos, sexo feminino, antecedente de hipotireoidismo compensado, baixa funcionalidade, encaminhada pelo médico da atenção primária em decorrência de elevação da PA. Na consulta, média das PA afe-

ridas de 154/80 mmHg, restante do exame clínico sem alterações. Traz exames laboratoriais: creatinina = 0,7, potássio = 4,2 mg/dL, glicemia de jejum = 92 mg/dL, colesterol total = 184 mg/dL, HDL = 40 mg/dL, triglicérides = 160 mg/dL, exame de urina sem alterações, eletrocardiograma normal. Qual a conduta mais apropriada no momento?

a) Iniciar anlodipino e solicitar MAPA para avaliar controle de PA.

b) Solicitar MAPA para decisão terapêutica.

c) Não introduzir terapia anti-hipertensiva no momento e continuar acompanhamento.

d) Iniciar enalapril com meta de PA < 140/90 mmHg.

18. Em relação ao tratamento não medicamentoso da HAS, é correto afirmar:

a) Exercícios resistidos dinâmicos e isotônicos de forma isolada têm grande efeito na redução da PA.

b) É recomendado limitar o consumo diário de álcool a uma dose nas mulheres e duas doses nos homens.

c) Cessar o tabagismo produz grande redução na PA.

d) Não há evidências de que a dieta DASH tenha influência na redução da PA.

19. Paciente de 58 anos, sexo masculino, dislipidêmico, encaminhado ao cardiologista para avaliação de dor torácica. O paciente apresenta dor anginosa típica aos esforços extra-habituais. Na consulta, PA = 164/92 mmHg, FC = 92 bpm, restante do exame clínico sem alterações. O cardiologista prescreveu ácido acetilsalicílico (AAS), atorvastatina e solicitou exames complementares pertinentes. Qual das combinações a seguir é a mais apropriada para ser adicionada ao esquema terapêutico?

a) Hidralazina e isossorbida.

b) Diltiazem e clonidina.

c) Enalapril e isossorbida.

d) Enalapril e metoprolol.

20. Qual das associações medicamentosas a seguir deve ser evitada em pacientes hipertensos e diabéticos?

a) Hidroclorotiazida e anlodipino.

b) Captopril e valsartana.

c) Anlodipino e hidralazina.

d) Captopril e nifedipino.

Repostas comentadas

1. **Resposta: A**

   As diretrizes da Sociedade Brasileira de Cardiologia (SBC), American Heart Association (AHA) e European Society of Cardiology (ESC) possuem recomendações semelhantes quanto ao preparo do paciente e a técnica para a aferição correta da PA. Os seguintes passos devem ser observados na medição da PA:

   - Preparo do paciente:
     - Explicar o procedimento ao paciente e deixá-lo em repouso por 3 a 5 minutos em ambiente calmo. Deve ser instruído a não conversar durante a medição. Possíveis dúvidas devem ser esclarecidas antes ou depois do procedimento.
     - Certificar-se de que o paciente não está com a bexiga cheia; não praticou exercícios físicos há pelo menos 60 minutos; não ingeriu bebidas alcoólicas, café nem alimentos; não fumou nos 30 minutos anteriores.
     - Posicionamento: o paciente deve estar sentado, com pernas descruzadas, pés apoiados no chão, dorso recostado na cadeira e relaxado; o braço deve estar na altura do coração, apoiado, com a palma da mão voltada para cima e as roupas não devem garrotear o membro.
     - Medir a PA na posição de pé, após 3 minutos, nos diabéticos, idosos e em outras situações em que a hipotensão ortostática possa ser frequente ou suspeitada.
   - Etapas para realização da medição:
     - Determinar a circunferência do braço no ponto médio entre acrômio e olécrano.
     - Selecionar o manguito de tamanho adequado ao braço (ver Tabela 1).
     - Colocar o manguito, sem deixar folgas, 2 a 3 cm acima da fossa cubital.
     - Centralizar o meio da parte compressiva do manguito sobre a artéria braquial.
     - Estimar o nível da pressão arterial sistólica (PAS) pela palpação do pulso radial.
     - Palpar a artéria braquial na fossa cubital e colocar a campânula ou o diafragma do estetoscópio sem compressão excessiva.
     - Inflar rapidamente até ultrapassar 20 a 30 mmHg o nível estimado da PAS obtido pela palpação.
     - Proceder à deflação lentamente (velocidade de 2 mmHg por segundo).
     - Determinar a PAS pela ausculta do primeiro som (fase I de Korotkoff) e, após, aumentar ligeiramente a velocidade de deflação.

- Determinar a pressão arterial diastólica (PAD) no desaparecimento dos sons (fase V de Korotkoff).
- Auscultar cerca de 20 a 30 mmHg abaixo do último som para confirmar seu desaparecimento e depois proceder à deflação rápida e completa.
- Se os batimentos persistirem até o nível zero, determinar a PAD no abafamento dos sons (fase IV de Korotkoff) e anotar valores da PAS/PAD/zero.
- Realizar pelo menos duas medições, com intervalo em torno de 1 minuto. Medições adicionais deverão ser realizadas se as duas primeiras forem muito diferentes. Caso julgue adequado, considere a média das medidas.
- Medir a pressão em ambos os braços na primeira consulta e usar o valor do braço em que foi obtida a maior pressão como referência.
- Informar o valor de PA obtido para o paciente.
- Anotar os valores exatos sem arredondamentos e o braço em que a PA foi medida.

Tabela 1 Dimensões do manguito de acordo com a circunferência do membro

Circunferência do braço (cm)	Denominação do manguito	Largura do manguito (cm)	Comprimento da bolsa (cm)
≤ 6	Recém-nascido	3	6
6-15	Criança	5	15
16-21	Infantil	8	21
22-26	Adulto pequeno	10	24
27-34	Adulto	13	30
35-44	Adulto grande	16	38
45-52	Coxa	20	42

2. Resposta: C

De acordo com a diretriz de hipertensão arterial sistêmica da SBC, em um paciente com PA acima de 140/90 mmHg com risco cardiovascular baixo ou médio, nova medida deve ser obtida em outra visita e uma solicitação de MAPA deve ser considerada. As diretrizes da ESC e da AHA também recomendam medir a PA em pelo menos duas visitas distintas para o diagnóstico de HAS. As três diretrizes também possuem os mesmos valores de corte para o MAPA, considerado anormal quando: média das 24 horas > 130/80 mmHg, média na vigília > 135/85 mmHg e média no sono > 120/70 mmHg. Alguns estudos

Capítulo 2 Hipertensão arterial sistêmica 25

mostraram que há maior correlação entre a PA aferida pela MAPA e lesão em órgãos-alvo e eventos cardiovasculares do que a PA aferida em consultório. Além disso, o MAPA traz informações sobre o comportamento da PA nas 24 horas, efetividade do tratamento e possibilita o diagnóstico de hipertesão do jaleco branco e hipertensão mascarda. Por isso, a ESC reforça a utilização do MAPA quando disponível e economicamente viável.

3. Resposta: **B**

Na recente diretriz da AHA, os valores de corte para o diagnóstico de HAS e a classificação foram revistas. As Tabelas 2 a 4 mostram como cada diretriz classifica os estágios de HAS.

Tabela 2 Classificação da pressão arterial de acordo com a medicação casual segundo a Sociedade Brasileira de Cardiologia (SBC)

Classificação SBC	PAS (mmHg)	PAD (mmHg)
Normal	≤ 120	≤ 80
Pré-hipertensão	121-139	81-89
Hipertensão estágio 1	140-159	90-99
Hipertensão estágio 2	160-179	100-109
Hipertensão estágio 3	≥ 180	≥ 110

PAD: pressão arterial diastólica; PAS: pressão arterial sistólica.

Tabela 3 Classificação da pressão arterial de acordo com a medicação casual segundo a European Society of Cardiology (ESC)

Classificação ESC	PAS (mmHg)	PAD (mmHg)
Ideal	< 120	< 80
Normal	120-129	80-84
Normal elevada	130-139	85-89
Hipertensão estágio 1	140-159	90-99
Hipertensão estágio 2	160-179	100-109
Hipertensão estágio 3	≥ 180	≥ 110

PAD: pressão arterial diastólica; PAS: pressão arterial sistólica.

Tabela 4 Classificação da pressão arterial de acordo com a medicação casual segundo a American Heart Association (AHA)

Classificação AHA	PAS (mmHg)	PAD (mmHg)
Normal	< 120	< 80
Elevada	120-129	< 80
Hipertensão estágio 1	130-139	80-89
Hipertensão estágio 2	≥ 140	≥ 90

PAD: pressão arterial diastólica; PAS: pressão arterial sistólica.

Segundo a SBC, quando a PAS e a PAD situam-se em categorias diferentes, a maior deve ser usada para a classificação da PA. Considera-se hipertensão sistólica isolada se PAS ≥ 140 mmHg e PAD < 90 mmHg, devendo a mesma ser classificada em estágios 1, 2 e 3.

4. Resposta: **A**

A avaliação complementar tem como objetivo detectar lesões subclínicas ou clínicas em orgãos-alvo, melhorando a estratificação de risco cardiovascular do paciente. Deve fazer parte da rotina inicial de todo paciente hipertenso. Nas Tabelas 5, 6 e 7, estão os exames complementares indicados por cada diretriz.

Tabela 5 Avaliação complementar de rotina no paciente hipertenso segundo a Sociedade Brasileira de Cardiologia (SBC)

Análise de urina
Potássio plasmático
Glicemia de jejum
Creatinina plasmática e ritmo de filtração glomerular estimado
Colesterol total, HDL-C e triglicérides plasmáticos
Ácido úrico plasmático
Eletrocardiograma convencional

HDL-C: lipoproteína de alta densidade.

Capítulo 2 Hipertensão arterial sistêmica 27

Tabela 6   Avaliação complementar de rotina no paciente hipertenso segundo a American Heart Association (AHA)

Glicemia de jejum
Hemograma completo
Perfil lipídico
Creatinina plasmática e ritmo de filtração glomerular estimado
Sódio, potássio e cálcio plasmáticos
Hormônio tireoestimulante (TSH)
Análise de urina
Eletrocardiograma convencional

Tabela 7   Avaliação complementar de rotina no paciente hipertenso segundo a European Society of Cardiology (ESC)

Hemoglobina e hematócrito
Glicemia de jejum e hemoglobina glicada
Colesterol total, HDL-C, LDL-C e triglicérides plasmáticos
Ácido úrico plasmático
Sódio e potássio plasmáticos
Creatinina plasmática e ritmo de filtração glomerular estimado
Função hepática
Análise de urina
Eletrocardiograma convencional

HDL-C: lipoproteína de alta densidade; LDL-C: lipoproteína de baixa densidade.

Outros exames podem ser indicados conforme as comorbidades do paciente, achados anormais no exame clínico ou alteração em exames complementares prévios.

5. Resposta: D

A estratificação de risco do paciente hipertenso de acordo com a SBC é feita levando-se em conta a classificação da medida da PA, fatores de risco adicionais (FR), presença de lesão em órgão-alvo (LOA) e de doença cardiovascular (DCV) ou renal (DRC), conforme a Tabela 8.

28 Treinamento em Diretrizes – Cardiologia

Tabela 8 Estratificação de risco no paciente hipertenso de acordo com fatores de risco adicionais, presença de lesão em órgão-alvo e de doença cardiovascular ou renal

	PAS = 130-139 ou PAD = 85-89	HAS estágio 1 PAS = 140-159 ou PAD = 90-99	HAS estágio 2 PAS = 160-179 ou PAD = 100-109	HAS estágio 3 PAS ≥ 1809 ou PAD ≥ 110
Sem fator de risco	Sem risco adicional	Risco baixo	Risco moderado	Risco alto
1 a 2 fatores de risco	Risco baixo	Risco moderado	Risco alto	Risco alto
≥ 3 fatores de risco	Risco moderado	Risco alto	Risco alto	Risco alto
Presença de LOA, DCV, DRC ou DM	Risco alto	Risco alto	Risco alto	Risco alto

DM: diabetes melito; DCV: doença cardiovascular; DRC: doença renal crônica; HAS: hipertensão arterial sistêmica; LOA: lesões em orgão-alvo; PAD: pressão arterial diastólica; PAS: pressão arterial sistólica.

Essa estratificação é muito importante, pois determina a conduta a ser adotada. Informar os pacientes os seus fatores de risco pode melhorar a eficiência das medidas farmacológicas e não farmacológicas para redução de risco global. Os critérios utilizados pela SBC para FR, LOA, DCV e DRC estão indicados nas Tabelas 9, 10 e 11.

Tabela 9 Fatores de risco cardiovascular na avaliação do risco adicional no hipertenso

Sexo masculino

Idade
- Homens ≥ 55 anos ou mulheres ≥ 65 anos

História de DCV prematura em parentes de 1º grau
- Homens < 55 anos ou mulheres < 65 anos

Tabagismo

Dislipidemia
- Colesterol total > 190 mg/dL e/ou
- LDL-colesterol > 115 mg/dL e/ou
- HDL-colesterol < 40 mg/dL nos homens ou < 46 mg/dL nas mulheres e/ou
- Triglicérides > 150 mg/dL

Resistência à insulina
- Glicemia plasmática em jejum: 100-125 mg/dL
- Teste oral de tolerância à glicose: 140-199 mg/dL em 2 horas
- Hemoglobina glicada: 5,7-6,4%

(continua)

Capítulo 2 Hipertensão arterial sistêmica 29

Tabela 9 Fatores de risco cardiovascular na avaliação do risco adicional no hipertenso *(continuação)*

Obesidade
• IMC $\geq$ 30 kg/m^2
• CA $\geq$ 102 cm nos homens ou $\geq$ 88 cm nas mulheres
CA: circunferência abdominal; DCV: doença cardiovascular; HDL: lipoproteína de alta densidade; IMC: índice de massa corporal; LDL: lipoproteína de baixa densidade.

Tabela 10 Lesão em órgão-alvo na avaliação do risco adicional no hipertenso

Hipertrofia ventricular esquerda
• IECG: índice Sokolow-Lyon (SV$_1$ + RV$_5$ ou RV$_6$) $\geq$ 35 mm
• IECG: RaVL > 11 mm
• IECG: Cornell voltagem > 2.440 mm.ms
• IECO: IMVE > 115 g/m^2 nos homens ou > 95 g/m^2 nas mulheres
EMI da carótida > 0,9 mm ou placa carotídea
VOP carótido-femoral > 10 m/s
ITB < 0,9
Doença renal crônica estágio 3 (RFG-e 30-60 mL/min/1,73 m^2)
Albuminúria entre 30 e 300 mg/24 h ou relação albumina-creatinina urinária 30 a 300 mg/g
ECG: eletrocardiograma; ECO: ecocardiograma; EMI: espessura mediointimal; FRG-e: ritmo de filtração glomerular estimado; IMVE: índice de massa ventricular esquerda; ITB: índice tornozelo-braquial; VOP: velocidade de onda de pulso.

Tabela 11 Doença cardiovascular e renal estabelecida para avaliação de risco adicional no hipertenso

Doença cerebrovascular
• AVE isquêmico
• Hemorragia cerebral
• Ataque isquêmico transitório

Doença da artéria coronária
• Angina estável ou instável
• Infarto do miocárdio
• Revascularização do miocárdio: percutânea (angioplastia) ou cirúrgica
• Insuficiência cardíaca com fração de ejeção reduzida ou preservada
• Doença arterial periférica sintomática dos membros inferiores
• Doença renal crônica estágio 4 (RFG-e < 30 mL/min/1,73 m^2) ou albuminúria > 300 mg/24 horas
• Retinopatia avançada: hemorragias, exsudatos, papiledema

AVE: acidente vascular encefálico; RFG-e: ritmo de filtração glomerular estimado.

30 Treinamento em Diretrizes – Cardiologia

A ESC estima o risco cardiovascular do hipertenso de modo semelhante à diretriz brasileira, conforme a Tabela 12.

Tabela 12 Estratificação de risco cardiovascular do hipertenso segundo a European Society of Cardiology (ESC)

	Pressão arterial (mmHg)			
Fatores de risco, lesão de órgão-alvo, DCV	Normal elevada PAS 130-139 ou PAD 85-89 mmHg	HAS estágio 1 PAS 140-159 ou PAD 90-99 mmHg	HAS estágio 2 PAS 160-179 ou PAD 100-109 mmHg	HAS estágio 3 PAS ≥ 180 ou PAD ≥ 110 mmHg
Sem fatores de risco		Baixo risco	Moderado risco	Alto risco
1-2 fatores de risco	Baixo risco	Moderado risco	Moderado a alto risco	Alto risco
≥ 3 fatores de risco	Baixo a moderado risco	Moderado a alto risco	Alto risco	Alto risco
LOA, DRC estágio 3 ou DM	Moderado a alto risco	Alto risco	Alto risco	Alto a muito alto risco
DCV sintomática, DRC ≥ 4, ou DM com LOA/FRs	Muito alto risco	Muito alto risco	Muito alto risco	Muito alto risco

DCV: doença cardiovascular; DM: diabetes melito; DRC: doença renal crônica; HAS: hipertensão arterial sistêmica; LOA: lesões em orgão-alvo; PAD: pressão arterial diastólica; PAS: pressão arterial sistólica.

A diretriz da AHA estima o risco cardiovascular por uma equação (ACC/AHA *Pooled Cohort Equations*), que pode ser encontrada no endereço eletrônico http://tools.acc.org/ASCVD-Risk-Estimator/.

6. Resposta: **C**

A terapia não farmacológica (como perda de peso, diminuição no consumo de álcool, exercícios físicos, entre outros) deve ser iniciada em todos os indivíduos hipertensos. Em idosos, pode ser individualizada conforme o valor da PA e condição geral do indivíduo.

Já a terapia farmacológica pode ter seu início postergado em 3 a 6 meses em hipertensos estágio 1 e risco baixo ou moderado, para que o efeito da terapia não farmacológica seja observado. Nos demais indivíduos hipertensos, deve ser iniciada ao diagnóstico.

A Tabela 13 resume as indicações conforme a SBC.

Capítulo 2 Hipertensão arterial sistêmica 31

Tabela 13 Recomendações para início da terapia anti-hipertensiva conforme a Sociedade Brasileira de Cardiologia (SBC)

Situação	Abrangência (medida casual)	Recomendação	Classe	Nível de evidência
Início de intervenções no estilo de vida	Todos os estágios de hipertensão e PA = 135-139/85-89 mmHg	Ao diagnóstico	I	A
	Hipertensos estágios 2 e 3	Ao diagnóstico	I	A
	Hipertensos estágio 1 e alto risco CV	Ao diagnóstico	I	B
	Hipertensos idosos com idade até 79 anos	PAS ≥ 140 mmHg	IIa	B
	Hipertensos idosos com idade ≥ 80 anos	PAS ≥ 160 mmHg	IIa	B
Início de terapia farmacológica	Hipertensos estágio 1 e risco CV moderado ou baixo	Aguardar 3 a 6 meses pelo efeito de intervenções no estilo de vida	IIa	B
	Indivíduos com PA = 130-139/85-89 mmHg e DCV preexistente ou alto risco CV	Ao diagnóstico	IIb	B
	Indivíduos com PA = 130-139/85-89 mmHg sem DCV preexistente e risco CV baixo ou moderado	Não recomendado	III	–

CV: cardiovascular; DCV: doença cardiovascular; PA: pressão arterial.

A nova diretriz da AHA é mais agressiva no tratamento da HAS: terapia farmacológica associada a não farmacológica para todos os indivíduos com PAS ≥ 140 mmHg e/ou PAD ≥ 90 mmHg, independentemente dos fatores de risco ou da presença de doença cardiovascular (DCV); e para os indivíduos com PAS ≥ 130 mmHg e/ou PAD ≥ 80 mmHg com DCV ou escore de risco calculado ≥ 10%. Pa-

32 Treinamento em Diretrizes – Cardiologia

cientes com HAS estágio 1 sem DCV e escore de risco < 10% são reavaliados após 3 a 6 meses de terapia não farmacológica.

A ESC indica terapia não farmacológica com posterior reavaliação após 3-6 meses para pacientes com risco baixo e moderado. Nos demais pacientes, terapia não farmacológica associada a farmacológica deve ser iniciada.

7. Resposta: **C**

Metanálises e o estudo recente SPRINT fizeram com que as metas de PA fossem revistas nas diretrizes mais atuais. Benefício foi observado na redução da PA além da meta anterior de 140/90 mmHg em populações específicas. Assim, a SBC estipula as metas conforme a Tabela 14.

Tabela 14 Metas a serem atingidas em conformidade com as características individuais segundo a Sociedade Brasileira de Cardiologia

Categoria	Meta recomendada	Classe	Nível de evidência
Hipertensos estágios 1 e 2, com risco CV baixo e moderado e HA estágio 3	< 140/90 mmHg	I	A
Hipertensos estágios 1 e 2 com risco CV alto	< 130/80 mmHg*	I	A**

CV: cardiovascular; HA: hipertensão arterial.
* Para pacientes com doenças coronarianas, a pressão arterial não deve ficar menor que 120/70 mmHg, particularmente diastólica abaixo de 60 mmHg pelo risco de hipoperfusão coronariana, lesão miocárdica e eventos cardiovasculares. **Para diabéticos, a classe de recomendação é IIb, nível de evidência B.

A AHA recomenda PA < 130/80 mmHg para todos os pacientes, reconhecendo que há menor evidência para indivíduos sem outros fatores de risco cardiovascular.

A ESC recomenda PA < 130/80 mmHg (com PAS não inferior a 120) para indivíduos com menos de 65 anos. Para pacientes com mais de 65 anos ou doença renal crônica, recomenda-se manter PA < 140/80 mmHg.

As três sociedades recomendam que em idosos a terapia seja individualizada, levando em conta a condição geral do indivíduo e tolerância ao tratamento.

8. Resposta: **B**

A terapia farmacológica com uma classe de medicação anti-hipertensiva pode ser utilizada para pacientes com HAS estágio 1 e risco cardiovascular baixo e moderado. Porém, a maioria dos pacientes necessitará de associação medicamentosa para que a meta de PA seja atingida. A SBC propõe o fluxograma da Figura 1 para o tratamento da hipertensão.

A escolha da medicação deve levar em conta a capacidade do agente escolhido reduzir morbidade e mortalidade cardiovascular, o mecanismo fisiopatogênico da HAS, características individuais, comorbidades associadas e condições socioeconômicas. Com base nesses critérios, os anti-hipertensivos preferenciais para uso em monoterapia ou em combinações para controle de PA são os diuréticos tiazídicos, os inibidores da enzima conversora de angiotensina (IECA), os bloqueadores dos receptores da angiotensina (BRA) e os bloqueadores dos

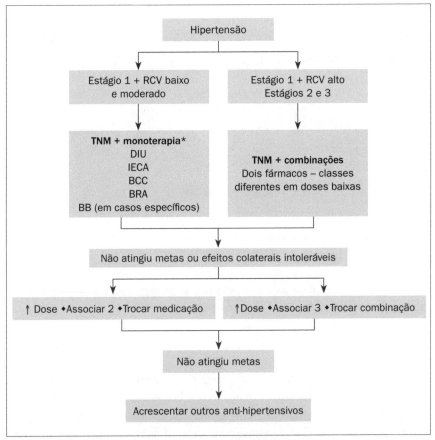

Figura 1 Fluxograma para o tratamento da hipertensão arterial sistêmica (HAS). BB: betabloqueadores; BCC: bloqueador dos canais de cálcio; BRA: bloqueador do receptor de angiotensina; DIU: diuréticos; IECA: inibidores da enzima conversora da angiotensina; RCV: risco cardiovascular; TNM: tratamento não medicamentoso.

canais de cálcio (BCC). A Figura 2 orienta como realizar a combinação dos anti-hipertensivos.

Lembrar sempre que a combinação entre um IECA, BRA e/ou inibidor da renina é potencialmente prejudicial ao paciente e não é recomendada para tratamento da HAS.

A AHA e a ESC fazem recomendações semelhantes à SBC quanto a terapia farmacológica da HAS.

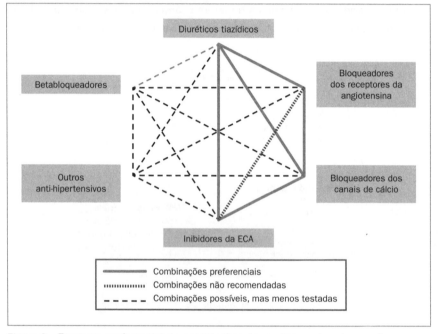

Figura 2 Esquema preferencial de associações de medicamentos de acordo com mecanismos e sinergia. ECA: enzima conversora da angiotensina.

9. Resposta: **D**

As diretrizes do ACC/AHA, da ESC e da SBC contraindicam inibidores da enzima conversora da angiotensina, bloqueadores dos receptores da angiotensina e inibidores da renina durante a gestação por serem teratogênicos.

A SBC recomenda que a escolha do anti-hipertensivo durante a gestação leve em conta a experiência do médico assistente e sua familiaridade com o medicamento escolhido e seus possíveis efeitos colaterais. No Brasil, os medicamentos orais disponíveis e usualmente empregados são a metildopa, betablo-

Capítulo 2 Hipertensão arterial sistêmica 35

queadores (exceto atenolol), hidralazina e bloqueadores dos canais de cálcio (nifedipino, anlodipino e verapamil). O atenolol está associado com redução do crescimento fetal e a prazosina pode causar natimortalidade. os tiazídicos podem ser continuados em gestantes com HAS crônica desde que não promovam depleção de volume.

A AHA e a ESC recomendam utilizar o labetalol, metildopa e/ou nifedipino para tratamento de HAS durante a gestação.

10. Resposta: **D**

As diretrizes do ACC/AHA, da ESC e da SBC definem hipertensão arterial resistente como: falta de controle da PA com o uso de pelo menos três medicamentos em dosagens máximas toleradas, sendo um deles um diurético.

O estudo recente PATHWAY-2 mostrou a superioridade da espironolactona em relação a outros anti-hipertensivos no tratamento da HAS resistente. Por isso, a associação de espironolactona está indicada nesses casos. Os simpaticolíticos de ação central (clonidina) ou betabloqueadores podem ser uma alternativa ao quarto fármaco, ficando o uso de vasodilatadores diretos reservado para casos especiais e em associação com diuréticos e betabloqueadores.

Nos casos de HAS resistente, sempre checar a adesão do paciente ao tratamento prescrito, insistir nas medidas não farmacológicas (tratar obesidade, consumo excessivo de álcool, ingestão de sal, uso de anti-inflamatórios não hormonais, simpaticomiméticos) e excluir causas de HAS secundária.

11. Resposta: **B**

A hipertensão arterial secundária tem prevalência de 3-5%. O tratamento da causa pode curar ou melhorar o controle da PA, por isso sua identificação é importante.

Deve ser investigada quando sinais ou sintomas das possíveis doenças causadoras de hipertensão estiverem presentes ou quando o paciente apresentar uma ou mais das seguintes condições:

- HAS resistente.
- Início abrupto da HAS.
- Início recente de HAS em idade < 30 anos ou > 50 anos.
- Piora do controle de PA em pacientes com bom controle prévio.
- Lesão em órgão-alvo desproporcional ao nível e tempo de HAS.
- HAS acelerada ou maligna.

36 Treinamento em Diretrizes – Cardiologia

As principais causas de HAS secundária segundo a SBC estão na Tabela 15.

Tabela 15 Principais causas de hipertensão arterial sistêmica (HAS) secundária, sinais indicativos e rastreamento diagnóstico

Achados clínicos	Suspeita diagnóstica	Estudos adicionais
Ronco, sonolência diurna, SM	SAHOS	Questionário de Berlim, polissonografia ou poligrafia residencial com 5 ou mais episódios de apneia e/ou hipopneia por hora de sono
HAR e/ou com hipopotassemia (não obrigatória) e/ou com nódulo adrenal	Hiperaldosteronismo primário (hiperplasia ou adenoma)	Determinações de aldosterona (> 15 ng/dL) e atividade/ concentração de renina plasmática; cálculo da relação aldosterona/renina > 30. Testes confirmatórios (furosemida e captopril). Exames de imagem: TC com cortes finos ou RM
Edema, anorexia, fadiga, creatinina e ureia elevadas, alterações do sedimento urinário	Doença renal parenquimatosa	Exame de urina, cálculo do RFG-e, US renal, pesquisa de albuminúria/proteinúria
Sopro abdominal, EAP súbito, alteração da função renal por medicamentos que bloqueiam o SRAA	Doença renovascular	US com Doppler renal e/ou renograma, angiografia por RM ou TC, arteriografia renal
Pulsos em femorais ausentes ou de amplitude diminuída, PA diminuída em membros inferiores, alterações na radiografia de tórax	Coarctação de aorta	Ecocardiograma e/ou angiografia de tórax por TC
Ganho de peso, diminuição da libido, fadiga, hirsutismo, amenorreia, "fácies em lua cheia", "giba dorsal", estrias purpúreas, obesidade central, hipopotassemia	Síndrome de Cushing (hiperplasia, adenoma e excesso de produção de ACTH)	Cortisol salivar, cortisol urinário livre de 24 h e teste de supressão: cortisol matinal (8 h) e 8 h após administração de dexametasona (1 mg) às 24 h. RM

(continua)

Capítulo 2 Hipertensão arterial sistêmica 37

Tabela 15 Principais causas de hipertensão arterial sistêmica (HAS) secundária, sinais indicativos e rastreamento diagnóstico *(continuação)*

Achados clínicos	Suspeita diagnóstica	Estudos adicionais
HA paroxística com cefaleia, sudorese e palpitações	Feocromocitoma	Metanefrinas plasmáticas livres, catecolaminas séricas e metanefrinas urinárias. TC e RM
Fadiga, ganho de peso, perda de cabelo, HAD, fraqueza muscular	Hipotireoidismo	TSH e T4 livre
Intolerância ao calor, perda de peso, palpitações, exoftalmia, hipertermia, reflexos exaltados, tremores, taquicardia	Hipertireoidismo	TSH e T4 livre
Litíase urinária, osteoporose, depressão, letargia, fraqueza ou espasmos musculares, sede, poliúria	Hiperparatireoidismo (hiperplasia ou adenoma)	Cálcio sérico e PTH
Cefaleia, fadiga, problemas visuais, aumento de mãos, pés e língua	Acromegalia	IGF-1 e GH basal e durante teste de tolerância oral à glicose

ACTH: adrenocorticotropina; EAP: edema agudo de pulmão; GH: hormônio do crescimento; HAR: hipertensão arterial resistente; IGF-1: fator de crescimento insulina-símile tipo 1; PTH: paratormônio; RFG-e: ritmo de filtração glomerular estimado; RM: ressonância magnética; SAHOS: síndrome da apneia e hipopneia obstrutiva do sono; SRAA: sistema renina-angiotensina-aldosterona; TC: tomografia computadorizada; TSH: hormônio tireoestimulante.

A AHA e ESC chamam atenção também para HAS induzida pelo consumo de álcool, cocaína, anfetaminas ou medicações como: anti-inflamatórios não hormonais, anticoncepcionais orais, simpaticomiméticos (descongestionantes), antipsicóticos, antidepressivos, ciclosporina, tacrolimus.

12. Resposta: A

As diretrizes do ACC/AHA, da ESC e da SBC possuem recomendações semelhantes quanto aos exames complementares para investigação das causas de HAS secundária.

38 Treinamento em Diretrizes – Cardiologia

13. Resposta: B

A hipertensão renovascular é causada por estenose parcial ou total, uni ou bilateral da artéria renal. É uma das causas mais comuns de HAS secundária, sendo sua prevalência de 5% nos hipertensos. A principal causa é a aterosclerose (90%), seguida por displasia fibromuscular, sendo a arterite de Takayasu a menos frequente.

A Tabela 16 mostra, segundo a SBC, a probabilidade de hipertensão renovascular segundo alguns indicadores clínicos.

Tabela 16 Indicadores clínicos de probabilidade de hipertensão renovascular

Probabilidade	Características clínicas
Baixa (0,2%)	HA limítrofe ou leve/moderada não complicada
Média (5-15%)	HA grave ou resistente HA recente < 30 anos ou > 50 anos Presença de sopro abdominal Assimetria de pulsos radiais ou carotídeos HA moderada associada a tabagismo ou a aterosclerose em outro local (coronária ou carótida) Déficit da função renal indefinido Resposta pressórica exagerada ao IECA
Alta (25%)	HA grave ou resistente com insuficiência renal progressiva HA acelerada ou maligna EAP súbito Aumento de creatinina induzido por IECA Assimetria de tamanho ou função renal

EAP: edema agudo do pulmão; HA: hipertensão arterial; IECA: inibidores da enzima conversora da angiotensina.

Quando há suspeita de hipertensão renovascular, a investigação pode ser iniciada com ultrassonografia com Doppler de artérias renais. Sempre levar em conta a invasibilidade do método e a função renal do paciente.

Capítulo 2 Hipertensão arterial sistêmica 39

14. Resposta: **D**

Para decidir sobre a melhor opção terapêutica na hipertensão renovascular, deve-se considerar a etiologia e as condições clínicas associadas, como nefropatia isquêmica e doença cardiovascular acelerada. Evidências de benefício no tratamento mecânico percutâneo ou cirúrgico estão restritas a situações como perda progressiva da função renal, edema agudo de pulmão e dificuldade de controle da PA, que promove lesão em órgão-alvo (LOA) irreversível. Em pacientes com estenose de artéria renal (EAR) por displasia fibromuscular há 82-100% de controle da PA e reestenose em 10% (pela SBC – grau de recomendação: IIa; nível de evidência: B). Na EAR aterosclerótica sem complicações, em três estudos randomizados, o implante de stent comparado ao tratamento clínico otimizado não mostrou benefícios no controle da PA, na progressão da doença renal, ou na ocorrência de eventos clínicos e mortalidade. Para pacientes com EAR aterosclerótica e PA controlada por tratamento clínico, sem complicações cardíacas e função renal estável ao longo de 6-12 meses, a intervenção mecânica não é recomendada, sendo o tratamento clínico a primeira opção (pela SBC, grau de recomendação II; nível de evidência B). A ESC e a AHA também recomendam o tratamento clínico como primeira opção, reservando o tratamento percutâneo para pacientes com HAS de difícil controle, perda progressiva de função renal, insuficiência cardiaca refratária e EAR por displasia fibromuscular.

15. Resposta: **A**

As crises hipertensivas (situações em que há elevação da PA) são subdivididas em:

- Pseudocrises hipertensivas: pacientes com queixas de cefaleia, dor torácica atípica, dispneia, estresse psicológico agudo e síndrome de pânico associados à PA elevada.
- Urgências hipertensivas (UH): situações clínicas sintomáticas em que há elevação acentuada da PA (definida arbitrariamente como PAD ≥ 120 mmHg) sem LOA aguda e progressiva.
- Emergências hipertensivas (EH) descritas na Tabela 17: situações clínicas sintomáticas em que há elevação acentuada da PA (definida arbitrariamente como PAD ≥ 120 mmHg) com LOA aguda e progressiva.

40 Treinamento em Diretrizes – Cardiologia

Tabela 17 Classificação das emergências hipertensivas

Cerebrovasculares
- Encefalopatia hipertensiva
- Hemorragia intracerebral
- Hemorragia subaracnoide
- AVE isquêmico

Cardiocirculatórias
- Dissecção aguda de aorta
- EAP com insuficiência ventricular esquerda
- Infarto agudo do miocárdio
- Angina instável
Renais
- LRA rapidamente progressiva

Crises adrenérgicas graves
Crise de FEO
Dose excessiva de drogas ilícitas (cocaína, crack, LSD)

Hipertensão na gestação
Eclâmpsia
Pré-eclâmpsia grave
Síndrome HELLP
Hipertensão grave em final da gestação

AVE: acidente vascular encefálico; EAP: edema aguda de pulmão; FEO: feocromocitoma; HELLP: transtorno específico da gravidez caracterizado por hemólise, elevação de enzimas heapticas e queda de plaquetas; LRA: lesão renal aguda.

A diferenciação entre UH e EH é muito importante, pois impacta diretamente na conduta a ser adotada (Tabela 18). Uma investigação clínico-laboratorial deve ser realizada para detectar LOA nos sistemas cardiovascular, nervoso e renal.

O tratamento dos pacientes com EH visa redução rápida da PA, com a finalidade de impedir a progressão das LOA. Pacientes devem ser admitidos em UTI, usar anti-hipertensivos endovenosos (como nitroprussiato, nitroglicerina, hidralazina etc.) e ser monitorados cuidadosamente durante a terapia para evitar hipotensão. A SBC recomenda redução da PA para EH da seguinte forma: PA $\leq$ 25% na 1ª hora; PA = 160/100-110 mmHg em 2-6 horas; PA = 135/85 mmHg em 24-48 horas. Entretanto, EH devem ser abordadas considerando o sistema ou órgão-alvo acometido. Assim, cada tipo de EH (cardiovascular, cerebral, renal ou outras) deve ser caracterizado previamente antes de se iniciar a terapia anti-hipertensiva específica.

A AHA e a ESC recomendam de forma semelhante o tratamento da EH.

Capítulo 2 Hipertensão arterial sistêmica 41

Tabela 18 Diferenças no diagnóstico, prognóstico e conduta nas urgências e emergências hipertensivas

Urgência	Emergência
Nível pressórico elevado acentuado	Nível pressórico elevado acentuado
PAD > 120 mmHg	PAD > 120 mmHg
Sem LOA aguda e progressiva	Com LOA aguda e progressiva
Combinação medicamentosa oral	Medicamento parenteral
Sem risco iminente de morte	Com risco iminente de morte
Acompanhamento ambulatorial precoce (7 dias)	Internação em UTI

LOA: lesões em órgão-alvo; PAD: pressão arterial diastólica; UTI: unidade de terapia intensiva.

16. Resposta: C

Em paciente com doença renal crônica (DRC), a redução pressórica constitui a medida mais eficaz para a redução do risco cardiovascular e atenuação da progressão do dano renal, independentemente do anti-hipertensivo utilizado. Atenção especial deve ser dispensada a pacientes com albuminúria elevada, pois essa é determinante de evolução desfavorável da doença renal, bem como de aumento do risco cardiovascular. A SBC recomenda valores pressóricos inferiores a 130/80 mmHg, especialmente naqueles com albuminúria acima de 30 mg/g de creatinina e em diabéticos. Nesses, a manutenção de PA inferior a 130/80 mmHg reduz a albuminúria e o risco de acidente vascular encefálico (AVE), porém sem evidência de diminuição de evento cardiovascular e mortalidade. Quando albuminúria está presente, IECA ou BRA são fármacos de escolha em DRC, sendo eficazes para o controle da hipertensão arterial bem como para a redução da albuminúria (pela SBC, grau de recomendação I; nível de evidência A). Nesses casos, a AHA recomenda a meta pressórica < 130/80 mmHg e a ESC < 140/80 mmHg, além do uso de IECA ou BRA.

17. Resposta: C

A HAS é a doença crônica não transmissível mais predominante entre os idosos. Sua prevalência aumenta progressivamente com o envelhecimento, sendo considerada o principal fator de risco cardiovascular modificável na população geriátrica. Em grande número de estudos randomizados de tratamento anti-hipertensivo em idosos, incluindo pacientes com 80 anos ou mais, de-

42 Treinamento em Diretrizes – Cardiologia

monstrou-se a redução de eventos cardiovasculares pela redução da PA; entretanto, os valores médios de PAS atingidos nunca foram inferiores a 140 mmHg. Existem evidências robustas do benefício de reduzir a PA com o tratamento anti-hipertensivo em idosos com 80 anos ou mais. Essa vantagem está limitada a indivíduos com PAS ≥ 160 mmHg, nos quais a PAS foi reduzida a valores < 150 mmHg (pela SBC, grau de recomendação I, nível de evidência A). A ESC recomenda tratar PAS ≥ 160 mmHg em indivíduos com 80 anos ou mais, com meta de PA < 140/80 mmHg se bem tolerada. Já a AHA recomenda que em indivíduos com 65 anos ou mais, a decisão quanto a intensidade do tratamento da HAS leva em conta as comorbidades, expectativa de vida, preferências do paciente e abordagem multidisciplinar.

Em indivíduos idosos com menos de 80 anos, o tratamento anti-hipertensivo pode ser considerado para aqueles com PAS > 140 mmHg, para uma meta de PAS < 140 mmHg, desde que os indivíduos apresentem uma boa condição clínica e o tratamento seja bem tolerado (pela SBC, grau de recomendação IIb; nível de evidência C).

18. Resposta: **B**

O treinamento aeróbico reduz a PA casual de pré-hipertensos e hipertensos. Ele também reduz a PA de vigília de hipertensos e diminui a PA em situações de estresse físico, mental e psicológico. O treinamento aeróbico é recomendado pela SBC como forma preferencial de exercício para a prevenção e o tratamento da HAS (grau de recomendação I, nível de evidência A). Já o treinamento resistido dinâmico ou isotônico (contração de segmentos corporais localizados com movimento articular) reduz a PA de pré-hipertensos, mas não tem efeito em hipertensos segundo a SBC, e é recomendado em complemento ao aeróbico (grau de recomendação IIa, nível de evidência B). A ESC recomenda exercícios resistidos dinâmicos mesmo de forma isolada. A AHA não faz distinção entre o tipo de exercício que deve ser adotado.

As três diretrizes possuem recomendações semelhantes quanto ao consumo de álcool. O consumo habitual de álcool eleva a PA de forma linear e o consumo excessivo associa-se com aumento na incidência de HAS. Estima-se que um aumento de 10 g/dia na ingestão de álcool eleve a PA em 1 mmHg, sendo que a diminuição nesse consumo reduz a PA. Recomenda-se moderação no consumo de álcool, limitando-se o consumo diário a uma dose nas mulheres e duas doses nos homens.

O hábito de fumar é apontado como fator negativo no controle de hipertensos no desconhecimento da HAS e na interrupção do uso de medicamentos anti-

-hipertensivos. No entanto, não há evidências que a cessação do tabagismo reduza a PA. Mesmo assim, a cessação do tabagismo é recomendada pelas três diretrizes.

A dieta DASH (*Dietary Approaches to Stop Hypertension*) enfatiza o consumo de frutas, hortaliças e laticínios com baixo teor de gordura; inclui a ingestão de cereais integrais, frango, peixe e frutas oleaginosas; preconiza a redução da ingestão de carne vermelha, doces e bebidas com açúcar. Ela é rica em potássio, cálcio, magnésio e fibras, e contém quantidades reduzidas de colesterol, gordura total e saturada. A adoção desse padrão alimentar reduz a PA e é recomendada pela SBC, AHA e ESC (grau de recomendação I, nível de evidência A).

19. Resposta: **D**

O tratamento da HAS associada com doença arterial coronária (DAC), que inclui pacientes pós-infarto do miocárdio, com angina de peito e revascularização miocárdica, deve contemplar preferencialmente os betabloqueadores, IECA ou BRA, além de estatinas e aspirina, segundo a SBC. Em pacientes com DAC crônica e múltiplos FR, como HAS, o IECA demonstrou efeito favorável na redução de desfechos clínicos relevantes (pela SBC, grau de recomendação I; nível de evidência A). Em relação ao nível pressórico a ser atingido, deve-se considerar a possibilidade de efeito da curva J, demonstrado em diferentes estudos, em que a redução sobretudo diastólica excessiva pode precipitar eventos cardiovasculares em pacientes com DAC obstrutiva. A ESC e a AHA também recomendam betabloqueadores e IECA como primeira linha para paciente com DAC estável.

20. Resposta: **B**

As diretrizes do ACC/AHA, da ESC e da SBC não recomendam o uso de associações com duas medicações que bloqueiam o sistema renina-angiotensina, como IECA e BRA, para tratamento de HAS independentemente da situação clínica em decorrência do risco de complicações associadas (insuficiência renal, por exemplo).

Referências bibliográficas

1. Malachias MVB, Souza WKSB, Plavnik FL, Rodrigues CIS, Brandão AA, Neves MFT, et al. VII Diretriz brasileira de hipertensão arterial. Arq Bras Cardiol. 2016;107(3Supl.3):1-83.
2. Whelton PK, Carey RM, Aronow WS, Casey DE Jr, Collins KJ, Dennison Himmelfarb C, et al. 2017 ACC/AHA/AAPA/ABC/ACPM/AGS/APhA/ASH/ASPC/NMA/PCNA guideline for the prevention, detection, evaluation, and management of high blood pressure in adults:

a report of the American College of Cardiology/American Heart Association Task Force on Clinical Practice Guidelines. Hypertension. 2017;00:e0000-e0000.

3. 2018 ESH/ESC Guidelines for the management of arterial hypertension. Eur Heart J. 2018;39(33):3021-104.

4. Wright JT Jr, Williamson JD, Whelton PK, Snyder JK, Sink KM, Rocco MV, et al.; SPRINT Research Group. A randomized trial of intensive versus standard blood-pressure control. N Engl J Med. 2015;373(22):2103-16.

5. Williams B, MacDonald TM, Morant S, Webb DJ, Sever P, McInnes G, et al. Spironolactone versus placebo, bisoprolol, and doxazosin to determine the optimal treatment for drug--resistant hypertension (PATHWAY-2): a randomised, double-blind, crossover trial. Lancet. 2015;386:2059-68.

Capítulo 3

Dislipidemias

Questões

1. As lipoproteínas são formadas por um conteúdo lipídico envolto de uma porção hidrofílica e proteica, as apolipoproteínas. A depender do conteúdo lipídico e do subtipo de apolipoproteínas, as lipoproteínas podem variar de acordo com a densidade e a função. A lipoproteína de baixa densidade (LDL-c) tem potencial fator aterogênico e é composta por qual(is) apolipoproteína(s)?
   a) Quilomícrons.
   b) apoB100.
   c) apoB100 e apoB48.
   d) apoA.

2. O efeito das estatinas interfere no metabolismo lipídico. Dessa forma, afirma-se que o efeito hipolipemiante das estatinas baseiam-se em:
   I – Inibição da hidroximetilglutaril coaenzima A (HMG CoA) redutase e a síntese endógena do colesterol.
   II – Aumento da expressão de receptores de LDL-c (LDLR).
   III – Inibição da absorção do colesterol na mucosa intestinal.

   De acordo com as observações anteriores, considera-se que:
   a) I e II são corretas.
   b) Apenas I é correta.

c) II é incorreta.

d) Todas são verdadeiras.

3. De acordo com o metabolismo lipídico, pode-se considerar incorreta:

a) As micelas de ácidos graxos e moléculas de colesterol são emulsificadas pelos sais biliares e absorvidas na borda de escorva da mucosa intestina. É nos enterócitos que esse conteúdo lipídico se agrega a apoB48 e apoB100, formando os quilomícrons.

b) Os quilomícrons, quando atingem a circulação através do duto torácico, sofrem ação da lipase lipoproteica no endotélio dos capilares de músculos e tecido adiposo liberando ácidos graxos. Os remanescentes dos quilomícrons são absorvidos novamente no fígado.

c) Parte da partícula de LDL-c forma-se por meio da hidrólise de lipoproteína de muito baixa densidade (VLDL-c) pela proteína de transferência dos ésteres de colesterol (CETP).

d) A lipoproteína de alta densidade (HDL-c) tem como exclusiva função depurar o colesterol livre circulante por meio da lecitina-colesterol aciltransferase (LCAT) e dos receptores SR no fígado. Trata-se do transporte reverso de colesterol.

As questões 4, 5 e 6 baseiam-se no caso a seguir:

Paciente de 68 anos, masculino, previamente hipertenso, vem ao consultório para avaliação de rotina. Traz exames solicitados em *check-up* institucional, destacados a seguir (colhidos sem jejum de 12 horas). Conta ser assintomático e refere que seu pai apresentou infarto agudo do miocárdio aos 55 anos.

Colesterol total (CT): 258 mg/dL

HDL-c: 36 mg/dL

Triglicérides (TG): 176 mg/dL

LDL-c: 187 mg/dL

Lipoproteína A (Lp(a)): 33 mg/dL

Proteína C-reativa ultrassensível (PCR-us): 4 mg/L

Glicemia de jejum (GJ): 114 mg/dL

Hemoglobina glicada: 5,8%

4. De acordo com valores do perfil lipídico, qual a classificação da dislipidemia desse paciente?
   a) Hipercolesterolemia isolada, já que não se pode considerar os valores de triglicérides por ausência do jejum.
   b) O exame é inconclusivo em razão do preparo inadequado (ausência do jejum), devendo-se, então, ser repetido.
   c) Dislipidemia mista e HDL-c baixo.
   d) Hipertrigliceridemia e HDL-c baixo.

5. Levando-se em conta o valor da PCR-us, pode-se considerá-lo:
   a) De muito alto risco.
   b) A PCR é fator agravante de risco, possibilitando reclassificar o paciente de acordo com sua estratificação de risco.
   c) Para pacientes não diabéticos, sem doença cardiovascular (DCV) conhecida, PCR > 2 mg/L, motiva a intensificação do tratamento hipolipemiante.
   d) Não existe associação de aumento de PCR-us e DCV.

6. De acordo com os achados relacionados a Lp(a):
   a) Existe a indicação do uso de ácido nicotínico para esse caso.
   b) Deve ser colhida de rotina.
   c) Não há tratamento liberado para uso na prática clínica.
   d) Quando acima de 50 mg/dL, tem relação com aterosclerose precoce.

7. De acordo com a última diretriz brasileira, são pacientes considerados de risco cardiovascular muito alto, exceto:
   a) Portadores de claudicação intermitente.
   b) Portadores de doença coronariana triarterial estável.
   c) Em antiagregação plaquetária por acidente vascular cerebral.
   d) Portadores de placas carotídeas (< 25%) bilaterais em anticoagulação por fibrilação atrial paroxística.

8. De acordo com a estratificação de risco cardiovascular, paciente feminina de 50 anos, diabética tipo 1, sem aterosclerose manifesta deve ser considerada:
   a) De risco muito alto.
   b) De risco alto.
   c) De risco intermediário.
   d) De risco baixo.

48 Treinamento em Diretrizes – Cardiologia

9. De acordo com a classificação de risco cardiovascular nos pacientes dislipidêmicos, considere as assertivas abaixo:

I – A diretriz brasileira recomenda o escore de risco global (ERG) para estratificação de risco cardiovascular.

II – O ERG foi desenvolvido pelo grupo de estudo de Framinghan.

III – Mulheres exclusivamente portadoras de ERG > 10% são consideradas de risco intermediário.

a) Todas são corretas.

b) Apenas uma é incorreta.

c) Apenas uma é correta.

d) Todas são incorretas.

As questões 10, 11 e 12 baseiam-se no caso a seguir.

Paciente de 68 anos, previamente hipertenso, procurou atendimento médico de rotina. Conta ter episódios de dor torácica fugazes e sem relação com esforços. Faz atividade física irregular (caminhadas eventuais aos finais de semana). Nega tabagismo. Seu pai apresentou infarto aos 56 anos.

Na avaliação médica: pressão arterial (PA) 148 × 68 mmHg, frequência cardíaca (FC) de 88 bpm, circunferência abdominal de 103 cm, restante do exame físico sem achados relevantes.

Traz exames solicitados em atendimento anterior:

CT: 258 mg/dL

HDL-c: 38 mg/dL

TG: 140 mg/dL

LDL-c: 192 mg/dL

PCR-us: 2 mg/L

GJ: 118 mg/dL

Hemoglobina glicada: 5,4%

Ultrassonografia Doppler de carótidas: sem placas, espessura do complexo miointimal 11 mm bilateralmente.

Angiotomografia de coronária: escore de cálcio arterial coronariano de 522, sem redução luminal coronariana.

Ultrassonografia de abdome total: próstata 33 g e esteatose hepática.

10. De acordo com o exame físico e exames complementares, qual a estratificação de risco cardiovascular?

a) Risco muito alto.

b) Risco alto.

c) Risco intermediário.

d) Risco baixo.

11. De acordo com o risco cardiovascular, qual a meta terapêutica?

a) As diretrizes atuais não se guiam de acordo com metas de LDL-c, mas sim indicando a potência da estatina que, para esse caso, objetiva uma redução de 50%.

b) A meta primária é LDL-c < 50 mg/dL.

c) A meta secundária é colesterol não HDL-c (não HDL-c) < 100 mg/dL.

d) A meta primária é LDL-c < 100 mg/dL.

12. Qual a afirmação mais adequada para o uso de estatinas nesse caso?

a) A atorvastatina na dose de 20 mg é a estatina de escolha.

b) O objetivo é redução de 30% de LDL-c, independentemente da dose de estatina.

c) A rosuvastatina 10 mg é a melhor opção por sua maior taxa de tolerância.

d) Uma estatina de alta potência deve ser utilizada.

As questões 13 e 14 baseiam-se no caso abaixo.

RVC, masculino, 55 anos, obeso e hipertenso, traz exames solicitados em avaliação de rotina em ambulatório municipal geral. Conta ser assintomático. Nega tabagismo, história familiar para doença arterial coronariana (DAC) precoce e eventos cardiovasculares prévios.

CT: 280 mg/dL

HDL-c: 35 mg/dL

TG: 328 mg/dL

LDL-c: 120 mg/dL

PCR-us: 1 mg/L

GJ: 254 mg/dL

Hemoglobina glicada: 7,5%

13. De acordo com o caso, qual afirmativa está incorreta?

a) Trata-se de um paciente de risco alto pela presença de estratificadores de risco relacionados ao diabetes.

b) Em pacientes diabéticos e portadores de hipertrigliceridemia e HDL-c baixo, a aterogênese é aumentada pela presença de partículas de LDL-c pequenas e densas.

50 Treinamento em Diretrizes – Cardiologia

c) As drogas de escolha para o caso são uma estatina de alta potência associada à niacina, uma vez que se objetiva a redução de LDL-c para a meta de 70 mg/dL e o aumento do HDL-c para 40 mg/dL.

d) Além do tratamento medicamentoso, modificações do estilo de vida como dieta, perda de peso, cessação do tabagismo, atividade física, entre outros, são essenciais para redução de morbimortalidade.

14. Existe indicação para o tratamento da hipertrigliceridemia?

a) Em pacientes diabéticos de alto e muito alto risco, pode-se considerar o uso de fibratos em portadores de TG acima de 150 mg/dL.

b) Indica-se o uso de fibratos apenas quando há TG acima de 500 mg/dL para prevenção de pancreatite aguda.

c) Além do uso de fibratos, o paciente em questão se beneficiaria da prescrição de ômega 3.

d) Há a indicação do uso de genfibrozila em associação a estatina.

15. Frente as situações abaixo, qual é a alternativa incorreta?

a) Paciente internado por infarto agudo do miocárdio, a ezetimiba pode ser utilizada em associação a estatina para atingir a meta de LDL-c.

b) Paciente intolerante às estatinas, tem como opção uso de ezetimiba, com boa aceitação e aderência.

c) Paciente portador de esteato-hepatite (apresenta transaminases três vezes maiores que o limite superior de normalidade), está recebendo ezetimiba como adjuvante no tratamento da esteatose hepática

d) Paciente portador de dislipidemia familiar, faz uso de rosuvastatina 40 mg e ezetimiba 10 mg para melhorar os alvos terapêuticos.

16. Em relação aos novos fármacos hipolipemiantes inibidores da pró-proteína convertase subtilisina/kexina tipo 9 (PCSK-9), é correto afirmar:

a) Com seu sucesso em reduzir os níveis circulantes de LDL-c, vem sendo amplamente utilizada na prática clínica.

b) Os inibidores da PCSK-9 aumentam a síntese de HMG CoA e, portanto, inibem indiretamente a produção de LDL-c sintetizado pelo fígado.

c) O alirocumabe é aplicado em via subcutânea enquanto o evolocumabe é usado em via oral com doses diárias noturnas.

d) São indicados em pacientes com risco cardiovascular alto e muito alto, que não atingiram a meta de LDL-c já com dose alta de estatina em associação ou não a ezetimiba.

A questão 17 baseia-se no caso a seguir.

AL, 40 anos, procura seu consultório para exames de rotina. Conta apresentar episódios recorrentes de dor torácica, em aperto, sempre ao subir escadas. Nega episódios de dor prolongada assim como dispneia ou limitações às atividades habituais. Trabalha normalmente sentado à frente do computador. Nega tabagismo, diabetes, hipertensão, dislipidemia ou outras comorbidades conhecidas. Refere que seu pai foi revascularizado com 54 anos e sua mãe faleceu no parto. Não tem irmãos. Ao exame físico, além de 128 × 72 mmHg de pressão arterial (simétrica), você notou arco corneano e xantomas tendíneos.

17. De acordo com achados do exame clínico, é possível afirmar:
    a) Há a necessidade de uso de anti-hipertensivos em razão do alto risco cardiovascular global.
    b) Não é possível considerar a história familiar como positiva para DAC precoce.
    c) É possível afirmar que o paciente é portador de hipercolesterolemia familiar (HF).
    d) O diagnótico de HF se faz frente aos níveis de LDL-c.

18. Paciente de 78 anos, do sexo feminino, hipertensa, revascularizada previamente, faz uso de atorvastatina 40 mg há 12 anos. Recentemente, notou dolorimento muscular diário, predominantemente nas panturrilhas. Qual a melhor conduta imediata a ser tomada?
    a) Trocar atorvastatina para ezetimiba 10 mg.
    b) Considerar o uso em doses diárias intercaladas da estatina.
    c) Medir CPK e TSH.
    d) Considerar o uso de coenzima Q10.

19. Quais das alternativas a seguir é considerada estatina de alta potência?
    a) Pitavastatina 4 mg.
    b) Rosuvastatina 20 mg.
    c) Sinvastatina 40 mg.
    d) Fluvastatina 40 mg.

20. Em pacientes portadores de HIV em uso de antirretrovirais, qual estatina não deve ser prescrita?
    a) Sinvastatina.
    b) Atorvastatina.
    c) Rosuvastatina.
    d) Pitavastatina.

Respostas comentadas

1. **Resposta: B**

   Colesterol, triglicérides, fosfolípides e ácidos graxos são carreados no sangue por uma proteína chamada lipoproteína, composta por um conteúdo hidrofílico lipídico, que é protegido por invólucro proteico chamado apolipoproteína. As LDL-c são lipoproteínas de baixa densidade, apresentam um conteúdo quase exclusivo de colesterol e remanescentes de triglicérides e sua apolipoproteína é exclusivamente apoB100. Dentre as demais lipoproteínas, os quilomícrons apresentam apoB100 e apoB48 e a HDL-c, apoA.

   Como a apoB está presente principalmente nas partículas mais aterogênicas, aventou-se a possibilidade de sua medida sérica ser usada para quantificar o risco cardiovascular, tal qual as medidas das frações não HDL-c. Entretanto, por causa da pouca evidência na literatura, da ausência de consenso claro entre os especialistas e do alto custo (em comparação ao colesterol não HDL--c), a diretriz brasileira não orienta sua medida de rotina como faz a diretriz europeia. Todavia, a última atualização da diretriz americana pondera o uso da dosagem sérica da apoB, apesar do seu alto custo atual, principalmente em pacientes portadores de hipertrigliceridemia (TG > 200 mg/dL). Quando apo B acima de 160 mg/dL, é considerado fator que eleva o risco, e, em pacientes não diabéticos de risco intermediário, a diretriz considera razoável iniciar o tratamento da dislipidemia.

2. **Resposta: A**

   As estatinas são um dos alvos terapêuticos mais importantes na redução do colesterol circulante e redução de LDL-c. As estatinas promovem a inibição da HMG CoA redutase, enzima-chave que participa da síntese hepática de colesterol. Além da liberação menor de LDL-c de origem hepática, com a redução dos níveis intracelulares de colesterol hepático, há maior expressão de receptores LDLR e, dessa forma, maior receptação de LDL-c circulante no fígado. A depender do subtipo de estatinas e sua dose, é possível reduzir aproximadamente de 20% a 50% dos níveis séricos de LDL-c.

   É a ezetimiba que inibe a absorção de colesterol na mucosa intestinal.

3. **Resposta: D**

   O metabolismo lipídico é complexo e detalhista. É abordado apenas na diretriz brasileira, mas reconhecê-lo permite entender a farmacodinâmica do tratamento das dislipidemias e os alvos terapêuticos futuros.

De maneira resumida, podemos dividir o metabolismo lipídico em ciclo exógeno, ciclo endógeno e transporte reverso do colesterol, conforme mostra a Figura 1.

O ciclo exógeno é a absorção das gorduras na mucosa intestinal e formação dos quilomícrons nos enterócitos. Os quilomícrons caem na circulação linfática e chegam até a circulação sanguínea através do ducto torácico. Sofrem ação da lipase lipoproteica existente no endotélio dos vasos dos músculos e do tecido adiposo, liberando ácidos graxos.

É no ciclo endógeno que esses ácidos graxos e remanescentes dos quilomícrons atingem o fígado, onde sofrem ação da proteína de transferência de triglicérides microssomal (MTP), formando VLDL-c. As VLDL-c sofrem também ação da lipase lipoproteica da periferia, liberando ésteres de colesterol para os tecidos, dando origem às IDL-c. As IDL-c por sua vez, sofrem ação da lipase hepática, resultado na formação de LDL-c. A hidrólise de VLDL-c também pode gerar trocas lipídicas com HDL-c e LDL-c por meio da proteína de transferência de colesterol esterificado (CETP).

A HDL-c, além de participar de depuração do excedente de colesterol circulante por meio do transporte reverso de colesterol, tem também ação antiaterogêni-

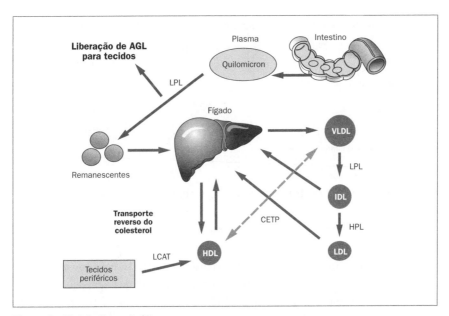

Figura 1 Metabolismo lipídico.
CETP: proteína de transferência dos estéreses de colesterol; HDL: lipoproteína de alta densidade; HPL: lipase hepática; IDL: lipoproteína de densidade intermediária; LCAT: lecitina-colesterol aciltransferase; LDL: lipoproteína de baixa densidade; LPL: lipase lipoproteica; VLDL: lipoproteína de muito baixa densidade.

54 Treinamento em Diretrizes – Cardiologia

ca, antioxidante, anti-inflamatória, que reduz a atividade plaquetária e aumenta a liberação de óxido nítrico.

4. **Resposta: C**

A diretriz europeia já não considerava o jejum obrigatório. A diretriz brasileira passou a adotar essa recomendação também na última atualização em 2017, permitindo um maior reconhecimento dos estados metabólicos habituais dos indivíduos. O TG tem uma certa elevação no período pós-prandial, que, quando muito elevado, tem relação com maior risco cardiovascular. Deve-se indicar a coleta obrigatória em jejum quando os valores de TG pós-prandiais estão acima de 440 mg/dL. Tanto CT, HDL-c e apolipoproteínas não apresentam variação nos dois períodos e têm valores estáveis em ambas as situações, assim como mostra a Tabela 1. A nova diretriz americana também é mais maleável em relação à obrigatoriedade do jejum, sugerindo que as medidas do perfil lipídico podem ser feitas fora da recomendação habitual do tempo de jejum para identificação do valor basal na prevenção primária ou secundária, antes da utilização da estatina, salvo na suspeita ou na presença de história familiar de dislipidemia hereditária.

Tabela 1 Valores de referência e alvos terapêuticos no perfil lipídico de adultos

Lípides	Com jejum (mg/dL)	Sem jejum (mg/dL)	Categorial referencial
Colesterol total	< 190	< 190	Desejável
HDL-c	> 40	> 40	Desejável
Triglicérides	< 150	< 175	Desejável

HDL-c: lipoproteína de alta densidade.

De acordo com a diretriz brasileira mais recente, as dislipidemias classificam-se em:

- Hipercolesterolemia isolada: aumento isolado do LDL-c maior ou igual a 160 mg/dL.
- Hipertrigliceremia isolada: aumento isolado dos TG (TG maior ou igual a 150 mg/dL em jejum ou 175 mg/dL se a amostra for obtida sem jejum).
- Hiperlipidemia mista: aumento do LDL-c maior ou igual a 160 mg/dL e TG maior ou igual a 150 mg/dL (quando com jejum) e maior ou igual a 175 mg/dL (quando sem jejum).

Capítulo 3 Dislipidemias 55

- HDL-c baixo: redução do HDL-c menor que 40 mg/dL para homens ou 50 mg/dL para mulheres de forma isolada ou em associação ao aumento de LDL-c e TG.

5. Resposta: **C**

A diretriz europeia não cita a PCR-us no auxílio para programação do tratamento medicamentoso das dislipidemias. As diretrizes brasileiras anteriores orientavam a utilizar a dosagem sérica de PCR-us como um fator agravante de risco. A diretriz brasileira atual não descreve o uso de nenhum fator agravante de risco para reclassificação da estratificação de risco, entretanto sugere que indivíduos não diabéticos ou que não apresentem risco global alto e que têm PCR-us maior que 2 mg/dL devem ter seu tratamento hipolipemiante intensificado. É, portanto, considerada classe de recomendação IIa (nível de evidência A) a reclassificação para pacientes de risco intermediário com base no aumento da PCR-us.

Por sua vez a diretriz americana descreve a utilização da dosagem de PCR-us como um fator que eleva o risco, podendo ser aplicada em pacientes não diabéticos portadores de risco intermediário (escore de risco global entre 7,5 e 19%). Além da PCR-us, são fatores que elevam o risco de acordo com a diretriz americana: história familiar de doença aterosclerótica cardiovascular, elevação persistente de LDL-c acima de 160 mg/dL, doença renal crônica, síndrome metabólica, história prévia de pré-eclâmpsia e/ou menopausa precoce, doenças inflamatórias (especialmente artrite reumatoide, HIV, psoríase), fatores étnicos (descendentes asiáticos), elevação persistente de TG acima de 175 mg/dL, Lp(a) acima de 50 mg/dL, apoB acima de 130 mg/dL e índice tornozelo-braquial < 0,9. Assim, em pacientes de risco intermediário não diabético na presença de qualquer desses fatores que elevam o risco descritos na diretriz americana, a estatina deve ser considerada, mas não se sugere intensificação do tratamento em pacientes já em uso de hipolipemiantes.

6. Resposta: **D**

A Lp(a) é uma partícula de LDL-c ligada a uma apolipoproteína A adicional e suas concentrações são determinadas geneticamente. Existe uma relação conhecida entre elevações dos níveis séricos de Lp(a) com doença cardiovascular (doença aterosclerótica precoce e estenose aórtica), tanto pelos seus efeitos aterogênicos quanto também pró-trombóticos e pró-inflamatórios.

A diretriz europeia e a diretriz brasileira concordam que a Lp(a) não deve ser solicitada de rotina em todos os pacientes e sua coleta pode ser considerada

56 Treinamento em Diretrizes – Cardiologia

em pacientes com história familiar de doença aterosclerótica precoce e na hipercolesterolemia familiar.

Consideram-se valores altos quando acima de 50 mg/dL (aproximadamente percentil 80 em estudos populacionais). Em paciente com aumento de Lp(a), orienta-se intensificar o tratamento hipolipemiante. Estudos mostraram que o uso dos inibidores de PCSK-9 e ácido nicotínicos são capazes de reduzir a Lp(a) em 50% e podem ser uma alternativa terapêutica para casos selecionados.

A nova diretriz americana descreve a dosagem de Lp(a) como fator que eleva o risco em paciente de risco de intermediário não diabético (escore de risco global entre 7,5 e 19%). Nesses grupos, na vigência da elevação dos níveis séricos de Lp(a) maior que 50 mg/dL deve ser considerada a estatina em homens e nas mulheres, apenas quando há dislipidemia associada.

7. Resposta: **D**

As três diretrizes baseiam-se em uma estratificação de risco cardiovascular para definição do tratamento farmacológico das dislipidemias, assim como da estratégia terapêutica. Todas as três consideram pacientes de maior risco (chamados de muito alto risco pela diretriz brasileira e pela diretriz europeia) aqueles portadores de doença aterosclerótica, como história de síndrome coronariana aguda, infarto do miocárdio, angina estável, revascularização arterial periférica ou miocárdica (cirúrgica ou percutânea), AVC, acidente isquêmico transitório ou doença arterial periférica. A diretriz brasileira ainda inclui nessa definição qualquer obstrução maior que 50% em qualquer território arterial, e, portanto, placas discretas ou espessamento miointimal não são considerados de muito alto risco.

8. Resposta: **B**

A estratificação de risco cardiovascular na população diabética é um pouco discrepante entre as diretrizes. A diretriz americana considera os pacientes diabéticos com riscos diferentes dependendo dos níveis de LDL-c e escore de risco global. Por sua vez, a diretriz europeia considera todos os diabéticos (tanto tipo 1 quanto tipo 2) com lesão de órgão-alvo ou portadores de fatores de risco maiores (tabagismo, dislipidemia ou hipertensão) como de muito alto risco. Os demais são classificados como de risco intermediário ou baixo (quando jovens e diabéticos tipo 1).

Por fim, a diretriz brasileira de 2017 classifica os pacientes diabéticos, sem doença aterosclerótica manifesta (que automaticamente os incluiria na modalidade muito alto risco), como de risco alto e intermediário a depender da presença de estratificadores de risco (ER) e doença aterosclerótica subclínica

(DASC). Dessa forma, os diabéticos do tipo 1 ou 2 portadores de ER e/ou DASC são considerados de alto risco e, na ausência de ER ou DASC, de risco intermediário. Os ER e DASC são listados nos Quadros 1 e 2.

Quadro 1 Estratificadores de risco para população diabética tipo 1 e tipo 2

Idade ≥ 48 anos em homens e ≥ 54 anos em mulheres
Tempo de diagnóstico de diabetes > 10 anos
História familiar de parente de primeiro grau com DCV prematura (< 55 anos para homem e < 65 anos para mulheres)
Tabagismo (pelo menos um cigarro no último mês)
Hipertensão arterial sistêmica
Síndrome metabólica
Presença de albuminúria (> 30 mg/g de creatinina) e/ou retinopatia
Taxa de filtração glomerular < 60 mL/min
DCV: doença cardiovascular.

Quadro 2 Doença aterosclerótica subclínica em pacientes diabéticos tipo 1 e tipo 2 para considerar estratificação de risco.

Placa > 1,5 mm em carótidas identificada por ultrassonografia
Índice tornozelo-braquial (ITB) < 0,9
Escore de cálcio arterial coronariano > 10
Presença de placas ateroscleróticas identificadas na angiotomografia de coronárias

Assim sendo, uma paciente diabética tipo 1, com 50 anos tem mais de 10 anos de evolução da doença e, portanto, ao menos um estratificador de risco.

9. Resposta: **B**

A estimativa do risco cardiovascular baseia-se na presença de determinados fatores de risco e no sinergismo que alguns fatores apresentam entre si. Existem diversos escores multivariáveis de risco capazes de quantificar o risco de morte cardiovascular em um determinado período de tempo e, portanto, facilitam a ponderação em relação a um tratamento mais ou menos agressivo. A diretriz europeia utiliza o escore chamado de SCORE (*systemic coronary risk estimation*), que avalia o risco de morte de origem aterosclerótica (infarto, AVC ou outra oclusão arterial) em 10 anos. Trata-se de um escore baseado nas maiores coortes europeias e que permite, a depender da incidência e da prevalência de DCV intrínseca de cada país europeu, uma calibração específica para regiões de maior e menor risco.

A diretriz americana e a diretriz brasileira orientam a utilização escores diferentes, mas ambos foram desenvolvidos pelo grupo do estudo Framingham, e se baseiam no risco de um primeiro evento cardiovascular (IAM, AVC, insuficiência cardíaca, fatais ou não fatais, e insuficiência vascular periférica) em 10 anos.

A diretriz brasileira, portanto, utiliza o escore de risco global (ERG) e, a depender da porcentagem de eventos em 10 anos, correlaciona-se o risco cardiovascular, como mostra a Tabela 2. Para pacientes já em uso de terapia hipolipemiante, deve-se lembrar de incluir um fator de correção do CT.

O departamento de aterosclerose da Sociedade Brasileira de Cardiologia disponibiliza gratuitamente um aplicativo para Android e iOS que auxilia na determinação de risco cardiovascular na prática clínica.

Tabela 2 Classificação de risco pela última diretriz brasileira

Risco absoluto em 10 anos	Percentual
Risco baixo	< 5 em homens e mulheres
Risco intermediário	Entre 5 e 10 nas mulheres Entre 5 e 20 nos homens
Risco alto	> 10 nas mulheres > 20 nos homens

10. Resposta: B

Em relação à estratificação de risco cardiovascular, as diretrizes europeia, americana e brasileira discordam em alguns aspectos, assim como no escore de estratificação de risco utilizado, como comentado acima.

As diretrizes americana e europeia já consideram pacientes de maior risco e, portanto, com indicação de tratamento hipolipemiante de maior potência, aqueles com LDL-c acima de 190 mg/dL, os portadores de doença aterosclerótica manifesta e diabéticos. A diretriz europeia, além desses, também tem uma visão mais agressiva para portadores de insuficiência renal crônica com clearance de creatinina (ClCr) < 30 mL/min/1,73 m^2).

A diretriz brasileira divide os pacientes em portadores de risco muito alto, risco alto, risco intermediário e risco baixo. E a última atualização de 2017 não utiliza os fatores agravantes de risco como em diretrizes publicadas anteriormente. São pacientes de muito alto risco apenas os portadores de doença aterosclerótica manifesta especificado como portadores de doença coronariana, cerebrovascular, vascular periférica ou que apresentem obstrução arterial maior que 50%.

Capítulo 3 Dislipidemias 59

São considerados pacientes de risco alto:

- Portadores de doença aterosclerótica subclínica documentada (ultrassono-grafia de carótida com placa, ITB < 0,9, CAC > 100 ou angiotomografia de coronárias demonstrando presença de placas ateroscleróticas.
- Portadores de aneurismas abdominais.
- Portadores de doença renal crônica com taxa de filtração glomerular < 60 mL/min e em fase não dialítica.
- Portadores de LDL-c > 190 mg/dL.
- Diabéticos tipo 1 e 2 com LDL-c > 70 e < 189 mg/dL, portadores de ER ou DASC (como comentado na questão 8).Portadores de LDL-c entre 70 e 189 mg/dL com ERG acima de 20% para homens e 10% para mulheres.

Pacientes com risco intermediário são portadores de ERG entre 5 e 20% em homens e entre 5 e 10% em mulheres, assim como diabéticos tipo 1 e 2 sem ER ou DASC.

Por fim, são pacientes de risco baixo aqueles portadores de ERG < 5%.

Dessa forma, o paciente em questão é considerado de risco alto por apresentar LDL-c > 190 mg/dL e CAC > 100.

11. Resposta: C

Diferentemente das diretrizes brasileira e europeia, a diretriz americana não utiliza metas para direcionar o tratamento hipolipemiante. Ela se baseia na afirmativa de que os estudos randomizados não utilizaram alvos terapêuticos, e sim doses fixas de estatinas, com redução dos valores de LDL-c de acordo com um porcentual específico a depender do risco cardiovascular. Entretanto, a nova diretriz americana de 2018 descreve duas situações (pacientes de alto risco cardiovascular que persistem com LDL-c > 70 mg/dL e para os pacientes com LDL-c basal maior que 190 mg/dL, que persistem com LDL-c > 100 mg/dL, apesar da dose máxima tolerada de estatina), que se beneficiariam da introdução de outra droga hipolipemiante na tentativa de intensificar o tratamento. E assim determina, de certa forma, uma meta mínima de LDL-c.

A diretriz brasileira e a diretriz europeia guiam-se por metas terapêuticas, sendo a meta primária a dosagem de LDL-c e a meta secundária o não HDL-c. As metas lipídicas são mais agressivas quanto maior for o risco do paciente. A última atualização da diretriz brasileira de 2017 defende ainda uma meta mais baixa que a das diretrizes anteriores, como mostra a Tabela 3.

60 Treinamento em Diretrizes – Cardiologia

Tabela 3 Metas terapêuticas absolutas de acordo com a estratificação de risco cardiovascular

Risco	Meta de LDL-c (mg/dL)	Meta de não HDL-c (mg/dL)
Muito alto	< 50	< 80
Alto	< 70	< 100
Intermediário	< 100	< 130
Baixo	< 130	< 160

HDL: lipoproteína de alta densidade; LDL-c: lipoproteína de baixa densidade.

12. Resposta: D

A decisão para o início do tratamento das dislipidemias depende do tipo de dislipidemia e da estratificação de risco cardiovascular.

Para pacientes com risco baixo e intermediário, indica-se inicialmente modificações do estilo de vida, seguido de reavaliação laboratorial após 3 a 6 meses. Para os pacientes com risco alto ou muito alto, há indicação imediata do tratamento farmacológico em conjunto com as modificações do estilo de vida.

As estatinas ainda são, até agora, as drogas de escolha para o tratamento da elevação de LDL-c, corroborando para uma redução do risco de morte por qualquer causa e morte de causa cardiovascular. Dessa forma, estão indicadas no tratamento das dislipidemias na prevenção primária e secundária.

As diretrizes europeia, americana e brasileira concordam que, a depender da estratificação cardiovascular e, portanto, quanto maior o risco, se utilize uma estatina de maior potência, como demonstra a Tabela 4. Entretanto, a diretriz brasileira preconiza que, além da dose de estatina utilizada em grandes estudos randomizados que demonstraram benefício clínico, o tratamento também se guie por metas terapêuticas.

Tabela 4 Potência das estatinas de acordo com o efeito segundo a dose diária

Potência	Baixa	Moderada	Alta
Redução de LDL-c esperada com dose diária	< 30%	30 a 50%	≥ 50%
Exemplos, doses diárias em mg	Lovastatina 20 mg Sinvastatina 10 mg Pravastatina 10-20 mg Fluvastatina 20-40 mg Pitavastatina 1 mg	Lovastatina 40 mg Sinvastatina 20-40 mg Pravastatina 40-80 mg Fluvastatina 80 mg Pitavastatina 2-4 mg Atorvastatina 10-20 mg Rosuvastatina 5-10 mg	Atorvastatina 40-80 mg Rosuvastatina 20-40 mg Sinvastatina 40 mg + ezetimiba 10 mg

Em resumo, de acordo com as recomendações atuais, e segundo a estratificação cardiovascular:

- Em pacientes com risco alto e muito alto, sempre que possível e bem tolerado, deve-se dar preferência para o uso de estatina de alta potência ou ezetimiba associada a estatina (sinvastatina 40 mg ou equivalente) – grau de recomendação I, nível de evidência A.
- Em pacientes com risco muito alto, a meta de LDL-c é de < 50 mg/dL, e não HDL-c < 80 mg/dL – grau de recomendação I, nível de evidência B.
- Em pacientes com risco alto, a meta de LDL-c é de < 70 mg/dL, e não HDL-c < 100 mg/dL – grau de recomendação I, nível de evidência A.
- Em pacientes com risco intermediário, sempre que possível e bem tolerado, deve-se dar preferência para o uso de estatina de potência moderada, sendo a meta de LDL-c < 100 mg/dL, e não HDL-c < 130 mg/dL – grau de recomendação I, nível de evidência A.
- Pacientes com risco baixo devem ser medicados caso LDL-c seja persistentemente acima de 160, sendo a meta de LDL-c < 130 mg/dL, e não HDL-c < 160 mg/dL – grau de recomendação I, nível de evidência A.

13. Resposta: **C**

Como descrito anteriormente de acordo com a diretriz brasileira, pacientes diabéticos, não portadores de aterosclerose manifesta são considerados ao menos de risco intermediário. Na presença de ER ou DASC (Quadros 1 e 2), passam a ser de alto risco.

Sabe-se que pacientes diabéticos e portadores de hipertrigliceridemia têm quantidade maior circulante de partículas de LDL-c pequenas e densas, que apresentam maior capacidade aterogênica e pró-trombótica, corroborando com maior risco cardiovascular.

Também em pacientes diabéticos, a droga de escolha é a estatina (sempre associada a modificações do estilo de vida) e, conforme a estratificação de risco cardiovascular, considera-se uma estatina de alta potência. Nesse caso, o objetivo primário é a redução de LDL-c para < 70 mg/dL, e não HDL-c para < 100 mg/dL. Não se recomenda tratamento medicamentoso para o aumento de HDL-c (grau de recomendação III, nível de evidência A). As estatinas podem elevar as taxas de HDL-c, mas em pequenas porcentagens (aproximadamente 5 a 10%). O uso da niacina, quando tolerada, é uma opção em pacientes portadores de Lp(a) elevados, como alternativa em pacientes intolerantes às estatinas e em pacientes com HDL-c baixos e eventos cardiovasculares recorrentes.

14. Resposta: A

A hipertrigliceridemia está associada a maior risco cardiovascular, mas não se sabe se há participação direta na aterosclerose. Acredita-se que o aumento do risco cardiovascular seja em virtude dos fatores de risco associados, como HDL-c baixo e aumento das partículas de LDL-c pequenas e densas circulantes. Os fibratos reduzem aproximadamente 30 a 60% dos níveis séricos de TG e aumentam em 7 a 11% as taxas de HDL-c.

São indicados para pacientes portadores de hipertrigliceridemia grave (quando > 500 mg/dL), em conjunto com as modificações do estilo de vida (grau de recomendação I, nível de evidência A).

Em pacientes de alto e muito alto risco, a depender das comorbidades e/ou presença de diabetes, considera-se o uso de fibratos mesmo frente a elevações de TG acima de 150 mg/dL (grau de recomendação IIa, nível de evidência B). A diretriz brasileira baseia-se em três estudos que avaliaram a associação de estatina e fibratos em pacientes diabéticos, sendo demonstrado redução de desfechos, principalmente quando TG acima de 204 mg/dL e HDL-c menores que 34 mg/dL. A diretriz americana considera como grau de recomendação IIa (nível de evidência B) o uso de fibrato (preferencialmente fenofibrato) associado a estatinas de baixa e moderada potência em portadores de hipertrigliceridemia acima de 500 mg/dL. A diretriz americana defende que a associação de modificações do estilo de vida, associada apenas a estatina, traz benefícios em prevenir eventos cardiovasculares em comparação a associação terapêutica do fibrato. O uso de fibrato costuma ser muito seguro e tolerável, com poucas taxas de mialgia ou rabdomiólise. Entretanto, a associação de genfibrozila e estatina aumenta muito o risco de miopatia e rabdomiólise, devendo, portanto, ser evitada.

Em pacientes portadores de hipertrigliceridemia grave refratária ao tratamento (medicamentoso e com mudanças no estilo de vida) associada ou não a pancreatite, as diretrizes brasileira e americana indicam o uso de suplementação com ácidos graxos ômega 3 na dose de 2 a 4 g/dia (grau de recomendação IIa, nível de evidência B).

15. Resposta: C

A ezetimiba age na mucosa intestinal inibindo a absorção de colesterol. A redução do colesterol hepático aumenta a produção dos receptores de LDL-c no fígado (LDLR), que, por sua vez, gera uma elevação da reabsorção do LDL-c circulante em 10% até 25%.

O grande benefício da ezetimiba foi demonstrado na prevenção secundária pelo estudo IMPROVE-IT, que mostrou uma redução na taxa de eventos cardiovascu-

Capítulo 3 Dislipidemias 63

lares em pacientes medicados com sinvastatina 40 mg associada a ezetimiba 10 mg após episódio de síndrome coronariana aguda (SCA).

Assim sendo, de maneira em geral, o uso da ezetimiba está recomendado em pacientes portadores de DAC, quando a meta do LDL-c não foi atingida com a dose máxima de estatina tolerada (grau de recomendação I, nível de evidência B), podendo ser expandida também para prevenção primária, mas com menor evidência (grau de recomendação IIb, nível de evidência C). A ezetimiba pode ainda ser utilizada em pacientes com intolerância às estatinas, isoladamente ou associada a menores doses (grau de recomendação IIa, nível de evidência C).

A ezetimiba costuma ser bem tolerada, segura e seus efeitos colaterais, raros, estão associados a intolerância gastrointestinal. Seu uso não é indicado para lactantes, gestantes e portadores de doença hepática aguda.

Em pacientes portadores de esteatose hepática, sem elevação das enzimas hepáticas, seu uso pode ser considerado (grau de recomendação IIb, nível de evidência C).

A diretriz americana reforça o uso das estatinas e seu real benefício sobre a prevenção primária e secundária. Dessa forma, comenta pouco sobre o uso de ezetimiba, apenas sobre sua segurança e cuidados.

A partir da atualização de 2018, a diretriz americana passou a considerar o uso de ezetimiba em pacientes com muito alto risco que, apesar da dose máxima tolerada de estatina, apresentam LDL-c maior ou igual a 70 mg/dL (recomendação IIa, grau de evidência B).

A diretriz europeia concorda com a diretriz brasileira e ainda considera grau de recomendação I seu uso em associação com doses altas de estatinas em portadores de hipercolesterolemia familiar.

16. Resposta: D

A enzima PCSK-9 age ligando-se aos LDLR, aumentando sua degradação e recaptação celular. Dessa forma, os fármacos inibidores da PCSK-9 produzem a redução desse *turnover* dos receptores hepáticos, aumentando seu tempo de expressão da membrana celular e, portanto, promovendo maior absorção de LDL-c circulantes.

Existem dois inibidores da PCSK-9 liberados para uso no Brasil, o alirocumabe e o evolocumabe, ambos de uso subcutâneo. Ainda são de uso mais restrito em razão de seu alto custo. De maneira geral, reduzem em 60% as taxas séricas de LDL-c, assim como outras partículas aterogênicas, como redução de 50% de não HDL-c, 47 a 52% da apoB, 10 a 12,5% de TG e em torno de 25% de Lp(a). Estudos mostraram redução de desfechos e mortalidade cardiovasculares.

64 Treinamento em Diretrizes – Cardiologia

A última diretriz americana recomenda a utilização dos inibidores da PCSK-9 em pacientes portadores de doença aterosclerótica, classificados como de muito alto risco e portadores de hipercolesterolemia primária (LDL > 190 mg/dL) que apesar da dose máxima de estatina tolerada e associação com ezetimiba ainda mantém LDL-c respectivamente 70 e 100 mg/dL. Entretanto fazem uma ponderação a respeito da incerteza em relação à segurança frente ao uso prolongado (acima de 3 anos) e a altos custos atuais.

A diretriz brasileira considera o uso dos inibidores de PCSK-9 somente em pacientes portadores de risco cardiovascular elevado, em tratamento otimizado com estatinas já em doses elevadas, associada ou não a ezetimiba, que não tenham atingido a meta preconizada de LDL-c e não HDL-c. Entretanto, a diretriz não descreve grau de recomendação e nível de evidência. A diretriz europeia considera para essa mesma indicação o grau de recomendação IIb, nível de evidência C. Por sua vez, para os pacientes portadores de hipercolesterolemias familiares, a diretriz europeia considera grau de recomendação IIa, nível de evidência C e o uso de inibidores de PCSK-9 naqueles portadores de outros fatores de maior risco, como elevação de Lp(a), história familiar e intolerância às estatinas.

17. Resposta: C

A hipercolesterolemia familiar (HF) é uma doença autossômica dominante caracterizada por aumento considerável dos níveis séricos de LDL-c e, portanto, maior risco cardiovascular. Tem como causa mutações que podem ocorrer em três genes diferentes (do LDLR, da apoB ou da PCSK-9) responsáveis pelo metabolismo lipídico de LDL-c. A depender do envolvimento de um ou dois alelos, a HF pode ser homozigótica ou heterozigótica. As HF homozigóticas são caracteristicamente mais graves, relacionadas a níveis ainda mais elevados de LDL-c e doença cardiovascular precoce.

Existem critérios diagnósticos específicos para a determinação de HF, mas níveis de CT acima de 310 mg/dL e presença de xantomas tendíneos ou arco corneano sugerem o diagnóstico.

A diretriz brasileira e a diretriz europeia orientam o uso dos critérios da Dutch Lipid Clinic network (Dutch MEDPED) para o diagnóstico de HF (Tabela 5). Deve-se lembrar que o teste genético é o padrão ouro, mas a sensibilidade é baixa e mesmo o teste negativo não exclui o diagnóstico.

Dessa forma, o paciente AL pontua ao menos 10 pontos (6 para xantoma tendíneo, 4 para arco corneano e 2 para os sintomas anginosos), sendo possível considerar o diagnóstico de certeza de HF.

Vale lembrar que, para pacientes portadores de HF, não se pode utilizar os escores habituais de estratificação de risco.

Tabela 5   Critérios diagnósticos de HF baseados nos critérios da Dutch Lipid Clinic Network (Dutch MEDPED)

Parâmetro		Pontos
História familiar	Parente de primeiro grau portador de doença vascular/coronária prematura (homens < 55, mulheres < 60 anos) OU	1
	Parente adulto com colesterol total > 290 mg/dL	1
	Parente de primeiro grau portador de xantoma tendíneo e/ou arco corneano OU	2
	Parente de primero grau < 16 anos com colesterol > 260 mg/dL	2
História clínica	Paciente portador de doença coronária prematura (homens < 55, mulheres < 60 anos)	2
	Paciente portador de doença cerebral ou periférica prematura (homens < 55, mulheres < 60 anos)	1
Exame físico	Xantoma tendíneo	6
	Arco corneano < 45 anos	4
Nível de LDL-c (mg/dL)	≥ 330	8
	250-329	5
	190-249	3
	155-189	1
Análise do DNA	Presença de mutação funcional do gene receptor de LDL, ApoB100 ou PCSK-9	8
Diagnóstico de HF	Certeza se	> 8
	Provável se	6-8
	Possível se	3-5

apoB 100: apolipoproteína B100; DNA: ácido desoxirribonucleico; HF: hipercolesterolemia familiar; LDL-c: lipoproteína de baixa densidade; PCSK-9: pró-proteína convertase subtilisina/kexina tipo 9.

18. Resposta: C

Os efeitos colaterais das estatinas são raros, mas, entre eles, estão os sintomas musculares, a principal causa de má aderência e suspensão do medicamento. Eles variam desde mialgia com ou sem elevação da creatinofosfoquinase à rabdomiólise. Podem surgir depois de 4 semanas do início do tratamento até após anos de uso contínuo.

A valorização dos sintomas e investigação adequada deve ser realizada para se evitar a redução da dose ou mesmo a interrupção inadvertida da estatina. A do-

66 Treinamento em Diretrizes – Cardiologia

sagem de CPK não deve ser feita de rotina. Deve ser colhida após a introdução da estatina no início do tratamento, na presença de sintomas, após aumentar a dose de estatina e após a introdução de medicamentos concomitantes que aumentam o risco de miopatia (como macrolídeos, antifúngicos, amiodarona, antirretrovirais).

Quando há sintomas de mialgia tolerável, associado ou não a elevação da CPK até três vezes o limite da normalidade, pode-se considerar uma suspensão temporária ou troca da estatina. Frente a sintomas toleráveis e elevação da CPK acima de três a sete vezes o limite da normalidade, é necessária a redução da dose e o acompanhamento laboratorial mais cauteloso. Para pacientes com dores intoleráveis, fazem-se necessárias a suspensão e uma investigação mais aprofundada.

Para pacientes intolerantes, pode-se usar a ezetimiba isolada ou em associação a maior dose tolerada de estatina para atingir a meta de LDL-c (grau de recomendação IIa, nível de evidência C).

Pacientes mais idosos, com certa fragilidade, hipotireoideos, com baixo índice de massa corporal tem maior risco de apresentarem sintomas musculares relacionados às estatinas.

Pacientes que apresentaram rabdomiólise ou miosite necrotizante relacionada a estatina passam a ter contraindicação absoluta de seu uso.

O uso de coenzima Q10 não é recomendado pelas diretrizes brasileiras e americanas (classe de recomendação III) e a diretriz brasileira não recomenda o uso em dias alternados de estatinas por falta de evidência clínica em estudos específicos.

19. Resposta: **B**

A depender do risco cardiovascular, considera-se o uso de estatinas de diferentes potências para atingir a meta de LDL-c.

São estatinas de alta potência, ou seja, que reduzem em mais de 50% os níveis séricos de LDL-c: atorvastatina 40 e 80 mg, rosuvastatina 20 e 40 mg e a associação de sinvastatina 40 mg e ezetimiba 10 mg.

Sinvastatina 40 mg isoladamente e pitavastatina 4 mg são consideradas de potência moderada e reduzem por volta de 30 a 50% as taxas de LDL-c.

20. Resposta: **A**

Os antirretrovirais utilizados em pacientes portadores de HIV são capazes de alterar o metabolismo lipídico, aumentando os níveis de CT, TG, LDL-c, principalmente as partículas pequenas e densas, e reduzir as taxas de HDL-c, tendo um efeito mais aterogênico nessa população.

Os antirretrovirais, especificamente os inibidores da protease, são metabolizados no fígado pelo citocromo P450 3A4 e apresentam interações com algumas estatinas, por competirem pelo mesmo sítio de metabolização. A sinvastatina e a lovastatina são estatinas que não devem ser associadas ao uso de antirretrovirais (classe III, nível de evidência B) pelo alto risco de efeitos colaterais. A droga de escolha é a pravastatina, que não é metabolizada pelo citocromo P450 3A4. Rosuvastatina, atorvastatina, fluvastatina e pitavastatina têm metabolização parcial pelo citocromo P450 3A4 e podem ser utilizadas com segurança, entretanto deve-se ter maior cautela.

Referências bibliográficas

1. Faludi AA, Izar MCO, Saraiva JFK, Chacra APM, Bianco HT, Afiune Neto A, et al. Atualização da diretriz brasileira de dislipidemias e prevenção da aterosclerose – 2017. Arq Bras Cardiol. 2017;109(2Supl.1):1-76.
2. Alberico L, Catapano AL, Grahem I, De Backer G, Wiklund O, Chapman MJ, et al. 2016 ESC/EAS guidelines for the management of dyslipidaemias. The task force for the management of dyslipidaemias of the European Society of Cardiology (ESC) and European Atherosclerosis Society (EAS). Eur Heart J. 2016;37:2999-3058.
3. Grundy SM, Stone NJ, Bailey AL, Beam C, Birtcher KK, Blumenthal RS, et al.2018AHA/ACC/AACVPR/AAPA/ABC/ACPM/ADA/AGS/APhA/ASPC/NLA/PCNA guideline on the management of blood cholesterol: a report of the American College of Cardiology/American Heart Association Task Force on Clinical Practice Guidelines. J Am Coll Cardiol. 2018.
4. Stone NJ, Robinson JG, Lichtenstein AH, Bairey Merz CN, Blum CB, et al. 2013 ACC/AHA Guideline on the treatment of blood cholesterol to reduce atherosclerotic cardiovascular risk in adults. A Report of the American College of Cardiology/American Heart Association Task Force on Practice Guidelines. Circulation. 2014;129(suppl 2):S1-S45.
5. Goff Jr DC, Lloyd-Jones DM, Bennett G, Coady S, D'Agostino RB, et al. 2013 ACC/AHA Guideline on the assessment of cardiovascular risk. A report of the American College of Cardiology/American Heart Association task force on practice guidelines. Circulation. 2014;129 (suppl 2):S49-S73.

Capítulo 4

Doenças valvares

Questões

1. Nos pacientes com valvopatia é indicada a avaliação hemodinâmica invasiva por cateterismo:
   a) Para todos os pacientes, pois é o padrão-ouro para diagnóstico e classificação de gravidade.
   b) Para os pacientes com doenças valvares classificadas como moderadas, a fim de assegurar que a doença não seja importante.
   c) Apenas quando há discordância entre achados clínicos e ecocardiográficos.
   d) Para todos os pacientes que tenham indicação cirúrgica.

2. São sinais presentes em pacientes com estenose mitral importante, exceto:
   a) Estalido de abertura da mitral tardio.
   b) Hiperfonese de B2.
   c) Sopro sistólico regurgitativo em foco tricúspide.
   d) Pulso irregular.

3. Sobre a valvoplastia mitral por cateter-balão em pacientes com estenose mitral importante, considere as assertivas a seguir:
   I. É recomendada nos pacientes assintomáticos com fibrilação atrial, na ausência de contraindicações como trombo em átrio esquerdo, fenômeno embólico recente e insuficiência mitral moderada a importante.

II. Deve ser considerada em pacientes com alto risco cirúrgico ou gestantes com escore de Wilkins 9-10 desde que com aparelho subvalvar e calcificação ≤ 2 e sem outras contraindicações.

III. Nos pacientes sintomáticos, a indicação deve ser reservada aos pacientes em classe funcional III-IV.

Estão corretas as afirmativas:

a) Apenas II.
b) Apenas I e II.
c) Apenas I e III.
d) Todas as acima.

4. Em um paciente com insuficiência mitral importante, assintomático, em qual situação abaixo está mais bem indicado o procedimento cirúrgico?
   a) Presença de disfunção ventricular, apresentando ao ecocardiograma fração de ejeção do ventrículo esquerdo (FEVE) = 25%.
   b) Diâmetro sistólico de ventrículo esquerdo = 45 mm, com FEVE = 55%.
   c) Medida de pressão sistólica de artéria pulmonar = 40 mmHg.
   d) Tamanho de átrio esquerdo = 55 mm.

5. Qual a melhor opção para um paciente com insuficiência mitral importante por prolapso de cúspide posterior com sintomas classe funcional II?
   a) Realizar exames complementares para pesquisa de complicadores.
   b) Introduzir terapia medicamentosa com reavaliação clínica e ecocardiográfica em 6 meses.
   c) Indicar cirurgia de plástica da valva mitral, se em centro com experiência.
   d) Indicar cirurgia de troca valvar mitral, uma vez que a anatomia descrita apresenta piores resultados para plástica mitral.

6. Sobre a insuficiência mitral importante de etiologia secundária, é verdadeiro afirmar que:
   I. A intervenção cirúrgica deve ser indicada a todos os pacientes sintomáticos, com classe funcional maior ou igual a II.
   II. Nos pacientes que serão submetidos à revascularização miocárdica cirúrgica deve-se considerar troca ou plástica da valva mitral, independentemente de sintomas ou complicadores.

Capítulo 4 Doenças valvares 71

III. Nos pacientes com alto risco cirúrgico e em que a revascularização mio-cárdica não é indicada, deve-se considerar clipagem percutânea da valva mitral caso haja presença de sintomas classe funcional III ou IV, que não apresentaram melhora após terapia medicamentosa otimizada.

a) Apenas I e III estão corretas.
b) Apenas II e III estão corretas.
c) Apenas III está correta.
d) Todas estão corretas.

7. Sobre o diagnóstico de estenose aórtica importante, as informações abai-xo são verdadeiras, exceto:

a) O sopro de estenose aórtica importante apresenta pico telessistólico.
b) Os principais parâmetros ecocardiográficos para definir estenose aórtica importante são: área valvar $\leq$ 1,0 (ou área indexada $\leq$ 0,6), gradiente médio ventrículo esquerdo-aorta (VE-Ao) > 40 mmHg, velocidade máxima do jato aórtico $\geq$ 4 m/s.
c) Um paciente com área valvar = 0,8 cm^2, gradiente médio = 30 mmHg e FEVE = 45% pode apresentar estenose aórtica importante se na realização do ecocardiograma com dobutamina apresentar aumento da área valvar > 0,2 cm^2.
d) Um paciente com área valvar indexada < 0,6 cm^2, gradiente médio < 40 mmHg e fração de ejeção preservada pode apresentar estenose aórtica importante se, após descartados erros de medida, for observado volume sistólico indexado < 35 mL/m^2.

8. São indicações de intervenção cirúrgica em paciente com estenose aórtica hemodinamicamente importante, exceto:

a) Hipertrofia ventricular > 12 mm.
b) Assintomático, com fração de ejeção ventricular esquerda < 50%.
c) Assintomático, em programação de outra cirurgia cardíaca.
d) Teste ergométrico com baixa capacidade funcional ou hipotensão durante o esforço.

9. A melhor indicação de implante de bioprótese aórtica transcateter (TAVI) em pacientes com estenose aórtica importante e sintomática se dá em:

a) Paciente de 70 anos com neoplasia pulmonar com expectativa de vida de 6 meses.

b) Paciente de 48 anos internado para colecistectomia, risco cirúrgico baixo.

c) Paciente de 55 anos com instabilidade hemodinâmica, em uso de drogas vasoativas e balão intra-aórtico.

d) Paciente de 75 anos com aorta em porcelana, risco cirúrgico intermediário.

10. Sobre a insuficiência aórtica importante, considere as seguintes assertivas:

I. A presença de sintomas, seja dispneia, angina ou síncope, é sinal de desadaptação cardíaca e implica pior prognóstico, sendo uma recomendação forte para a cirurgia, assim como presença de disfunção ventricular mesmo em pacientes assintomáticos.

II. Em pacientes com insuficiência aórtica de etiologia reumática, podemos ser mais conservadores com relação aos diâmetros ventriculares comparados aos não reumáticos, tolerando diâmetro diastólico de ventrículo esquerdo (VE) de até 75 mm e diâmetro sistólico de VE de até 55 mm.

III. Em pacientes sintomáticos que teriam indicação cirúrgica é possível tentar antes o uso de vasodilatadores visando a redução do volume regurgitante e o postergamento da cirurgia, pois há comprovada redução de mortalidade nesta estratégia.

IV. O implante valvar transcateter pode ser considerado em pacientes com expectativa de vida > 1 ano e contraindicações ou risco proibitivo à cirurgia convencional.

Estão corretas:

a) Apenas I e II.

b) Apenas I, II e III.

c) Apenas I, II e IV.

d) Todas as alternativas.

11. Sobre a insuficiência tricúspide é correto afirmar, exceto:

a) A maioria dos casos é de etiologia secundária, em decorrência da dilatação do anel tricúspide. Nesses casos, a principal indicação de intervenção ocorre na concomitância de abordagem de outra valvopatia esquerda.

b) Na insuficiência tricúspide isolada indica-se cirurgia nos casos refratários ao tratamento clínico.

c) A troca valvar tricúspide é reservada apenas aos casos de impossibilidade de plastia valvar com anel protético.

Capítulo 4 Doenças valvares 73

d) É indicada para pacientes com disfunção importante de ventrículo direito e/ou hipertensão pulmonar com pressão sistólica em artéria pulmonar (PSAP) > 60 mmHg.

12. O uso dos novos anticoagulantes orais (inibidores diretos da trombina e fator anti-Xa) é contraindicado em pacientes com fibrilação atrial e:
   a) Estenose mitral, prótese mecânica, valva nativa com evento embólico prévio.
   b) Insuficiência mitral, prótese mecânica, valva nativa com evento embólico prévio.
   c) Estenose mitral, prótese aórtica transcateter, prótese mecânica com evento embólico prévio.
   d) Insuficiência mitral, prótese aórtica transcateter, prótese mecânica com evento embólico prévio.

13. Sobre a anticoagulação oral com varfarina, é correto afirmar que:
   a) Nos pacientes com fibrilação atrial e valvopatia importante deve-se aplicar o CHA2DS2-VASc e indicar anticoagulação se escore maior ou igual a 2.
   b) Deve-se manter o alvo de INR entre 2,0 e 3,0 para todos os pacientes com doença valvar, corrigida ou não.
   c) Em paciente com prótese mecânica aórtica e fibrilação atrial que apresente INR = 3,5 a dose semanal deve ser diminuída em 5-10% para ajuste.
   d) Nos pacientes com prótese mecânica mitral, o valor de INR entre 2,0 e 2,5 está inadequado, independentemente do ritmo cardíaco.

14. Paciente de 77 anos, em acompanhamento 1 ano após troca valvar aórtica por prótese biológica em decorrência de estenose aórtica prévia, mantém sintoma de dispneia. Ecocardiograma transtorácico mostra prótese biológica com boa abertura e mobilidade dos folhetos, sem evidência de espessamento ou calcificação, com gradiente médio de 35 mmHg, sem regurgitação, FEVE = 40%. O diagnóstico mais provável e a melhor forma de confirmá-lo são, respectivamente:
   a) *Mismatch* prótese-paciente; medida de área do orifício efetivo indexada.
   b) Trombose de prótese; ecocardiograma transesofágico.
   c) Ruptura de folheto; ecocardiograma transesofágico.
   d) Hemólise pela prótese; hemograma, bilirrubina indireta, haptoglobina e DHL.

74 Treinamento em Diretrizes – Cardiologia

15. Considere as seguintes afirmativas referentes à disfunção de próteses valvares:

I. As principais indicações de retroca valvar cirúrgica são: disfunção importante de prótese valvar com presença de sintomas e anemia hemolítica.

II. Em pacientes com disfunção importante de prótese valvar, porém assintomáticos, é contraindicada intervenção cirúrgica, independentemente do risco operatório.

III. Intervenção percutânea como *valve-in-valve* pode ser indicada para pacientes sintomáticos com disfunção importante de próteses biológicas ou mecânicas e alto risco cirúrgico, após avaliação pelo *Heart Team*.

Estão corretas as afirmativas:

a) Apenas I.
b) Apenas I e II.
c) Apenas I e III.
d) Todas as afirmativas.

16. Sobre trombose de prótese, escolha a melhor opção de tratamento para cada caso, com base na atualização das Diretrizes Brasileiras de Valvopatias (2017):

I – Trombo pequeno (< 0,8 cm²) e dispneia classe funcional I-III.
II – Trombo móvel e/ou grande (> 0,8 cm²) em câmara esquerda.
III – Trombose valvar em câmara esquerda e dispneia classe funcional IV.
IV – Trombose valvar em câmara direita.

a) I – trombólise; II – trombólise; III – cirurgia valvar; IV – cirurgia valvar.
b) I – trombólise; II – cirurgia valvar; III – cirurgia valvar; IV – trombólise.
c) I – trombólise; II – cirurgia valvar; III – trombólise; IV – trombólise.
d) I – cirurgia valvar; II – cirurgia valvar; III – trombólise; IV – trombólise.

17. Escolha a prótese mais adequada para cada paciente:

I. Paciente de 30 anos, sexo feminino, em programação de gestação, com estenose mitral importante.

II. Paciente de 55 anos, com evento embólico prévio por fibrilação atrial crônica com insuficiência mitral importante.

III. Paciente de 75 anos, com hipertensão arterial sistêmica (HAS) e estenose aórtica importante.

Capítulo 4 Doenças valvares 75

IV. Paciente de 25 anos, boxeador profissional, com estenose mitral importante.

V. Paciente de 40 anos, com prótese Bentall-de Bono (indicada por aneurisma de aorta com insuficiência aórtica), apresentou endocardite mitral com necessidade de troca valvar.

a) I – mecânica; II – biológica; III – mecânica; IV – biológica; V – biológica.

b) I – mecânica; II – mecânica; III – biológica; IV – mecânica; V – mecânica.

c) I – biológica; II – mecânica; III – biológica; IV – biológica; V – mecânica.

d) I – biológica; II – mecânica; III – biológica; IV – mecânica; V – mecânica.

18. Assinale a alternativa que apresenta indicação adequada de profilaxia para endocardite infecciosa e a primeira escolha de antibiótico a ser utilizada em adultos sem contraindicações:

a) Paciente com prolapso de valva mitral e insuficiência importante antes de colonoscopia com biópsia; amoxicilina 2 g via oral.

b) Paciente com prótese biológica aórtica antes da realização de implante dentário; amoxicilina 2 g via oral.

c) Paciente com antecedente de endocardite infecciosa antes da colocação de aparelho ortodôntico; amoxicilina 2 g via oral.

d) Paciente com prolapso de valva mitral sem refluxo antes da realização de colonoscopia com biópsia; ampicilina 2 g + gentamicina 1,5 mg/kg via parenteral.

19. Paciente de 35 anos, médica, apresentou febre reumática na infância e evoluiu com insuficiência mitral sintomática. Realizou troca valvar mitral com colocação de prótese biológica, apresentando ecocardiograma pós-operatório sem refluxo ou outros sinais de complicações. Na alta, a paciente solicita orientações quanto à profilaxia de febre reumática:

a) A paciente não precisa mais fazer uso de profilaxia secundária, pois a valvopatia já foi corrigida.

b) A paciente pode suspender a medicação, pois a recomendação de uso era até os 25 anos de idade, uma vez que a lesão não era estenótica.

c) A paciente deve manter o uso de penicilina G benzatina a cada 21 dias até completar 40 anos de idade.

d) A paciente deve fazer o uso de penicilina G benzatina a cada 21 dias e mantê-lo após os 40 anos de idade.

20. Nas valvopatias reumáticas crônicas assintomáticas e sem disfunção ventricular, a classe medicamentosa com benefício comprovado em redução da mortalidade e da progressão da lesão valvar é:

a) Betabloqueador.

b) Inibidor da enzima conversora de angiotensina.

c) Antagonistas da aldosterona.

d) Nenhuma.

Respostas comentadas

1. Resposta: **C**
   A avaliação hemodinâmica por cateterismo é o método-padrão de referência para diagnóstico de valvopatias, porém, com a evolução de métodos menos invasivos como a ecocardiografia, o cateterismo não é indicado para todos os pacientes com valvopatia. Seguindo as recomendações da diretriz de valvopatias escrita pela Sociedade Brasileira de Cardiologia (SBC), o exame deve ser reservado apenas aos casos em que há discordância entre os achados clínicos e ecocardiográficos, situação na qual terá benefício no diagnóstico preciso. Já o cateterismo cardíaco para avaliação coronária (cineangiocoronariografia) está indicado antes do procedimento cirúrgico para os pacientes com fatores de risco para doença aterosclerótica coronária.

2. Resposta: **A**
   A estenose mitral tem como característica a presença do estalido de abertura, um som seco, curto e de alta frequência causado pela vibração da valva estenótica, audível após a segunda bulha. Quanto mais grave a estenose, maior a pressão atrial e mais precoce é o estalido (mais próximo de B2). Vale lembrar que em uma fase muito avançada da doença e com calcificação importante do aparelho valvar, o estalido de abertura pode ser inaudível. Na estenose importante, em decorrência do aumento das pressões de enchimento, há transmissão retrógrada da pressão à circulação pulmonar, levando à hipertensão pulmonar. Nesse caso, nota-se, propedeuticamente, hiperfonese da segunda bulha. Em fase mais avançada, haverá repercussão da sobrecarga pressórica no ventrículo direito, o que leva ao surgimento de insuficiência tricúspide, a qual gera um sopro holossistólico regurgitativo mais audível em foco tricúspide, durante inspiração profunda. Ainda, em decorrência do aumento das pressões de enchimento, há remodelamento do átrio esquerdo, favorecendo a presença de fibrilação atrial e produzindo pulso irregular.

3. Resposta: **B**
   A valvoplastia mitral por cateter-balão (VMCB) é a abordagem de escolha para os pacientes com estenose mitral importante que tenham indicação de intervenção e sem contraindicações ao procedimento percutâneo; sejam elas: presença de trombo em átrio esquerdo, insuficiência mitral moderada a importante, fenômeno embólico recente. Nos pacientes assintomáticos, o procedimento está indicado se houver complicadores, que são: fibrilação atrial

78 Treinamento em Diretrizes – Cardiologia

de início recente e/ou hipertensão pulmonar (PSAP ≥ 50 no repouso ou ≥ 60 no esforço), recebendo recomendação classe I, nível de evidência (NE) C pela diretriz brasileira, classe IIb e NE C pela diretriz americana e classe IIa e NE C pela diretriz europeia. Dessa forma, a afirmativa I encontra-se correta.

De modo geral, o procedimento percutâneo é indicado quando o escore de Wilkins é menor ou igual a 8; porém, em pacientes de alto risco cirúrgico e/ou gestantes, pode ser considerado se o escore de Wilkins for 9 ou 10, desde que os itens aparelho subvalvar e calcificação recebam pontuação menor ou igual a 2, de acordo com a diretriz atualizada de valvopatias da SBC (2017). A afirmativa II está correta.

Nos pacientes sintomáticos, a indicação de intervenção se estende aos em classe funcional II, III e IV, com recomendação IA pelas diretrizes brasileira e americana e IB pela europeia. Portanto, a afirmativa III está errada.

Para os pacientes que não são elegíveis para VMCB, a indicação de cirurgia aberta se restringe aos pacientes sintomáticos mais avançados: em classe funcional III a IV e também aos assintomáticos com complicadores (fibrilação atrial e/ou hipertensão pulmonar) ou em programação de outra cirurgia cardíaca.

4. **Resposta: B**

Nos pacientes com insuficiência mitral importante assintomáticos é indicada intervenção cirúrgica na presença de qualquer um dos seguintes complicadores: FEVE de 30-60% e diâmetro sistólico de ventrículo esquerdo (DSVE) ≥ 40 mm (recomendação I, nível de evidência B), hipertensão pulmonar com PSAP > 50 mmHg e/ou fibrilação atrial há menos de 1 ano (classe IIa, nível de evidência B). Na atualização da diretriz brasileira, as recomendações foram separadas entre valvopatias reumáticas e não reumáticas, havendo recomendação mais forte de troca valvar em detrimento de plastia valvar para os reumáticos.

A diretriz europeia considera a intervenção como indicação classe I para pacientes assintomáticos com FEVE ≤ 60% e DSVE ≥ 45 mm (ao invés de 40 mm) e como classe IIa para os com FEVE > 60%, DSVE = 40-45 mm e volume atrial indexado > 60 mL/m^2.

A diretriz americana também indica intervenção em pacientes assintomáticos com FEVE > 60% e DSVE < 40 mm desde que com aumento progressivo de VE ou queda de FE em exames de imagem seriados (IIa; C).

Capítulo 4 Doenças valvares 79

5. **Resposta: C**

Para os pacientes com insuficiência mitral importante de etiologia não reumática é indicada intervenção cirúrgica se presença de sintomas classe funcional maior ou igual a II, independentemente de outros complicadores, recebendo recomendação I, B pelas diretrizes brasileira, europeia e americana. No caso do prolapso mitral, o procedimento de escolha é a plastia valvar, em decorrência da menor mortalidade operatória, com melhores resultados a longo prazo. Dessa forma, a troca valvar por prótese fica restrita aos casos com anatomia desfavorável à plastia.

Quanto à terapia medicamentosa, podem ser introduzidos vasodilatadores e diuréticos para os pacientes sintomáticos, porém não é recomendado protelar a cirurgia mesmo se houver melhora dos sintomas após medicações, devendo manter indicação de intervenção para pacientes que já estiveram sintomáticos em classe funcional maior ou igual a II decorrente de valvopatia em algum período. Nenhuma terapia medicamentosa é indicada para pacientes assintomáticos, com função ventricular normal e sem hipertensão arterial sistêmica por causa da falta de evidência quanto a benefícios prognósticos.

6. **Resposta: B**

Nos pacientes com insuficiência mitral importante de etiologia secundária (ou seja, nos quais a insuficiência foi causada por alterações da geometria ventricular e não por lesão valvar), a intervenção está indicada apenas para os pacientes que se mantêm sintomáticos em classe funcional III-IV após terapia medicamentosa otimizada, recebendo recomendação IIb, B pelas diretrizes brasileira e americana. A European Society of Cardiology (ESC) acrescenta que quando a revascularização miocárdica não está indicada, a intervenção cirúrgica deve ser considerada nos pacientes sintomáticos após terapia medicamentosa, com FEVE > 30% e baixo risco cirúrgico, com recomendação IIb, C. Com base na recomendações atuais, a afirmativa I está errada.

Quanto aos pacientes que serão submetidos à revascularização miocárdica, a recomendação ganha mais força, sendo indicada independentemente dos sintomas, com recomendação IIa, B pela SBC e IIa, C pela American Heart Association (AHA). A diretriz europeia recomenda com classe I, nível de evidência C a cirurgia aos pacientes com FEVE > 30% e IIa, C aos com FEVE < 30%. A afirmativa II está correta.

A afirmativa III está correta, sendo o procedimento percutâneo de clipagem da valva mitral (MitraClip) indicado nos pacientes com alto risco ou contraindicação à cirurgia, que estejam sintomáticos classe funcional III ou IV, refratários à terapia medicamentosa. Recebe recomendação IIb, B pela diretriz brasileira e IIb, C pela diretriz europeia, ressaltando a importância de avaliar por ecocardiografia se a morfologia da valva mitral é favorável ao procedimento, evitando futilidades. Nos pacientes com FEVE < 30%, o caso deve ser avaliado por *Heart Team*. Nos Estados Unidos, o procedimento percutâneo não está aprovado para esse fim.

7. Resposta: **C**

Com relação às características, a estenose aórtica apresenta sopro ejetivo, rude, em formato de diamante (crescendo-decrescendo). Quanto mais grave a estenose, maior é a pressão necessária para vencê-la e, dessa forma, mais tardio é o pico do sopro (pico telessistólico).

Ecocardiograficamente, a estenose aórtica importante clássica apresenta área valvar menor ou igual a 1,0 cm² (ou área indexada menor ou igual a 0,6 cm²), gradiente médio VE-Ao maior que 40 mmHg, velocidade máxima do jato aórtico maior ou igual a 4 m/s, além de razão das velocidades de fluxo entre a vida de saída do VE e a valva aórtica menor que 0,25. Existem situações em que a estenose aórtica é hemodinamicamente importante, porém o gradiente médio é menor que 40 mmHg. São elas:

I - estenose aórtica com baixo fluxo/baixo gradiente com fração de ejeção reduzida: definida por área valvar menor que 1 cm², com FEVE menor que 50% e gradiente médio VE-Ao menor que 40 mmHg.

Para diagnóstico fazemos o ecocardiograma com dobutamina e, se presença de reserva contrátil (ou seja: aumento do volume sistólico ejetado em maior ou igual a 20% e/ou aumento do gradiente médio VE-Ao maior que 10 mmHg), podemos avaliar a resposta da área valvar: se houver um aumento da área valvar maior que 0,2 cm², a estenose aórtica não é verdadeiramente importante; caso contrário, a estenose se comporta como hemodinamicamente importante, apesar do baixo gradiente (estando este subestimado pela disfunção ventricular). Se não houver reserva contrátil, a gravidade não pode ser estabelecida. A alternativa *C* está errada, pois como houve aumento da área valvar maior que 0,2 cm², a estenose não é importante.

II - estenose aórtica com baixo fluxo/baixo gradiente com fração de ejeção preservada (baixo gradiente paradoxal): apresenta área valvar indexada menor que 0,6 cm² e gradiente médio VE-Ao menor que 40 mmHg com FEVE maior ou igual que 50%. Nesses casos, após descartados erros de medida (como aferir gradiente médio com paciente hipertenso, subestimando o gradiente

Capítulo 4 Doenças valvares 81

real), deve-se aferir o volume sistólico indexado; caso seja menor que 35 mL/m², a estenose aórtica é hemodinamicamente importante. A alternativa *D* está correta.

8. Resposta: **A**

Há indicação clara de intervenção para pacientes com estenose aórtica importante que apresentem sintomas (angina, sincope, dispneia classe funcional maior ou igual a II), com recomendação I A pela SBC e AHA e I B pela ESC. Já para os assintomáticos, as indicações são para pacientes que farão outra cirurgia cardíaca (recomendação I C pela diretriz brasileira e europeia e I B pela americana) e para os que apresentam complicadores, sendo eles: fração de ejeção menor que 50% e/ou ausência de reserva inotrópica no teste ergométrico e/ou baixa capacidade funcional (recomendação IIa B pela SBC e AHA e I C pela ESC. A sociedade americana inclui a presença de hipotensão durante o esforço como recomendação IIa B, e a sociedade europeia como IIa C.

A diretriz da SBC também considera a indicação de cirurgia para pacientes assintomáticos com valvopatia critica: área valvar menor que 0,7 cm²; velocidade máxima do jato maior que 5 m/s; gradiente médio VE-Ao maior que 60 mmHg, recebendo recomendação IIa C; A diretriz europeia com o mesmo grau de recomendação considera a cirurgia se um dos seguintes: hipertensão pulmonar com PSAP maior que 60 mmHg, confirmada por medidas invasivas; BNP elevado em medidas repetidas; velocidade máxima do jato maior que 5,5 m/s; calcificação importante com aumento de velocidade máxima do jato maior que 0,3 m/s/ano.

9. Resposta: **D**

O implante de bioprótese aórtica transcateter (TAVI) é um procedimento menos invasivo que a cirurgia convencional e que vem ampliando suas indicações, especialmente na população mais idosa e frágil, apesar de pouco conhecimento das implicações no mais longo prazo. Dessa forma, este procedimento deve ser considerado apenas para pacientes com estenose aórtica importante, sintomáticos e com expectativa de vida > 1 ano. Nessas condições, apresenta indicação bem fundamentada para pacientes com contraindicação/risco proibitivo para cirurgia convencional (recomendação I A pelas diretrizes da SBC e AHA e I B pela diretriz da ESC) e para pacientes de alto risco cirúrgico (I A pela SBC e AHA e IIa B pela ESC). Nos pacientes com risco intermediário recebe recomendação IIa A pela diretriz brasileira e IIa B pela AHA, não sendo citado pela europeia. Nos pacientes com baixo risco cirúrgico não há evidências que demonstrem beneficio em realização de TAVI, não sendo recomendado o procedimento.

A diretriz europeia considera TAVI como indicação I B em pacientes com risco cirúrgico elevado ou outros fatores de risco não inclusos nos escores como aorta em porcelana, fragilidade e sequela de radiação torácica; ressaltando a importância do *Heart Team* na decisão.

Caso o paciente se apresente sintomático, porém com instabilidade hemodinâmica e/ou expectativa de vida < 1 ano, pode se considerar a realização de valvoplastia aórtica por cateter-balão, como medida paliativa ou como ponte para possível TAVI/cirurgia convencional (recomendação IIa C pela SBC e IIb C pela AHA e ESC), pois apesar de melhora sintomática há um pequeno aumento da área valvar, com altas taxas de reestenose.

10. Resposta: **C**

Os principais fatores de mau prognóstico na insuficiência aórtica são a presença de sintomas e a redução na fração de ejeção ventricular. Por isso, ambos apresentam indicação de cirurgia de troca valvar, com recomendação I B por todas as principais diretrizes.

O aumento dos diâmetros ventriculares também indica progressão da doença. A diretriz brasileira fragmenta esta recomendação em dois grupos: reumáticos e não reumáticos, sendo mais tolerante para o aumento de diâmetros em pacientes reumáticos, embasada em estudo de seguimento prospectivo publicado no JACC em 2003. A recomendação de intervenção para pacientes com etiologia não reumática e assintomáticos se dá com DDVE maior que 70 mm, DSVE maior que 50 mm ou DSVE indexado maior que 25 mm/m² (recomendação IIa B pela SBC e ESC e IIa C pela AHA). Já nos pacientes com etiologia reumática, recomenda-se a intervenção se DDVE maior que 75 mm ou DSVE maior que 55 mm.

É possível o uso de vasodilatadores para pacientes com insuficiência aórtica importante e sintomática visando melhora clinica, porém é contraindicado postergar a cirurgia (classe III) mesmo se melhora completa dos sintomas, pois a presença dos sintomas, enquanto o paciente não medicado, é um sinal de desadaptação ventricular e implica em pior prognóstico.

O implante valvar transcateter pode ser considerado, em decisão conjunta pelo *Heart Team*, aos pacientes sintomáticos, com expectativa de vida > 1 ano que tenham contraindicações ou risco proibitivo à cirurgia convencional, recebendo recomendação IIb C pela diretriz brasileira.

Capítulo 4 Doenças valvares 83

11. Resposta: **D**

A principal recomendação de tratamento cirúrgico na insuficiência tricúspide importante é na concomitância da abordagem de outra valvopatia, recebendo recomendação I C pelas principais diretrizes nacionais e internacionais. Caso haja insuficiência tricúspide isolada, a recomendação é de tratamento clinico, com intervenção apenas nos casos refratários à terapia medicamentosa, recebendo recomendação IIa C pelas diretrizes brasileira e americana. Nos casos com insuficiência tricúspide primária sintomática e sem disfunção importante de ventrículo direito (VD) a recomendação pela diretriz europeia recebe classe I C. No caso de insuficiência tricúspide importante primária e assintomática, deve-se considerar cirurgia se dilatação ou perda de função progressiva de VD, porém ressaltando que disfunção importante de VD é uma contraindicação à cirurgia. Dessa forma, a alternativa D está errada.

A intervenção de escolha é a plastia valvar, reservando a troca valvar apenas se anatomia desfavorável à plastia (recomendação IC por todas as diretrizes). Nesse caso, a preferência é por prótese biológica (recomendação I B pela SBC).

12. Resposta: **A**

Ainda não existem estudos com os novos anticoagulantes orais (NOAC) que tenham sido delineados especificamente para pacientes com valvopatias, em especial os com uso de próteses. Sendo assim, ainda é contraindicado o seu uso nos grupos de maior risco embólico.

Pela diretriz brasileira atualizada, recebem recomendação classe III C (não é útil e pode gerar riscos) o uso em pacientes com: estenose mitral, valva nativa com evento embólico prévio, prótese mecânica (classe III, nível de evidência B) e prótese biológica com ritmo sinusal nos primeiros 6 meses do implante; sendo que pacientes com prótese biológica e fibrilação atrial recebem recomendação I B para varfarina e IIb C para NOAC. Para os pacientes que fizeram implante de valva aórtica transcateter e apresentam fibrilação atrial, o uso de varfarina apresenta recomendação I B, enquanto o uso de NOAC apresenta recomendação IIb C.

13. Resposta: **D**

Como os pacientes com fibrilação atrial e valvopatia apresentam alto risco de eventos embólicos, o escore CHA2DS2-VASc não é aplicado, pois poderia subestimar o risco embólico de pacientes com escore menor que 1.

As metas de anticoagulação com o uso de varfarina seguem, de maneira geral, a faixa de INR entre 2,0-3,0. Para alguns pacientes com prótese mecânica há a necessidade de anticoagulação mais intensa: os que apresentam prótese

84 Treinamento em Diretrizes – Cardiologia

mecânica mitral, independente do ritmo cardíaco, devem apresentar alvo de INR entre 2,5-3,5, assim como os pacientes que tenham fibrilação atrial e prótese mecânica (aórtica ou mitral). Para os demais se mantém o alvo habitual (2,0-3,0).

14. Resposta: **A**

Mismatch prótese-paciente é um termo usado para descrever a condição na qual a área do orifício efetivo da prótese valvar é menor do que a da valva nativa. Essa redução de área pode ter repercussões clínicas se o fluxo de sangue for inadequado para as demandas metabólicas. Em exames de imagem, a prótese será vista com bom funcionamento, porém, geralmente, apresentando gradiente VE-Ao mais elevado que o habitual em uma fase inicial do implante. Clinicamente, após a cirurgia nota-se uma melhora sintomática e da fração de ejeção menos significativa que o esperado. O diagnóstico se dá medindo a área do orifício efetivo indexada.

Tanto a trombose de prótese quanto a ruptura de folheto são eventos mais agudos, apresentando quadro clínico mais exuberante. O ecocardiograma transtorácico pode ser feito como exame inicial e se houver dúvida, principalmente quanto à prótese mitral, deve-se realizar o ecocardiograma transesofágico. A hemólise gera quadro clinico mais insidioso, porém ao ecocardiograma apresenta prótese com disfunção, em geral por escape paravalvar.

15. Resposta: **A**

Tanto a prótese mecânica quanto a biológica podem apresentar disfunção e necessitar de substituição, especialmente em longo prazo. Na presença de disfunção importante de prótese há indicação de retroca valvar caso haja sintomas ou anemia hemolítica, recebendo, em ambos os casos, recomendação I B nas diretrizes da SBC e AHA e I C na ESC. Caso haja disfunção importante, porém assintomática, se o paciente apresentar baixo risco cirúrgico é recomendado a retroca valvar (recomendação IIa C por todas as diretrizes).

As intervenções percutâneas podem ser indicadas aos pacientes com disfunção importante e presença de sintomas ou hemólise. No caso da disfunção por regurgitação paravalvar em pacientes com alto risco cirúrgico e anatomia favorável à oclusão percutânea, esta pode ser indicada após avaliação pelo *Heart Team* (recomendação IIa B pelas diretrizes brasileira e americana, IIb C pela europeia). Outra opção percutânea para os pacientes sintomáticos por disfunção de bioprótese e alto risco cirúrgico ou inoperabilidade é a o *valve-in-valve*, recomendado com classe IIa B pelas diretrizes da SBC e AHA e IIa C pela ESC.

Capítulo 4 Doenças valvares 85

Ressalta-se que os procedimentos percutâneos são disponíveis apenas para próteses biológicas, e é recomendada avaliação conjunta pelo Heart Team.

16. Resposta: **B**

A trombose de prótese é incomum, ocorrendo com maior frequência em próteses mecânicas mitrais. Pode ser manifesta como insuficiência cardíaca aguda e/ou eventos embólicos e, devido à alta morbimortalidade, requer diagnóstico preciso e tratamento adequado. Há preferência pelo tratamento com trombólise, especialmente quando a trombose ocorre em valvas de câmaras direitas (recomendação IIa B pela SBC e AHA), nos casos de trombos pequenos (< 0,8 cm²), sintomas de dispneia classe funcional I-III e se houver persistência de trombo em valvas de câmaras esquerdas após heparinização endovenosa plena (recomendação IIa B pela SBC e AHA).

A cirurgia valvar é recomendada na presença de sintomas classe funcional IV por trombose valvas esquerdas (classe I B pela SBC e AHA e I C pela ESC) e se trombo móvel ou grande (> 0,8 cm²) em câmaras esquerdas (recomendação IIa C pelas diretrizes, sendo que a diretriz europeia recomenda o valor de 10 mm como limite para o tamanho do trombo).

A diretriz europeia recomenda anticoagulação oral ou endovenosa para trombose de próteses biológicas, antes de considerar intervenção cirúrgica (recomendação I, C).

17. Resposta: **C**

A escolha do tipo de prótese é feita com base na individualização dos riscos e benefícios para cada paciente. Pela Diretriz Brasileira de Valvopatias (2011), as principais situações de escolha por uma prótese biológica ao invés da mecânica são:

- Contraindicação ao uso de anticoagulantes orais (como profissões de risco) – recomendação I, C.
- Escolha do paciente (e opção por não usar anticoagulação) – recomendação IIa, C.
- Mulheres em idade fértil (com desejo de gestação) – recomendação IIa, C.
- Pacientes acima de 65 anos sem fatores de risco para tromboembolismo – recomendação IIa, C.

As diretrizes europeia e americana consideram o desejo do paciente devidamente informado como recomendação I, C e a europeia inclui também como recomendação I, C a opção por bioprótese quando a qualidade da anticoagulação pode ser comprometida (por exemplo, por falta de compreensão ou indisponibi-

86 Treinamento em Diretrizes – Cardiologia

lidade da medicação), se contraindicação à anticoagulação oral e nos casos de trombose de prótese mecânica apesar de anticoagulação adequada. Quanto à idade, considera o uso de bioprótese em pacientes com mais de 65 anos de idade para prótese aórtica e com mais de 70 anos para prótese mitral ou expectativa de vida menor que a duração da prótese (recomendação IIa, C). A diretriz americana recomenda bioprótese para pacientes com mais de 70 anos. Quanto à prótese mecânica, pela diretriz da SBC, as indicações são:

- Quando o paciente já apresenta outra prótese mecânica, como Bentall-de Bono (recomendação I, C).
- Nos pacientes com menos de 65 anos sem contraindicação à anticoagulação (IIa, C).
- Nos pacientes que apresentam raiz da aorta pequena e com ampliação do anel valvar de alto risco ou contraindicada (IIa, C).

A diretriz europeia acrescenta a indicação para pacientes com risco de deterioração acelerada do aparelho valvar (I, C) em pacientes que já usam anticoagulantes pelo alto risco embólico (IIb, C) e para pacientes com boa expectativa de vida que apresentem alto risco caso a retroca valvar seja necessária (IIa, C). Quanto à idade, considera a prótese mecânica favorável aos com menos de 60 anos de idade para prótese aórtica e com menos de 65 anos de idade para prótese mitral. A diretriz americana considera razoável opção por prótese mecânica nos pacientes com menos de 50 anos sem contraindicação à anticoagulação (IIa, B) e com escolha individualizada para os pacientes de 50-70 anos (IIa, C).

18. Resposta: **B**

As diretrizes internacionais vêm restringindo as indicações de profilaxia para endocardite infecciosa antes de procedimentos invasivos em decorrência das evidências de bacteremia em situações cotidianas (como escovação dentária, uso de fio dental e mastigação). Apesar disso, por causa da gravidade da doença, a diretriz brasileira mantém a indicação de profilaxia para pacientes de maior risco. Os pacientes de risco incluídos em todas as diretrizes são: portadores de próteses cardíacas ou correção cirúrgica com material protético e pacientes com antecedente de endocardite infecciosa. As diretrizes brasileira e americana incluem os com valvopatia adquirida após transplante cardíaco, cardiopatias congênitas não corrigidas ou com defeito residual. A diretriz brasileira ainda inclui pacientes com valvopatias reumáticas, prolapso mitral com insuficiência e valvopatia aórtica degenerativa ou bicúspide.

Capítulo 4 Doenças valvares 87

A recomendação de profilaxia por todas as diretrizes se dá antes de procedimentos odontológicos que manipulem tecido gengival, região periodontal ou perfuração da mucosa (exceto anestesia local em tecido não infectado), como por exemplo extração dentária, implante, enxertos e raspagem subgengival. O antibiótico de escolha é a amoxicilina na dose de 2 g via oral. Apenas a diretriz brasileira recomenda profilaxia antibiótica antes de procedimentos do trato respiratório ou esofágicos associados à lesão de mucosa (feita com amoxicilina 2 g, via oral) e de procedimentos genitourinário e gastrointestinal, com esquema preferencial por via endovenosa: ampicilina 2 g e gentamicina 1,5 mg/kg.

19. Resposta: **D**

A profilaxia secundária para febre reumática é indicada para prevenção de novos surtos da doença. A medicação de escolha é a penicilina G benzatina via intramuscular, com frequência a cada 15 dias nos primeiros 2 anos após o surto agudo e a cada 21 dias após esse período. O tempo de duração da profilaxia varia de acordo com o grau de comprometimento, respeitando o período mais longo: para pacientes que não apresentaram cardite reumática deve ser feita até os 18 anos ou 5 anos após o surto; os que apresentaram cardite sem sequelas tardias ou com sequelas leves recebem profilaxia até os 25 anos ou 10 anos após o surto e os que ficaram com sequelas maiores que leves (sendo que estenose, mesmo discreta, é considerada uma sequela maior que leve) devem receber profilaxia até os 40 anos, mesmo após cirurgia de troca valvar sem outras lesões residuais significativas. Os pacientes que apresentam exposição ocupacional (como profissionais da saúde, trabalhadores de escolas/creches) devem manter a profilaxia enquanto persistir a exposição.

20. Resposta: **D**

Em pacientes com valvopatia sem disfunção ventricular, as medicações contribuem apenas para o alívio sintomático, sem comprovação de benefício em reduzir a progressão da lesão valvar ou mortalidade. Nenhuma classe medicamentosa é indicada para substituir a cirurgia a partir do momento em que o paciente apresenta indicação, não devendo nem mesmo postergá-la, ainda que com melhora sintomática. Os pacientes assintomáticos não têm indicação de nenhuma medicação específica, exceto as profiláticas, se indicadas conforme já explanado no capítulo (profilaxia de eventos embólicos, profilaxia secundária para febre reumática e para endocardite).

Nas valvopatias que cursam com fração de ejeção reduzida recomenda-se o tratamento habitual empregado em insuficiência cardíaca sistólica de outras etiologias, em decorrência dos estudos com insuficiência cardíaca que incluíram pacientes com etiologia valvar, apesar de esta ser uma população de número reduzido na maioria dos estudos.

Referências bibliográficas

1. Tarasoutchi F, Montera MW, Ramos AIO, Sampaio RO, Rosa VEE, Accorsi TAD, et al. Atualização das diretrizes brasileiras de valvopatias: abordagem das lesões anatomicamente importantes. Arq Bras Cardiol. 2017;109(6Supl.2):1-34.
2. Tarasoutchi F, Montera MW, Grinberg M, Barbosa MR, Piñeiro DJ, Sánchez CRM, et al. Diretriz brasileira de valvopatias – SBC 2011/I Diretriz interamericana de valvopatias – SIAC 2011. Arq Bras Cardiol. 2011;97(5 supl.1):1-67.
3. Nishimura, RA, Otto CM, Bonow RO, Carabello BA, Erwin III JP, et al. 2017 AHA/ACC Focused update of the 2014 AHA/ACC guideline for the management of patients with valvular heart disease. A report of the American College of Cardiology/American Heart Association. Task Force on Clinical Practice Guidelines. J Am Coll Cardiol. 2017;70:252-89.
4. Baumgartner H, Falk, Bax JJ, De Bonis, Hamm C, et al. 2017 ESC/EACTS Guidelines for the management of valvular heart disease. The Task Force for the Management of Valvular Heart Disease of the European Society of Cardiology (ESC) and the European Association for Cardio-Thoracic Surgery (EACTS). Eur Heart J. 2017;1-53.

Capítulo 5

Tromboembolismo pulmonar

Questões

1. Sobre os fatores de risco predisponentes ao tromboembolismo pulmonar (TEP), é correto afirmar:
   a) A determinação dos fatores de risco do TEP agudo é importante no contexto de estudos epidemiológicos e para avaliação sobre a necessidade de uso de profilaxias, porém não tem impacto em decisões clínicas.
   b) Quando diagnosticado durante a gravidez, o TEP é a maior causa de mortalidade materna, sendo maior no terceiro trimestre e até seis meses após o parto.
   c) Diabetes, hipertensão arterial, obesidade, idade e imobilização por mais de três dias são considerados fatores de risco moderados para TEP.
   d) O rastreamento ampliado para pesquisa de neoplasia oculta, incluindo tomografia computadorizada de abdome e pelve, é mandatório em todos os pacientes com TEP não provocado, tendo impacto na redução da mortalidade por câncer em um ano.

2. Sobre a fisiopatologia do TEP, assinale a alternativa correta:
   a) A causa primária de mortalidade no TEP maciço é consequência da sobrecarga pressórica em câmaras direitas pelo aumento da resistência vascular pulmonar, levando à falência do ventrículo direito.
   b) A mortalidade no TEP é causada pelo prejuízo à troca gasosa em razão do comprometimento da perfusão pulmonar.

90 Treinamento em Diretrizes – Cardiologia

c) A positividade das troponinas no contexto do tromboembolismo pulmonar agudo é devida à ativação neuro-humoral e à estimulação inotrópica e cronotrópica provocadas pela hipoxemia, com consequente isquemia miocárdica esquerda.

d) A positividade das troponinas no contexto do tromboembolismo pulmonar agudo é sinal de infarto ventricular direito, preconizando a infusão de volume em situações de choque hemodinâmico.

3. Sobre a classificação da gravidade do TEP, é correto afirmar:

a) O TEP é classificado como maciço (ou de alto risco) quando ocorre falha de enchimento das artérias pulmonares principais e submaciço (ou não de alto risco) quando ocorre nas artérias pulmonares segmentares e subsegmentares.

b) O TEP é classificado como maciço (ou de alto risco) quando há saturação abaixo de 90% em ar ambiente e submaciço (ou não de alto risco) quando não ocorre hipoxemia.

c) O TEP é classificado como maciço (ou de alto risco) quando há sinais de disfunção ventricular direita (dilatação ou sobrecarga ventricular direita, positividade de troponinas, elevação do BNP), independentemente da presença de hipotensão ou choque.

d) O TEP é classificado com maciço (ou de alto risco) quando há sinais de choque ou hipotensão (pressão arterial sistêmica < 90 mmHg ou queda ≥ 40 mmHg nos níveis pressóricos basais por mais de 15 minutos), independentemente da localização dos trombos nas artérias pulmonares.

4. Sobre o dímero-D como exame na avaliação do paciente com suspeita de tromboembolismo pulmonar, assinale a alternativa correta:

a) Não há diferenças entre a sensibilidade diagnóstica dos exames de dímero-D de acordo com a técnica (ELISA, ensaios por látex quantitativo ou aglutinação de sangue total).

b) O exame de dímero-D pode elevar-se em situações como neoplasia, pacientes hospitalizados e gravidez, reduzindo o valor preditivo negativo do exame.

c) Valores de corte de dímero-D ajustados para a idade aumentam a especificidade do exame e podem reduzir a necessidade de exames de imagem e o sobrediagnóstico de embolia pulmonar principalmente em pacientes idosos.

d) O valor preditivo positivo de níveis muito elevados de dímero-D é alto, e esse exame pode ser utilizado como teste confirmatório de TEP em pacien-

Capítulo 5 Tromboembolismo pulmonar 91

tes hemodinamicamente instáveis ou com contraindicação à realização da angiotomografia de tórax.

As questões 5 a 9 referem-se ao caso clínico a seguir:

Paciente de 39 anos, do sexo masculino, previamente hígido, esteve internado há três semanas por quadro de paraparesia e retenção urinária de instalação súbita, com diagnóstico de síndrome da cauda equina e necessidade de intervenção neurocirúrgica de emergência para descompressão medular. Procura a unidade de emergência por dor na transição toracolombar (escore de dor 6/10). Refere ainda tontura, cansaço aos médios esforços, mal-estar e palpitações há um dia. Nega febre ou sintomas de vias aéreas superiores. Nega sintomas de retenção urinária, mas refere constipação intestinal há três dias. Em uso de oxicodona, ciclobenzaprina, dipirona e celecoxibe prescritos para analgesia.

Ao exame físico, encontrava-se em bom estado geral, corado, hidratado, anictérico, acianótico e afebril. Ausculta cardíaca e pulmonar sem anormalidades, com boa perfusão periférica. Abdome plano, flácido, sem alterações. Membros inferiores em uso de meias compressivas – ao retirá-las, o paciente apresenta um discreto edema em ambos os membros inferiores. O paciente não apresenta alterações da força muscular ou da sensibilidade em membros inferiores ao exame físico, mas apresenta limitação da marcha por dor. A ferida cirúrgica encontra-se em bom aspecto, sem sinais flogísticos.

Dados vitais aferidos à chegada: PA = 161 × 93 mmHg; FC = 130 bpm; FR = 21 irpm; SpO_2 = 100% em ar ambiente; temperatura de 37,1°C. O eletrocardiograma evidenciou taquicardia sinusal, FC = 120 bpm.

5. Entre as alternativas a seguir, qual é a que descreve a conduta ideal para o caso clínico a seguir?

a) O paciente provavelmente apresenta uma crise de lombociatalgia. A taquicardia sinusal pode ser secundária a ansiedade e dor. O paciente deve receber opioides e rediscussão da analgesia com a equipe neurocirúrgica.

b) O paciente, além de receber medicações para dor, deve ser tratado como sepse grave, tendo como focos prováveis infecção da ferida cirúrgica ou infecção urinária por quadro de retenção urinária prévia. A taquicardia sinusal pode ser secundária a febre. Devem ser colhidos exames de *screening* infeccioso e hemoculturas.

c) Além da medicação para dor e da realização de exames complementares por causa da queixa de dispneia aos esforços e do fator de risco de imobilidade pela cirurgia recente, o paciente deve ser investigado quanto à possibilidade de tromboembolismo pulmonar agudo.

d) Os sintomas do paciente devem ser secundários a intolerância ao uso de opioides. Deve-se rediscutir outras opções de analgesia com a equipe neurocirúrgica.

6. Quais são os exames complementares a serem solicitados nesse caso?
a) Hemograma completo, proteína C-reativa, eletrólitos, função renal, coagulograma e dímero-D.
b) Hemograma completo, proteína C-reativa, coagulograma, eletrólitos, função renal e angiotomografia de tórax.
c) Hemograma completo, proteína C-reativa, coagulograma, eletrólitos, função renal e ultrassonografia doppler venoso de membros inferiores.
d) Hemograma completo, proteína C-reativa, coagulograma, eletrólitos, função renal e radiografia de tórax.

7. Em caso de confirmação de TEP, a melhor conduta a seguir é:
a) Manter o paciente em repouso; internação em terapia intensiva; pela extensão dos trombos arteriais (TEP maciço), preparar o paciente para trombólise com alteplase; iniciar infusão de heparina não fracionada logo após.
b) Manter o paciente em repouso; internação em terapia intensiva; pela cirurgia neurocirúrgica recente e contraindicação absoluta a trombólise, encaminhar o paciente para remoção do trombo com tratamento percutâneo por cateter.
c) Manter o paciente em repouso; internação em terapia intensiva; solicitar ultrassonografia doppler de membros inferiores, pois, se positiva, indica passagem de filtro de veia cava.
d) Manter o paciente em repouso; internação em terapia intensiva; iniciar anticoagulação com heparina não fracionada ou heparina de baixo peso molecular.

8. Sobre os exames subsidiários para avaliação prognóstica do TEP nesse paciente, é correto afirmar:
a) A relação entre o diâmetro diastólico final do ventrículo direito em comparação com o diâmetro do ventrículo esquerdo é um sinal de sobrecarga ventricular direita aguda e tem impacto prognóstico.

b) O ecodopplercardiograma transtorácico somente tem papel na avaliação diagnóstica de pacientes com suspeita de TEP maciço e disfunção ventricular direita aguda, não sendo necessária sua solicitação durante a internação.
c) Os valores de NT-pro-BNP e troponina normais são suficientes para classificar o paciente como baixo risco para complicações.
d) Áreas de infarto pulmonar sugerem grande comprometimento perfusional pulmonar e são marcadores de mau prognóstico.

9. Por causa do achado de edema em membros inferiores, o paciente realiza uma ultrassonografia doppler de membros inferiores, com achados de falhas de compressão compatíveis com trombos em veia femoral comum direita. Sobre o papel da ultrassonografia na avaliação desse paciente, é correto afirmar:

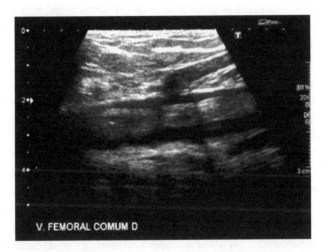

a) O exame de ultrassonografia doppler de membros inferiores é obrigatório na avaliação de todo o paciente com tromboembolismo pulmonar agudo para detectar a fonte emboligênica.
b) O achado de trombos em membros inferiores nesse paciente indica a passagem de filtro de veia cava.
c) Deve-se indicar a trombólise mesmo se o paciente se mantiver estável hemodinamicamente pelo risco de embolização de trombos adicionais nesse caso.
d) Apesar do achado positivo para tromboembolismo venoso, o exame não altera a conduta.

10. Sobre os métodos diagnósticos do TEP, assinale a alternativa correta:
    a) A venografia por tomografia computadorizada é uma maneira de realizar o diagnóstico de trombose venosa profunda simultaneamente à angiotomografia de tórax com uma mesma injeção de contraste, sendo recomentada pelas diretrizes atuais pelo aumento significativo da sensibilidade diagnóstica do exame.
    b) O ecodopplercardiograma transtorácico pode mostrar sinais indireitos de sobrecarga ventricular direita, e pelo seu alto valor preditivo negativo, pode afastar o diagnóstico de TEP em pacientes hemodinamicamente estáveis.
    c) A cintilografia pulmonar de ventilação/perfusão permite a redução de contraste e a irradiação ionizante, sendo o método diagnóstico de eleição especialmente em pacientes grávidas, pacientes com insuficiência renal crônica e reação a contraste.
    d) O exame de ultrassonografia venosa de membros inferiores é limitado para o diagnóstico de tromboembolismo venoso, mas não é útil no manejo diagnóstico de pacientes com TEP.

11. Após o diagnóstico de TEP, é correto afirmar:
    a) Todos os pacientes com diagnóstico de TEP e sem instabilidade hemodinâmica podem ser manejados ambulatoriamente sem a necessidade de exames adicionais.
    b) Todos os pacientes com diagnóstico de TEP devem permanecer internados para monitorização hemodinâmica em razão da possibilidade de trombólise em até 14 dias após o diagnóstico.
    c) Pacientes que não pontuam em nenhum dos itens do score de PESI simplificado (*pulmonary embolism severity index*) podem ser acompanhados ambulatorialmente com anticoagulação oral, sem a necessidade de exames adicionais.
    d) Todos os pacientes com TEP sem instabilidade hemodinâmica devem realizar avaliação complementar com ecodopplercardiograma transtorácico, dosagem de troponina e dosagem de BNP para estratificação de risco adicional.

12. Qual é a melhor conduta diante do TEP agudo com risco intermediário?
    a) Monitorização com ecodopplercardiograma transtorácico pelas próximas 48 a 72 h e, se houver persistência de sinais de disfunção ventricular direita, indicar trombólise.

b) Indicar trombólise na presença de sinais de disfunção ventricular direita, mesmo em pacientes sem instabilidade hemodinâmica, pois melhora a sobrecarga pressórica do ventrículo direito, com redução da mortalidade.

c) Indicar trombólise regional guiada por cateter com metade da dose padrão de trombolítico.

d) Anticoagulação com heparina parenteral e monitorização hemodinâmica cautelosa pelas próximas 48-72 horas, e fibrinólise de resgate caso haja deterioração hemodinâmica.

13. Qual a melhor conduta em pacientes com TEP de alto risco e com alto risco de sangramento?

a) Implante de filtro de veia cava.

b) Iniciar anticoagulação com heparina e trombólise com dose reduzida de fibronolítico.

c) Trombólise regional guiada por cateter.

d) Tromboendarterectomia de urgência.

14. Sobre a anticoagulação no TEP, é correto afirmar:

a) Pacientes com opção de regime de anticoagulação com antagonistas de vitamina K devem iniciar a medicação por via oral após 24 a 48 h da administração de heparinas por via parenteral.

b) O período de anticoagulação preconizado para o primeiro episódio de TEP agudo não provocado é de pelo menos três meses.

c) Os novos anticoagulantes orais são alternativas efetivas e seguras aos regimes de anticoagulação convencional em todos os contextos clínicos.

d) Todos os novos anticoagulantes orais podem ser administrados concomitantemente ao uso de heparinas.

15. É indicação absoluta para anticoagulação por tempo indeterminado no contexto do diagnóstico de TEP agudo:

a) Pacientes com antecedente de neoplasia de próstata, sem recidiva de doença há seis anos.

b) Paciente com deficiência de proteína C e TEP não provocado.

c) Paciente com heterozigose para mutação no gene da protrombina (G20210A) com diagnóstico de TEP agudo após cirurgia de artroplastia de quadril.

d) Paciente com heterozigose para fator V de Leiden com TEP após uso de hormônios para terapia de fertilização in vitro.

16. Sobre a trombólise no TEP é correto afirmar:

a) A trombólise pode ser realizada dentro de uma janela de sete dias após o evento-índice caso o paciente apresente instabilidade hemodinâmica.

b) Só podem ser trombolisados pacientes sob uso heparinas não fracionadas, interrompendo-se sempre a infusão da anticoagulação durante a trombólise.

c) A trombólise apresenta um risco aumentado de sangramentos, sobretudo do trato gastrointestinal.

d) Recomenda-se evitar a punção de acessos venosos centrais ou punções de vasos sanguíneos de sítios não compressivos antes e após 24 horas da trombólise, minimizando-se o risco de sangramentos.

17. Sobre o manejo do TEP agudo durante a gestação, assinale a alternativa correta:

a) Em razão do aumento dos valores de dímero-D durante a gestação, o exame não pode ser utilizado na avaliação de pacientes com probabilidade baixa ou intermediária de TEP

b) A cintilografia pulmonar ventilação/perfusão é preferível à angiotomografia de tórax em razão da maior sensibilidade do exame na gestação.

c) Antagonistas de vitamina K e novos anticoagulantes orais somente podem ser utilizados a partir do terceiro trimestre de gestação por causa do risco de passagem desses medicamentos pela placenta.

d) Um dos exames para avaliação do TEP na gestação é a ultrassonografia de membros inferiores, visto que um exame positivo indica tratamento com anticoagulação, dispensando a realização de exames adicionais.

18. Sobre o TEP crônico, é correto afirmar:

a) A incidência de TEP crônico é estimada em 30% dos casos após um evento de TEP sintomático.

b) A realização de uma nova angiotomografia de tórax após o período de três meses anticoagulação é mandatória em todos os pacientes para verificar critérios de reperfusão pulmonar nas áreas com falhas de enchimento prévio.

c) O exame de escolha para a pesquisa de TEP crônico em pacientes com dispneia persistente após um episódio de TEP agudo depois de um período mínimo de anticoagulação é a cintilografia pulmonar de ventilação/perfusão (V/Q).

d) Deve-se afastar TEP crônico em todos os pacientes com dispneia persistente após um episódio de TEP agudo depois de um período mínimo de três meses de anticoagulação com uma nova angiotomografia de tórax.

Respostas comentadas

1. **Resposta: B**

    O tromboembolismo venoso é considerado "provocado" quando ocorre na presença de fatores de risco temporários ou reversíveis (cirurgia, trauma, imobilização, gravidez, uso de anticoncepcionais orais ou terapia de reposição hormonal) dentro do período de seis semanas a três meses antes do diagnóstico, e considerado "não provocado" na ausência desses fatores de risco. A presença de fatores de risco persistentes afeta a decisão do tempo de anticoagulação após o primeiro episódio de TEP.

    Em mulheres em idade fértil, a contracepção oral é o maior fator de risco para tromboembolismo venoso. Quando ocorre durante a gravidez, o tromboembolismo venoso é a maior causa de mortalidade materna.

    Diabetes, hipertensão arterial, obesidade, idade e imobilização por mais de 3 dias são considerados fatores de risco leves para a ocorrência de TEP.

    O TEP não provocado pode ser o primeiro sinal de um câncer oculto, e estima-se que até 10% dos pacientes com tromboembolismo venoso tenha um câncer diagnosticado dentro do período de um ano após o evento do TEP. Entretanto, um estudo multicêntrico demonstrou que o rastreamento ampliado para câncer oculto, incluindo a realização de tomografia de abdome e pelve, não aumentou o número de diagnósticos, tampouco reduziu a mortalidade em um ano comparado com a estratégia de rastreamento limitado.

2. **Resposta: A**

    O TEP agudo interfere tanto na circulação como na troca gasosa. Entretanto, é a falência ventricular direita decorrente da sobrecarga pressórica a causa primária de morte em pacientes com TEP maciço.

    A obstrução anatômica pelos trombos e a vasoconstrição levam a um aumento da resistência vascular pulmonar (RVP) e a uma diminuição da complacência arterial. O aumento abrupto da RVP resulta em uma dilatação de câmaras direitas, e pelo mecanismo de Frank-Starling a um aumento na tensão e na distensão do cardiomiócito, com estimulação cronotrópica e inotrópica. Em conjunto a uma vasoconstrição sistêmica, esses mecanismos compensatórios aumentam a pressão na artéria pulmonar e conseguem momentaneamente estabilizar a pressão arterial sistêmica. Entretanto, a parede do ventrículo direito, por ser mais fina do que a do ventrículo esquerdo, é incapaz de gerar pressões suficientes por muito tempo frente a uma sobrecarga aguda, levando a dilatação do ventrículo direito, abaulamento do septo interventricular, redução da pré-carga e do enchimento ventricular esquerdo, diminuição do débito cardíaco e, por fim, instabilidade hemodinâmica e choque.

O aumento dos marcadores de necrose miocárdica no contexto do TEP agudo indicam isquemia ventricular direita.

No contexto do infarto do ventrículo direito nas síndromes coronarianas agudas, alguns pacientes com choque hemodinâmico se beneficiam da infusão de volume para melhora da pré-carga. No contexto do TEP agudo, infusões de volume só aumentam as pressões de distensão do ventrículo direito, com piora da sobrecarga e, eventualmente, piora do choque.

3. Resposta: **D**

A classificação clínica da gravidade de um episódio agudo de TEP é baseada na estimativa do risco de mortalidade precoce (intra-hospitalar ou em 30 dias) relacionada ao TEP. Essa estratificação, que tem implicações diagnósticas e terapêuticas significativas, é baseada na apresentação clínica do paciente, sendo o TEP de alto risco definido pela presença de choque ou hipotensão arterial persistente (pressão arterial sistêmica < 90 mmHg ou queda ≥ 40 mmHg nos níveis basais por mais de 15 minutos), e TEP não alto risco na ausência desses critérios.

4. Resposta: **C**

Existem na prática clínica diversos *kits* laboratoriais de dímero-D. Os ensaios por meio da técnica ELISA oferecem sensibilidade diagnóstica acima de 95% e podem ser utilizados para afastar TEP em pacientes com probabilidade pequena a moderada, quando os resultados encontram-se abaixo dos valores de corte (< 500 mg/L). Ensaios quantitativos derivados de látex e técnicas de aglutinação de sangue total oferecem sensibilidade diagnóstica menor.

O exame de dímero-D pode elevar-se em situações como neoplasia, pacientes hospitalizados e gravidez; entretanto, o valor preditivo negativo do exame permanece o mesmo.

Embora um teste negativo exclua de forma segura o diagnóstico de tromboembolismo pulmonar para pacientes com probabilidade baixa/intermediária, a especificidade do dímero-D é baixa e reduz sensivelmente com a idade. Isso pode resultar em vários exames positivos e, consequentemente, em um uso excessivo de exames de imagem, particularmente em idosos. Um estudo prospectivo e multicêntrico avaliou valores de dímero-D ajustados para a idade em pacientes com mais de 50 anos, multiplicando-se a idade por 10 (p. ex., em um paciente de 65 anos, o valor de corte do dímero-D passaria a ser 650 mg/L). Houve um

aumento do número de pacientes que tiveram o diagnóstico de TEP excluído com base no exame (6,4% para 30%), sem um aumento significativo no número de episódios de tromboembolismo venoso durante o acompanhamento.
O valor preditivo positivo de níveis elevados de dímero-D é baixo e o exame não apresenta caráter diagnóstico para TEP.

5. Resposta: **C**

O diagnóstico de TEP exige alto grau de suspeição clínica, tendo em vista que nenhum sinal clínico ou sintoma é patognomônico para o diagnóstico. Em um paciente que refere quadro de dispneia súbita e principalmente pelo fator de risco (imobilização por cirurgia neurocirúrgica recente), o diagnóstico de tromboembolismo pulmonar agudo deve ser necessariamente afastado. Apesar do uso de meias compressivas elásticas, a profilaxia não elimina o risco de embolia.

Na maior parte dos pacientes, o diagnóstico de TEP é suspeitado com base em sintomas de dispneia, dor torácica, síncope ou pré-síncope e/ou hemoptise. Hipotensão arterial ou choque são raros, mas quando presentes, indicam TEP central ou reserva hemodinâmica gravemente comprometida. Síncope é infrequente, mas pode ocorrer mesmo na ausência de sinais de instabilidade hemodinâmica. Por último, vale reforçar que o TEP pode ser completamente assintomático e descoberto acidentalmente durante a investigação de outras doenças ou mesmo em uma autópsia.

A dor torácica é um sintoma frequente no TEP e geralmente causada por irritação pleural decorrente de êmbolos distais causando infarto pulmonar. Em TEP centrais, a dor torácica pode lembrar episódios de angina, possivelmente refletindo a isquemia do ventrículo direito e exigindo o diagnóstico diferencial com síndrome coronariana aguda. A dispneia pode ser aguda e grave em trombos centrais; em TEPs subsegmentares e periféricos, é geralmente leve e pode ser transitória. O conhecimento sobre fatores predisponentes é importante para determinar a probabilidade clínica de TEP, que geralmente aumenta conforme o número de fatores de risco. Entretanto, em até 30% dos pacientes, nenhum fator causal pode ser detectado. Hipoxemia pode ser diagnosticada em gasometrias e é um achado típico, mas vale lembrar que até 40% dos pacientes apresentam oximetria normal e, em 20%, o gradiente alveoloarterial (uma estimativa do comprometimento de trocas pela membrana alveolocapilar) encontra-se normal. A radiografia de tórax é frequentemente anormal e, embora os achados não sejam específicos para TEP, é interessante sua realização para a exclusão de outras causas de dispneia e dor torácica. Alterações eletrocardiográficas sugestivas de sobrecarga de câmaras direitas são a inversão da onda T em V1-V4, um padrão QR em V1, o padrão S1Q3T3 e o bloqueio completo ou incompleto de ramo direito. Esses achados geralmente são encontrados nos casos mais graves, mas em casos mais leves, o único achado encontrado é a taquicardia sinusal, presente em até 40% dos casos.

6. Resposta: **B**

A possibilidade de investigação da doença tromboembólica com exames complementares é muito extensa. Apesar da sensibilidade e da especificidade limitadas dos sintomas e sinais clínicos e dos testes disponíveis, a combinação dos achados avaliados e o uso de escores clínicos de probabilidade ajudam a classificar os pacientes com suspeita de TEP em categorias clínicas de acordo com a sua probabilidade pré-teste. Portanto, o uso de algoritmos clínicos na avaliação do TEP é fundamental – ele auxilia a classificar o paciente como de alta ou baixa probabilidade quanto ao diagnóstico de TEP e auxilia na escolha de qual estratégia de investigação utilizar.

O escore clínico mais utilizado para predizer a probabilidade pré-teste de TEP é o escore de Wells (Quadro 1). Esse teste já foi extensivamente validado, é de uso simples e baseado em informações de simples obtenção. Outro escore clínico utilizado e também validado é o escore de Genebra.

Quadro 1   Escore clínico de Wells

	Versão simplificada
TVP ou TEP prévios	1
Frequência cardíaca > 100 bpm	1
Cirurgia ou imobilização dentro das últimas 4 semanas	1
Hemoptise	1
Neoplasia ativa	1
Sinais clínicos de TVP	1
Diagnóstico alternativo é menos provável do que TEP	1
TEP improvável	0-1
TEP provável	≥ 2

TEP: tromboembolismo pulmonar; TVP: trombose venosa profunda.

Somente com base nas informações disponíveis, temos que o paciente apresenta pelo menos duas pontuações inquestionáveis:

- Apresenta taquicardia (1 ponto).
- Cirurgia ou imobilização dentro das últimas quatro semanas (1 ponto).

O paciente apresenta alta probabilidade para TEP. Há ainda que se considerar que o diagnóstico alternativo (sepse, dor) é muito menos provável do que TEP, o que levaria eventualmente a mais um ponto no escore. Em ambos os cenários, a angiotomografia de tórax se torna o exame de eleição, pois é o método de escolha para investigação de pacientes com suspeita de TEP com alto risco. Os avanços diagnósticos da tomografia possibilitam a visualização de trombos até regiões subsegmentares com alta acurácia, além de permitir o diagnóstico diferencial com outras causas de dor torácica (p. ex., derrame pleural, pneumotórax, fratura de arcos costais etc.).

O exame de dímero-D também pode ser utilizado na avaliação do TEP. O dímero-D se eleva no plasma na presença de uma trombose aguda decorrente da ativação simultânea da coagulação e da fibrinólise. Em pacientes de baixo risco, o uso do dímero-D com técnica ELISA tem uma sensibilidade diagnóstica de mais de 95%, e por seu alto valor preditivo negativo, pode ser utilizada para excluir TEP nessa população, sem necessidade de exames adicionais. Entretanto, o dímero-D também pode se elevar em outras condições clínicas como câncer, inflamação, sangramento, trauma, cirurgia e necrose.

Em algumas situações, a ultrassonografia doppler de membros inferiores pode ser utilizada na investigação de pacientes com TEP, pois achados de TVP podem ser encontrados em 30 a 50% dos pacientes com TEP. Portanto, pode ser um exame útil em pacientes com contraindicações relativas para a angiotomografia, como insuficiência renal, alergia a contraste ou gravidez.

A cintilografia ventilação/perfusão pulmonar, se facilmente disponível, permanece como opção válida para investigação em pacientes de alto risco ou em pacientes com valores de dímero-D altos e contraindicações para a tomografia, especialmente em pacientes jovens e mulheres, pelo risco de câncer de mama pela irradiação ionizante e doentes com insuficiência renal.

Considerando-se a pontuação obtida pelo paciente e na ausência de contraindicações, a melhor alternativa para investigação do paciente é a angiotomografia de tórax.

7. Resposta: D

Apesar da extensão dos trombos, trata-se de um paciente com estabilidade hemodinâmica, sendo assim classificado como um TEP submaciço (ou não de alto risco). O tratamento do TEP agudo consiste na anticoagulação do paciente, com o objetivo de prevenir a morte precoce e a recorrência dos trombos. A duração da anticoagulação é de pelo menos três meses. Durante a fase aguda, o tratamento consiste na administração de heparina parenteral (não fracionada), heparina de baixo peso molecular, ou fondaparinux, nos primeiros cinco a dez dias. A anticoagulação pode ser posteriormente alterada para os anticoagulantes antagonistas da vitamina K (varfarina), ou os novos anticoagulantes (dabigatrana, edoxaban, rivaroxabana, apixaban), pelo período mínimo de três meses.

O tratamento trombolítico no TEP agudo restaura a perfusão pulmonar mais rapidamente do que o tratamento com anticoagulação. A rápida resolução da obstrução pulmonar leva a uma rápida queda da pressão de artéria pulmonar e da resistência vascular pulmonar. Apesar do benefício evidente dentro das primeiras 48 horas após o diagnóstico de TEP, a janela para trombólise pode se estender por até 14 dias do evento agudo. A evidência clínica para realização da trombólise favorece seu uso em pacientes com TEP maciço (ou alto risco), ou seja, com instabilidade hemodinâmica. Na ausência de comprometimento hemodinâmico à apresentação, os benefícios clínicos da trombólise são controversos.

Os filtros de veia cava são indicados em pacientes com TEP agudo que apresentem contraindicações absolutas para anticoagulação ou que apresentem TEP recorrente devidamente documentado apesar de tratamento anticoagulante eficaz. A inserção de filtros de veia cava fora dessas indicações, além de não impactar em uma maior sobrevida, está sujeita a várias complicações, como trombose no sítio de inserção, trombose da veia cava inferior, fragmentação e migração do filtro.

O tratamento percutâneo com cateter por meio de procedimentos de radiologia intervencionista objetiva a fragmentação e a aspiração do trombo por métodos mecânicos. Está indicado em pacientes com instabilidade hemodinâmica e com contraindicação absoluta a trombólise.

8. Resposta: A

A disfunção ventricular direita é um fator prognóstico determinante no TEP agudo. Diversos exames complementares (imagem e laboratoriais) podem ser realizados em pacientes de risco intermediário ou alto para avaliação prognóstica no TEP.

Os achados ecocardiográficos morfológicos e funcionais do ventrículo direito são fatores preditores independentes de desfechos adversos em pacientes com TEP e devem ser solicitados como exame complementar, mesmo em pacientes hemodinamicamente estáveis. Achados como dilatação do ventrículo direito (VD), aumento da relação entre VD e ventrículo esquerdo (VE), hipocinesia da parede livre do ventrículo direito, aumento da velocidade de regurgitação tricúspide, diminuição do plano de excursão sistólica do ânulo da tricúspide ou uma combinação desses achados são importantes para auxiliar na estratificação do risco.

A visualização da morfologia do coração na angiotomografia de tórax pode auxiliar no diagnóstico de dilatação das câmaras direitas como indicador de disfunção do VD, tendo também fator prognóstico em pacientes hemodinamicamente estáveis. Valores de VD/VE > 0,9 ou 1,0 determinam pior prognóstico.

A sobrecarga ventricular direita está associada com distensão do miocárdio, o que leva a liberação do peptídio natriurético cerebral (BNP) ou da sua porção N-terminal (NT-pro-BNP). Os níveis desses dois peptídios refletem a gravidade do comprometimento hemodinâmico e, presumivelmente, da disfunção ventricular direita no TEP agudo. Com um mecanismo semelhante, o infarto transmural do VD, refletido pelo aumento dos níveis de troponina, também está associado com um pior prognóstico.

Na figura, é possível verificar a dilatação das câmaras direitas em comparação com o ventrículo esquerdo no estudo angiotomográfico – mesmo com valores de NT-pro-BNP e troponina normais, o paciente apresenta uma razão de risco de risco (*odds ratio* ou *harzard ratio*) entre 1,5 a 2,8 para mortalidade precoce no TEP. Infarto pulmonar não foi marcador de pior prognóstico em nenhum estudo realizado.

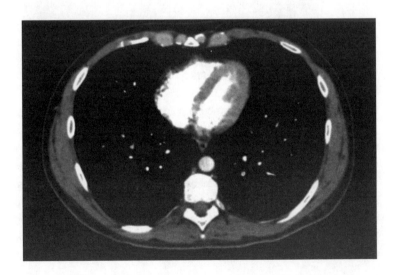

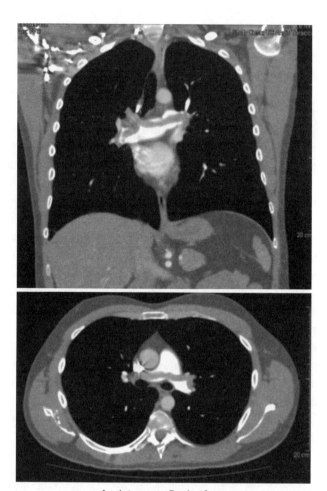

Angiotomografia de tórax.

9. Resposta: **D**

Na maior parte dos casos, a embolia pulmonar se origina de trombose venosa profunda (TVP) em membros inferiores, podendo ser encontrada em até 70% dos casos de TEP confirmado. Atualmente, a ultrassonografia com compressão de membros inferiores substituiu a venografia no diagnóstico das TVP, com sensibilidade de 90% e especificidade de 95% em pacientes sintomáticos.

Atualmente, o exame apresenta papel diagnóstico em pacientes com contraindicação para realização da angiotomografia de tórax (gestantes, pacientes com alergia a contraste iodado, insuficiência renal ou instabilidade que impeça o encaminhamento para a angiotomografia). O achado de TVP proximal em pa-

Capítulo 5 Tromboembolismo pulmonar 105

cientes com suspeita de TEP nessas situações é considerado suficiente para iniciar a anticoagulação, sem necessidade de investigações adicionais. Nesse caso, com o diagnóstico de TEP já confirmado, o exame não altera a conduta. Os filtros de veia cava são indicados em pacientes com TEP agudo que apresentem contraindicações absolutas para anticoagulação ou que apresentem TEP recorrente devidamente documentado apesar de tratamento anticoagulante eficaz. A inserção de filtros de veia cava fora dessas indicações, além de não impactar em uma maior sobrevida, está sujeita a várias complicações, como trombose no sítio de inserção, trombose da veia cava inferior e migração do filtro.

10. Resposta: **C**

A venografia por tomografia computadorizada permite o diagnóstico de TVP em pacientes com suspeita de TEP utilizando-se uma única injeção de contraste. Entretanto, pelo aumento não significativo da sensibilidade do exame (de 83% para 90%) e pelo excesso de irradiação ionizante principalmente em mulheres jovens, não é recomendada rotineiramente pelas atuais diretrizes, sendo indicada a ultrassonografia venosa de membros inferiores para investigação de TVP.

O ecodopplercardiograma transtorácico pode mostrar sinais de sobrecarga volêmica e disfunção ventricular direita; entretanto, um exame negativo não afasta a possibilidade de TEP. Adicionalmente, sinais de sobrecarga ventricular direita podem aparecer em outros contextos clínicos, principalmente em pacientes com antecedente de doença cardíaca ou respiratória. O exame não é indicado como método diagnóstico em pacientes sem instabilidade hemodinâmica; entretanto, em pacientes com suspeita de TEP e instabilidade hemodinâmica, um exame normal praticamente afasta o diagnóstico de TEP e pode auxiliar na identificação de outras causas para o choque. Por outro lado, em pacientes com choque e sinais inequívocos de disfunção ventricular direita, o ecodopplercardiograma pode justificar o tratamento de reperfusão nos casos em que a angiotomografia de tórax não é factível.

A ultrassonografia venosa de membros inferiores pode auxiliar no algoritmo diagnóstico de TEP, principalmente na avaliação de emergência de pacientes hemodinamicamente instáveis e em pacientes com contraindicação para a angiotomografia, como aqueles com insuficiência renal crônica, alergia a contraste e gestantes.

11. Resposta: **C**

No momento da suspeita clínica de TEP, pacientes hemodinamicamente instáveis com choque ou hipotensão devem ser imediatamente identificados como pacientes de alto risco e são candidatos à reperfusão imediata. Pacientes sem choque ou hipotensão não apresentam alto risco de desfechos adversos. Uma estratificação de risco adicional deve ser considerada após a confirmação do diagnóstico de TEP, visto que isso influi na estratégia terapêutica e na duração da hospitalização.

Quadro 2 *Pulmonary embolism severity index* (PESI)

Parâmetro	Versão original	Versão simplificada
Idade	Idade em anos	1 ponto (se idade > 80 anos)
Sexo masculino	+ 10 pontos	-
Câncer	+ 30 pontos	1 ponto
Insuficiência cardíaca crônica	+ 10 pontos	1 ponto
Doença pulmonar crônica	+ 10 pontos	1 ponto
Frequência cardíaca > 110 bpm	+ 20 pontos	1 ponto
Pressão arterial sistêmica < 100 mmHg	+ 30 pontos	1 ponto
Frequência respiratória > 30 irpm	+ 20 pontos	-
Temperatura < 36°C	+ 20 pontos	-
Estado mental alterado	+ 60 pontos	-
Saturação arterial O_2 < 90%	+ 20 pontos	1 ponto
	Estratificação de risco	
	Classe I: ≤ 65 pontos Risco muito baixo de mortalidade em 30 dias (0-1,6%) **Classe II: 66 a 85 pontos** Baixo risco de mortalidade (1,7-3,5%) Classe III: 86-105 pontos Moderado risco de mortalidade (3,2-7,1%) **Classe IV: 106-125 pontos** Alto risco de mortalidade (4,0-11,4%) **Classe V: > 125 pontos** Alto risco de mortalidade (10,0-24,5%)	0 ponto: risco de mortalidade em 30 dias 1,0% ≥ 1 ponto: mortalidade em 30 dias: 10,9%

Vários algoritmos baseados em parâmetros clínicos foram elaborados para determinar o prognóstico de pacientes com TEP agudo. Entre eles, o *pulmonary embolism severity index* (PESI) (Quadro 2) é o escore mais extensivamente recomendado. Seu principal ponto forte consiste na identificação de pacientes com baixo risco de eventos adversos (classe I/II no escore PESI original ou 0 ponto no escore PESI simplificado), permitindo o tratamento ambulatorial desses pacientes sem a necessidade de exames complementares.

Em estudos prévios, pacientes com PESI de classe III-V apresentaram uma taxa de mortalidade em 30 dias de até 24,5%, e pacientes com PESI simplificado ≥ 1 de até 11%. Consequentemente, esses pacientes são considerados de risco intermediário. Uma avaliação de risco mais pormenorizada deve ser considerada, com foco na avaliação da disfunção ventricular direita. Pacientes que apresentam evidência de disfunção do ventrículo direito (por ecodopplercardiografia ou angiotomografia) e níveis elevados de biomarcadores cardíacos (teste de troponina cardíaca positiva) devem ser classificados em uma categoria intermediária – alto risco. Nesses pacientes, é recomendado monitorização clínica para permitir a detecção de descompensação hemodinâmica precoce e, eventualmente, terapia de reperfusão de resgate. Por outro lado, pacientes nos quais o ventrículo direito é normal na ecocardiografia ou angiografia CT e com troponina negativa pertencem a um grupo intermediário de baixo risco.

Apesar do valor prognóstico incontestável do escore PESI, deve-se levar em conta que o escore foi inicialmente desenvolvido como uma ferramenta epidemiológica, e não como escore de risco para manejo do TEP. O único estudo prospectivo que utilizou o escore de PESI como ferramenta de estratificação de tratamento entre ambulatorial *vs.* hospitalar considerou outros critérios de avaliação, como o contexto social dos pacientes ou a combinação de exames, como NT-pró-BNP. Tendo em vista que disfunção ventricular direita grave pode estar presente mesmo em pacientes sem pontuação no escore de PESI, cabe a ressalva do uso do escore de PESI em determinados contextos clínicos (questionamentos sobre aderência, falta de suporte social/econômico), de modo a maximizar a segurança do paciente.

12. Resposta: **D**

O estudo PEITHO (*pulmonary embolism thrombolysis*) comparou o uso de tenecteplase em *bolus* + heparina *vs.* placebo + heparina em 1.006 pacientes com diagnóstico confirmado de TEP agudo, sinais de disfunção ventricular direita confirmada pelo ecodopplercardiograma ou pela tomografia computadorizada e um teste de troponina I ou T positivo (categoria de risco intermediário alto, segundo as diretrizes da Sociedade Europeia de Cardiologia). O desfecho primário de mortalidade por todas as causas ou deterioração hemodinâmica em 7 dias ocorreu menos no grupo que recebeu o tratamento fibrinolítico *vs.* no grupo controle (2,6% *vs.* 5,6%; OR: 0,44; 95% IC: 0,23-0,88). Entretanto, uma alta incidência de acidentes vasculares cerebrais hemorrágicos (2,0%) e sangramento não intracraniano significativo (6,3%) foi observado nos pacientes alocados para o grupo tenecteplase quando comparados ao grupo placebo (0,2% e 1,5%, respectivamente). Em virtude desses achados, fica claro que a trombólise sistêmica com dose plena não pode ser recomendada rotineiramente como tratamento primário para pacientes com risco intermediário ou TEP submaciço, mesmo quando houver sinais de disfunção ventricular direita ou lesão miocárdica.

Apesar de a trombólise regional guiada por cateter ser uma opção em alguns pacientes, não há ainda diretrizes bem estabelecidas sobre esses protocolos, tampouco estudos com doses padronizadas de trombolíticos.

13. Resposta: C

Embora os filtros de veia cava sejam indicados para pacientes com TEP com contraindicações absolutas à anticoagulação, em pacientes com sangramentos significativos durante a fase aguda e em pacientes com TEP recorrente a despeito de anticoagulação, eles não são a melhor alternativa terapêutica nesse cenário.

Embora estudos com fibrinolíticos sistêmicos com doses reduzidas tenham obtido resultados promissores principalmente em pacientes idosos, não há regimes estabelecidos ou consenso nas diretrizes e, portanto, não há nenhuma recomendação formal até o presente momento.

Terapias de reperfusão guiadas pelo cateter para remoção de trombos obstrutivos das artérias pulmonares principais pode ser uma alternativa à embolectomia cirúrgica para pacientes com contraindicações absolutas ou relativas à trombólise.

A tromboendarterectomia, por envolver a retirada do trombo e do endotélio do vaso pulmonar, é uma cirurgia restrita ao contexto terapêutico do TEP crônico, e não do TEP agudo (trombectomia).

14. Resposta: B

O tratamento do TEP agudo baseia-se na anticoagulação com o objetivo de prevenir a mortalidade precoce ou a recorrência de tromboembolismo venoso sintomático ou fatal. Dentro desse período, o tratamento da fase aguda consiste na administração de anticoagulação parenteral com heparina não fracionada, heparina de baixo peso molecular ou fondaparinux durante os primeiros 5 a 10 dias. A administração de antagonistas de vitamina K pode se iniciar concomitantemente à heparina. Outros regimes que podem ser iniciados concomitantemente são dabitagrana e edoxaban; se rivaroxabana ou apixaban forem iniciados, o tratamento oral deve iniciar após um a dois dias da administração das heparinas.

O período mínimo de anticoagulação para o TEP não provocado ainda permanece incerto. Apesar de alguns estudos sugerirem que a dosagem do dímero-D após um período mínimo de anticoagulação possa ser um exame complementar na estratificação do risco de recorrência de TEP, estudos posteriores não confirmaram esses resultados. Há uma tendência crescente na literatura para manter anticoagulação por tempo indeterminado em pacientes com baixo risco de sangramento e com o uso de novos anticoagulantes orais. Entretanto, estudos clínicos prospectivos e randomizados, com definição das doses de anticoagulantes, ainda não foram publicados.

Diversos estudos de fase 3 com os novos anticoagulantes orais não dependentes de vitamina K (apixaban, dabigatrana, edoxaban e rivaroxabana) foram publicados, mostrando que esses medicamentos são equivalentes aos regimes convencionais de anticoagulação com heparina/antagonista de vitamina K em termos de prevenção de recorrência de tromboembolismo venoso e sangramento (particularmente intracraniano). Desde então, esses medicamentos foram recomendados na diretriz da Sociedade Europeia de Cardiologia (2014), sendo alternativas efetivas e seguras – entretanto, não há evidências seguras sobre seu uso em pacientes com TEP de risco intermediário agudo e em pacientes oncológicos e são contraindicados em gestantes.

15. Resposta: B

Pacientes com neoplasia ativa apresentam alta taxa de recorrência de TEP e são candidatos a anticoagulação por tempo indeterminado após o primeiro episódio de TEP agudo. Em pacientes com doença controlada, não há indicação de manutenção da anticoagulação por tempo indeterminado.

Entre portadores de trombofilia, pacientes portadores de anticoagulante lúpico, déficit confirmado de proteína C ou proteína S e pacientes homozigotos para fator V Leiden ou homozigotos para mutação no gene da protrombina G20210A podem ser candidatos a tratamento anticoagulante por tempo indeterminado após um primeiro episódio de TEV não provocado. Não há evidência de benefício clínico de tratamento anticoagulante prolongado para portadores heterozi-

110 Treinamento em Diretrizes – Cardiologia

gotos do fator V Leiden ou da mutação do gene da protrombina, principalmente quando houve fator de risco adicional para o episódio de TEV.

16. Resposta: D

A trombólise pode ser realizada dentro de uma janela de tempo de 14 dias após os casos de TEP agudo e acarreta um risco aumentado de sangramentos, sobretudo intracranianos.

Não há preferências específicas com relação ao tipo de heparina em pacientes candidatos a trombólise, mas alguns cuidados devem ser adotados. A infusão de heparina não fracionada deve ser interrompida durante a administração de estreptoquinase ou uroquinase, mas pode ser continuada durante a infusão de alteplase. Em pacientes que receberam heparina de baixo peso molecular ou fondaparinux, a infusão de heparina não fracionada após a trombólise deve ser atrasada em até 12 horas após a última injeção das heparinas de baixo peso molecular (administrada duas vezes ao dia), ou até 24 horas após a última injeção de heparinas de baixo peso molecular ou fondaparinux (dado uma vez por dia). Dados os riscos de sangramento associados à trombólise e à possibilidade de que seja necessário imediatamente interromper ou reverter o efeito anticoagulante da heparina, é recomendável continuar a anticoagulação com heparina não fracionada por algumas horas após o término do tratamento trombolítico antes de mudar heparina de baixo peso molecular ou fondaparinux.

Recomenda-se evitar a punção de acessos venosos centrais ou de vasos sanguíneos de sítios não compressivos antes e depois de 24 horas da trombólise, minimizando-se o risco de sangramentos.

17. Resposta: D

Apesar dos valores de dímero-D aumentarem fisiologicamente ao longo da gestação, um valor normal de dímero-D apresenta o mesmo valor preditivo negativo na exclusão do diagnóstico de TEP do que outros pacientes.

O tratamento do tromboembolismo venoso durante a gestação baseia-se no uso de heparinas de baixo peso molecular, visto que estas não atravessam a placenta e são encontradas em quantidades insignificantes no leite materno. O tratamento deve consistir numa dose ajustada ao peso da gestante, podendo-se utilizar a monitorização com a dosagem de anti-Xa em mulheres com extremos de peso corporal ou com doença renal. Fondaparinux não deve ser utilizado durante a gravidez em razão da falta de evidências clínicas. Antagonistas de vitamina K atravessam a placenta e são teratogênicos, sobretudo no primeiro semestre. A administração de antagonistas de vitamina K no terceiro trimestre pode resultar em morte fetal e hemorragia neonatal, bem como descolamento placentário. A varfarina pode estar associada a anomalias do sistema nervoso central durante a gravidez. Os novos anticoagulantes orais são contraindicados em pacientes grávidas.

A cintilografia pulmonar ventilação/perfusão é preferível à angiotomografia de tórax por causa da ausência de radiação ionizante e uso de contraste iodado; entretanto, a sensibilidade do exame não se altera em pacientes gestantes e não é maior do que a angiotomografia de tórax.

18. Resposta: **C**

O TEP crônico é causado pela obstrução crônica das artérias pulmonares principais e apresenta incidência acumulada entre 0,1 a 9,1% dentro do período de 2 anos após um evento de TEP sintomático. Não é recomendado o *screening* rotineiro de TEP crônico em pacientes assintomáticos após o período mínimo de anticoagulação do TEP. Em pacientes com dispneia persistente após um episódio de TEP agudo e depois de um período mínimo de três meses de anticoagulação, o exame de escolha para a investigação inicial do TEP crônico é a cintilografia pulmonar de ventilação e a perfusão (V/Q) pela detecção de falhas de enchimento mais distais.

Referências bibliográficas

1. Konstantinides SV, Torbicki A, Agnelli G, et al. 2014 ESC guidelines on the diagnosis and management of acute pulmonary embolism. Eur Heart J. 2014;35:3033-69, 3069a–3069k.
2. Righini M, Van Es J, den Exter PL, et al. Age adjusted D-dimer cutoff levels to rule out pulmonary embolism: the ADJUST-PE study. JAMA. 2014;311:1117-24.
3. Kearon C, Akl EA, Comerota AJ, et al. Antithrombotic therapy for VTE disease: antithrombotic therapy and prevention of thrombosis. 9. ed. American College of Chest Physicians Evidence-Based Clinical Practice Guidelines. Chest. 2012;141:e419S-e94S.
4. Righini M, Roy PM, Meyer G, et al. The simplified pulmonary embolism severity index (PESI): validation of a clinical prognostic model for pulmonary embolism. J Thromb Haemost. 2011;9:2115-7.
5. Hellenkamp K, Kaeberich A, Schwung J, et al. Risk stratification of normotensive pulmonary embolism based on the sPESI: does it work for all patients? Int J Cardiol. 2015;197:162-3.
6. Meyer G, Vicaut E, Danays T, et al.; the PEITHO Investigators. Fibrinolysis for patients with intermediate-risk pulmonary embolism. N Engl J Med. 2014;370:1402-11.
7. Chatterjee S, Chakraborty A, Weinberg I, et al. Thrombolysis for pulmonary embolism and risk of all-cause mortality, major bleeding, and intracranial hemorrhage: a meta-analysis. JAMA. 2014;311: 2414-21.
8. Lang IM, Pesavento R, Bonderman D, et al. Risk factors and basic mechanisms of chronic thromboembolic pulmonary hypertension: a current understanding. Eur Respir J. 2013;41:462-8.

Capítulo 6

Doenças da aorta

Questões

1. Qual alternativa representa a divisão correta da aorta torácica?
   a) Aorta ascendente e aorta descendente.
   b) Raiz da aorta, aorta ascendente, arco aórtico e aorta descendente.
   c) Aorta ascendente e arco aórtico.
   d) Aorta torácica, abdominal suprarrenal e abdominal infrarrenal.

2. Qual destas síndromes genéticas NÃO está associada ao comprometimento da aorta torácica?
   a) Síndrome de Down.
   b) Síndrome de Turner.
   c) Síndrome de Marfan.
   d) Síndrome de Ehlers-Danlos.

3. Dissecção aguda da aorta que se inicia logo acima do plano das artérias coronárias e progride até o arco aórtico é classificada como:
   a) Tipo I de De Bakey.
   b) Tipo IIIa de De Bakey.
   c) Tipo IIIb de De Bakey.
   d) Tipo B de Stanford.

4. Quanto ao tempo da apresentação como se classificam as dissecções da aorta?
   a) Dissecção aguda aquela que se apresenta em menos de 14 dias.
   b) Dissecção aguda aquela que se apresenta em menos de 24 horas.
   c) Dissecção aguda aquela que se apresenta em menos de 12 horas.
   d) Dissecção aguda aquela que se apresenta em menos de 30 dias.

5. Qual dos sintomas e/ou sinais é mais comum na dissecção aórtica aguda tipo B quando comparada com a tipo A?
   a) Dor torácica anterior.
   b) Paraplegia.
   c) Insuficiência aórtica.
   d) Síncope.

6. Qual destes biomarcadores pode ser utilizado para auxílio diagnóstico nas dissecções aórticas?
   a) Troponina.
   b) BNP.
   c) Fibrinogênio.
   d) D-dímero.

7. Em um paciente com dissecção aguda da aorta torácica com frequência cardíaca (FC) de 110 bpm e pressão arterial (PA) de 130 x 80 mmHg, como deve ser a estratégia farmacológica inicial para o controle da pressão arterial?
   a) Nitroglicerina isoladamente.
   b) Nitroprussiato de sódio isoladamente.
   c) Nitroprussiato de sódio associado ao esmolol.
   d) Esmolol isoladamente.

8. Em relação aos exames de imagem da aorta, assinale a alternativa incorreta:
   a) O ecocardiograma transesofágico é o exame de escolha inicial para pacientes instáveis na sala de emergência.
   b) Ressonância magnética é superior a angiotomografia para diagnóstico de dissecção.
   c) Radiografia de tórax normal não afasta o diagnóstico de dissecção aórtica.
   d) Aortografia é o padrão-ouro de diagnóstico.

Capítulo 6 Doenças da aorta 115

9. Referente à abordagem diagnóstica na dissecção da aorta, é correto afirmar:
   a) Pacientes com baixa probabilidade devem ser encaminhados diretamente para realização de angiotomografia da aorta.
   b) Pacientes com alta probabilidade devem ser avaliados com D-dímero e radiografia de tórax.
   c) Pacientes com alta probabilidade devem ser avaliados com aortografia.
   d) Pacientes com alta probabilidade devem ser investigados inicialmente com ecotranstorácico e, caso normal, devem realizar angiotomografia de aorta.

10. Referente ao hematoma de aorta, é correto afirmar:
    a) O ecocardiograma é o exame de escolha para o comprometimento da aorta torácica.
    b) Não causa risco de dissecção aórtica e possui boa evolução.
    c) Insuficiência aórtica aguda é um achado comum.
    d) Para os hematomas que acometem a aorta ascendente, a indicação sempre é cirúrgica.

11. Um paciente foi admitido na emergência com dor torácica retroesternal e dispneia. A angiotomografia computadorizada demonstrou dissecção aguda da aorta tipo A. Qual a conduta mais adequada?
    a) Ecocardiografia transesofágica para identificar o local de ruptura da íntima.
    b) Coronariografia para avaliar as artérias coronárias.
    c) Cirurgia de urgência.
    d) Tratamento clínico, com controle de PA e FC, se o paciente estiver estável.

12. Em relação às dissecções aórticas agudas tipo B, é correto afirmar:
    a) Tratamento medicamentoso deve ser recomendado nos casos não complicados.
    b) O tratamento sempre é cirúrgico.
    c) Hipertensão arterial sistêmica (HAS) não é um fator de risco.
    d) Estão associadas com valva aórtica bicúspide.

13. Referente à úlcera penetrante aórtica, é correto afirmar:
    a) Apresenta laceração da túnica íntima.
    b) Frequentemente acomete a aorta torácica descendente.
    c) Pacientes jovens com Marfan apresentam maior risco destas lesões.
    d) O tratamento sempre é cirúrgico pelo risco de complicações.

14. Quanto ao aneurisma da aorta torácica, pode-se afirmar que:
    a) O quadro clínico pode incluir estridor, hemoptise e hemorragia intrapulmonar.
    b) A aterosclerose é a causa predominante dos aneurismas na porção ascendente.
    c) Os aneurismas ateroscleróticos raramente ocorrem na aorta descendente.
    d) O ecocardiograma transtorácico é tão apurado como técnica diagnóstica quanto a tomografia se o comprometimento for na aorta descendente.

15. São recomendações gerais que devem ser instituídas para os pacientes com dissecções aórticas tratadas, exceto:
    a) Evitar esporte de contato e exercícios isométricos.
    b) Realizar tomografia computadorizada ou ressonância magnética a cada 6 meses.
    c) Controle de PA e FC.
    d) Cessação de tabagismo e uso de estatinas.

16. Referente ao aneurisma de aorta ascendente, é correto afirmar:
    a) A maioria dos pacientes é sintomática.
    b) Sopro sistólico de estenose aórtica pode estar presente.
    c) Disfagia e rouquidão podem ser sintomas compressivos.
    d) Em pacientes jovens a principal causa é aterosclerose.

17. Paciente do sexo masculino, 25 anos, portador de síndrome de Marfan, realizou tomografia computadorizada (TC), que evidenciou aneurisma de aorta torácica ascendente de 52 mm. No ecocardiograma, a valva aórtica não apresentou sinais de insuficiência. Sua mãe teve morte súbita aos 45 anos. Diante desses dados, qual sua orientação?
    a) Cirurgia para correção do aneurisma.
    b) Realização de TC/RMN a cada 6-12 meses e indicar cirurgia com diâmetro acima de 55 mm.
    c) Tratamento medicamentoso com betabloqueador e inibidor da enzima conversora da angiotensina (IECA).
    d) Realização de ecocardiograma a cada 6 meses e indicar cirurgia no caso de insuficiência valvar aórtica moderada.

18. De acordo com a diretriz brasileira, nos aneurismas de aorta torácica descendente a partir de qual diâmetro deve ser indicada a correção cirúrgica em decorrência dos riscos de complicações?
    a) 4,5 cm.
    b) 5,0 cm.
    c) 5,5cm.
    d) 6,0 cm.

19. Sobre a técnica endovascular (TEVAR) com implante de endoprótese nos aneurismas da aorta torácica, qual alternativa está correta?
    a) TEVAR é preferível a cirurgia, quando a anatomia é adequada.
    b) Apresenta bons resultados para tratamento de aneurismas de aorta torácica ascendente.
    c) Oferece excelente resultados para o tratamento do arco da aorta.
    d) O risco de paraplegia e reintervenção é menor com TEVAR.

20. Com relação aos aneurismas da aorta abdominal (AAA), assinale a alternativa incorreta:
    a) *Screening* com ultrassom abdominal deve ser realizado em todos os homens e mulheres acima de 65 anos de idade.
    b) Cessação do tabagismo pode retardar o crescimento do AAA.
    c) O uso de estatinas e inibidores da enzima conversora da angiotensina (IECA) são indicados para reduzir complicações.
    d) A correção deve ser indicada se o diâmetro for > 55 mm ou o crescimento do aneurisma for > 10 mm/ano.

118   Treinamento em Diretrizes – Cardiologia

Respostas comentadas

1. Resposta: **B**

   A diretriz da American Heart Association (ACCF/AHA) divide a aorta torácica em quatro partes (mostradas também na Tabela 1):
   - Raiz da aorta: que inclui o anel valvar aórtico, a valva aórtica e os seios de Valsalva.
   - Aorta ascendente: inicia na junção sinotubular e estende-se até a origem da artéria braquiocefálica.
   - Arco aórtico: a partir da origem da artéria braquiocefálica até a origem da artéria subclávia esquerda.
   - Aorta descendente: a partir da origem da artéria subclávia esquerda até o diafragma.

   A parede da aorta é composta por três camadas:
   - A túnica íntima, que consiste de uma única camada de células endoteliais sobre uma lâmina elástica interna que separa a íntima da média.
   - A túnica média, que é constituída de células musculares lisas e fibras elásticas.
   - A túnica adventícia, que é constituída de colágeno e *vasa vasorum* que nutrem a camada média e a túnica externa.

   Os diâmetros da aorta em adultos saudáveis geralmente não excedem 40 mm e diminuem gradualmente a jusante. São variavelmente influenciados por vários fatores, incluindo idade, sexo, tamanho corporal (altura, peso, área de superfície corporal) e pressão arterial. A taxa de expansão da aorta é de cerca de 0,9 mm nos homens e 0,7 mm em mulheres para cada década de vida. Os valores de normalidade no limite superior (percentil 99) são 40 mm nos homens e 34 mm nas mulheres.

Tabela 1   Classificação das porções da aorta torácica e abdominal

Aorta	Torácica	Raiz da aorta
		Aorta ascendente
		Arco aórtico
		Aorta descendente
	Abdominal	Suprarrenal
		Infrarrenal

Capítulo 6 Doenças da aorta 119

2. Resposta: **A**

As síndromes genéticas associadas com aneurismas e dissecções da aorta torácica são a síndrome de Marfan, a síndrome de Loeys-Dietz, a síndrome Ehlers-Danlos forma vascular ou tipo IV e a síndrome de Tuner. Em decorrência do risco de complicações agudas, a diretriz da ACCF/AHA recomenda para pacientes com síndrome de Marfan e Loeys-Dietz a realização de ecocardiograma para avaliação dos diâmetros da raiz da aorta e aorta ascendente no momento diagnóstico, após 6 meses para determinar a taxa de aumento e exames anuais (classe I, nível de evidência – NE – C). Pacientes com síndrome de Turner devem ser submetidos a exames de imagem do coração e aorta para evidência de válvula aórtica bicúspide, coarctação da aorta ou dilatação da aorta torácica ascendente a cada 5 a 10 anos se a imagem inicial estiver normal (classe I, NE C).

3. Resposta: **A**

As diretrizes da ACCF/AHA e da European Society of Cardiology (ESC) utilizam duas classificações anatômicas que levam em consideração o segmento acometido da aorta. A classificação de DeBakey foi a primeira proposta e classifica as dissecções com base na origem e na extensão da dissecção na íntima. A classificação de Stanford divide as dissecções de acordo com o comprometimento da aorta ascendente. (ambas estão descritas na Tabela 2). Enquanto a diretriz europeia prefere a utilização da classificação de Stanford, a diretriz da ACCF/AHA não determina qual classificação deveria ser utilizada.

Tabela 2 Classificação de De Bakey e Stanford e suas subdivisões

Classificação de De Bakey	
Tipo I	Dissecção origina-se na aorta ascendente e estende-se por toda a aorta
Tipo II	Dissecção fica limitada à aorta ascendente
Tipo III	Dissecção origina-se na aorta descendente e se propaga distalmente
Tipo IIIa	Limitada à aorta torácica
Tipo IIIb	Estende-se abaixo do diafragma
Classificação de Stanford	
Tipo A	Envolve a aorta ascendente independentemente da origem
Tipo B	Não envolve a aorta ascendente*

* O envolvimento do arco aórtico sem aorta ascendente é considerado tipo B.

120　Treinamento em Diretrizes – Cardiologia

Em decorrência das diferenças de prognóstico conforme a localização da dissecção, conhecer essas classificações torna-se importante, pois relaciona-se com o tipo de tratamento a ser empregado.

4. Resposta: **A**

A diretriz da ESC define como dissecção aguda a que se apresenta dentro das 2 semanas do início dos sintomas e dissecção crônica a que ocorre além da segunda semana. Como este limite de 14 dias foi baseado em estimativas de sobrevidas derivadas de estudos do final da década de 1950, atualmente com os avanços de métodos diagnósticos e estratégias de tratamento, as diretrizes da ESC sugeriram dividir as dissecções aórticas em aguda (< 14 dias), subaguda (15 a 90 dias) e crônica (> 90 dias). A diretriz da ACCF/AHA define como dissecção aguda aquela que se apresenta até 2 semanas do início dos sintomas, dissecção subaguda entre 2 e 6 semanas e dissecção crônica aquela com mais de 6 semanas.

5. Resposta: **B**

A dor torácica de início abrupto é o principal sintoma da dissecção de aorta (DAo) aguda e está presente em mais de 80% dos casos. De caráter rasgante, dilacerante e/ou semelhante a facada, normalmente é de forte intensidade e tipicamente diferente das outras causas de dor torácica. Nas DAo do tipo A, o local mais comum é na região anterior do tórax, enquanto as dissecações do tipo B apresentam-se mais comumente com dor nas costas ou no abdome. Déficit de pulso pode ser encontrado em um terço dos casos e é altamente sugestivo de dissecção de aorta (razão de verossimilhança positiva 5,7; IC 95%; 1,4 a 23). A apresentação é sem dor, apesar de ser incomum e ocorrer em menos de 6,0% dos casos. É verificada nos pacientes idosos, com síndrome de Marfan ou uso crônico de corticoides. Na Tabela 3, estão descritas as principais manifestações clínicas e complicações.

Tabela 3　Manifestações clínicas e complicações decorrentes da DAo tipo A e B de Stanford

	Tipo A	Tipo B
Dor de início abrupto	85%	85%
Dor torácica anterior	80%	70%
Dor nas costas	40%	70%
Sopro de insuficiência aórtica	40-75%	NA

(continua)

Capítulo 6 Doenças da aorta 121

Tabela 3 Manifestações clínicas e complicações decorrentes da DAo tipo A e B de Stanford *(continuação)*

	Tipo A	Tipo B
Tamponamento cardíaco	< 20%	NA
Infarto do miocárdio	10-15%	10%
Síncope	15%	< 5%
Derrame pleural	15%	20%
Insuficiência cardíaca aguda	< 10%	< 5%
Insuficiência renal aguda	< 20%	10%
Isquemia de membros inferiores	< 10%	< 10%
Déficit neurológico maior (AVE/coma)	< 10%	< 5%
Isquemia mesentérica	< 5%	NR
Paraplegia	< 1%	NR

AVE: acidente vascular encefálico; NA: não aplicado; NR: não reportado.

6. Resposta: **D**

O D-dímero é o biomarcador mais disponível para triagem diagnóstica de dissecção de aorta (DAo) (*point-of-care test*), com sensibilidade de 94% e especificidade variando de 40 a 100%, quando realizado nas primeiras 6 horas do início dos sintomas. Vários pesquisadores demonstraram que um nível de corte de 500 ng/mL (atualmente usado para embolia pulmonar) é altamente sensível para descartar DAo aguda nas primeiras 6 horas do início dos sintomas. Assim, a diretriz da ESC recomenda, classe IIa, nível de evidência B, a realização deste biomarcador nos pacientes de baixa probabilidade clínica, sendo que valores normais podem ser utilizados para afastar o diagnóstico. Já as diretrizes de 2010 da ACCF/AHA não recomendam a realização do D-dímero como triagem para os pacientes com suspeita de DAo, já que em úlcera penetrante e hematoma intramural sua dosagem poderia ser normal.

7. Resposta: **D**

Ambas as diretrizes recomendam que o atendimento inicial das DAo deve ser direcionado para diminuir o estresse da parede aórtica, controlando a FC e a PA (classe I, nível de evidência C). Os alvos são uma frequência cardíaca inferior a 60 bpm e uma pressão arterial sistólica entre 100 e 120 mmHg. Betabloqueadores (BB) como propranolol, metoprolol, labetalol ou esmolol, em administração intravenosa, são as drogas de escolha para o tratamento inicial

122 Treinamento em Diretrizes – Cardiologia

(classe I, nível de evidência C). Em pacientes com contraindicações claras ao BB, bloqueadores de canais de cálcio não di-idropiridínicos (verapamil e diltiazem) podem ser usados como alternativa (classe I, nível de evidência C). A terapia vasodilatadora nunca deve ser iniciada antes do controle da FC para evitar reflexo de taquicardia associado a vasodilatação, que pode aumentar o estresse da parede aórtica e levar à propagação e expansão da dissecção aórtica (nível de evidência C). Entretanto, se a pressão arterial sistólica permanecer maior que 120 mmHg após controle adequado da FC, vasodilatadores intravenosos (nitroprussiato de sódio ou nicardipina) devem ser administrados prontamente (classe I, nível de evidência C).

8. Resposta: **B**

Angiotomografia (AngioTC), ressonância magnética (RM) e ecocardiograma transesofágico (ETE) fornecem acurácias semelhantes para o diagnóstico de dissecção aórtica aguda (DAoA). Estudos comparando a AngioTC, a RM e o ETE mostraram aproximadamente 100% de sensibilidade para todas as modalidades, como mostra a Tabela 4, com melhor especificidade da AngioTC do que do ETE e da RM. Nos pacientes com instabilidade hemodinâmica, prefere-se o ETE à beira do leito como exame inicial a ser realizado. Se existe uma alta suspeita clínica (paciente de alto risco) para DAoA, e o estudo da aorta inicial é negativo, deve-se considerar fortemente a obtenção de um segundo estudo de imagem para complementação. Em pacientes de alto risco, radiografia de tórax normal não afasta o diagnóstico de dissecção.

Tabela 4   Métodos de imagem para investigação de dissecção de aorta

Exames	Sensibilidade	Especificidade
ECO transtorácico	59 a 85%	63 a 96%
ECO transesofágico	98 a 99%	94 a 97%
Angiotomografia	96 a 100%	96 a 100%
Ressonância magnética	98%	98%
Aortografia	88%	94%

ECO: ecocardiograma.

Capítulo 6 Doenças da aorta 123

9. Resposta: **D**

Os pacientes com dor precordial, após afastado o diagnóstico de síndrome coronariana (história clínica, exame físico e eletrocardiograma), devem ser estratificados quanto à probabilidade clínica (probabilidade pré-teste) de dissecção de aorta. Avaliando as condições/antecedentes pessoais, características da dor e alterações no exame físico, como descrito na Tabela 5, os pacientes são classificados em baixa, intermediária ou alta probabilidade, orientando assim a solicitação de exames complementares. As diretrizes da ACCF/AHA e da ESC determinam (classe I, nível de evidência B) avaliar a probabilidade pré-teste (risco de detecção) em todos os pacientes com queixas que possam sugerir DAo aguda, por meio dos antecedentes predisponentes, característica da dor e achados no exame físico, e assim orientam as decisões diagnósticas seguintes. A Figura 1 ilustra um fluxograma para auxiliar no diagnóstico de DAo de acordo com a probabilidade pré-teste.

Tabela 5 Características clínicas a serem investigadas

Antecedentes (1 ponto)	Característica da dor (1 ponto)	Exame físico (1 ponto)
• Síndrome de Marfan • Doença do tecido conjuntivo • História familiar de doença da aorta • Doença valvular aórtica conhecida • Manipulação aórtica recente • Aneurisma da aorta torácica conhecido	Dor no peito, costas ou abdome, descrita como: • Início abrupto • Forte intensidade • "Rasgando, facada ou dilacerando"	Evidências de déficit de perfusão: • Déficit de pulso • Diferencial sistólico de PA • Déficit neurológico focal (em conjunto com a dor) • Sopro de insuficiência aórtica (novo e com a dor) • Hipotensão ou estado de choque

* Na presença de uma ou mais variáveis de cada fator investigado considera-se 1 ponto. PA: pressão arterial.

Os pacientes são classificados em probabilidade clínica pré-teste:
- Baixo risco (0 ponto): deve-se pesquisar diagnóstico diferencial, não sendo a avaliação da aorta necessária inicialmente.
- Risco intermediário (1 ponto): a avaliação da aorta pode ser feita na ausência de um diagnóstico diferencial claro.
- Risco alto (2 ou mais pontos): DAo aguda é a principal hipótese diagnóstica; a avaliação da aorta deve ser imediata.

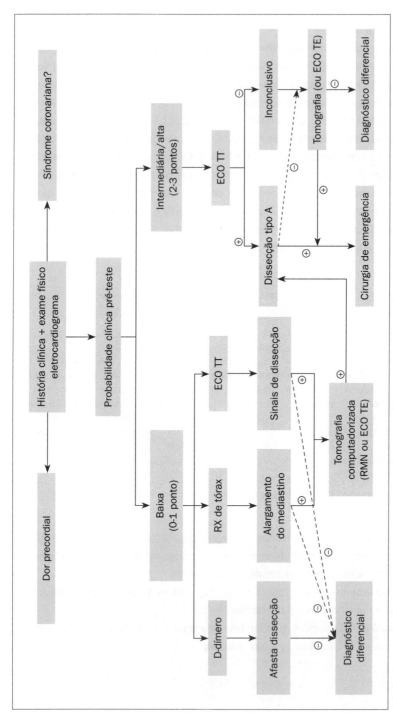

Figura 1 Fluxograma para orientação dos exames de imagens baseado na probabilidade clínica pré-teste de acordo com a diretriz da European Society of Cardiology (2014).
RMN: angiorressonância de aorta; RX: radiografia de tórax; ECO: ecocardiograma; TT: transtorácico; TE: transesofágico.

10. Resposta: D

O hematoma intramural na aorta (HIA) ocorre em 5-25% das síndromes aórticas agudas e é uma entidade clínica caracterizada por hematoma na parede da aorta (camada média), na ausência de lesão da íntima ou formação de falsa luz. O diagnóstico é confirmado pela presença de espessamento circular ou crescente maior 5 mm da parede da aorta, sem fluxo detectável. O exame de escolha é tomografia computadorizada ou ressonância magnética da aorta. O ecocardiograma possui baixa sensibilidade para identificação do hematoma e não deve ser solicitado como exame de investigação diagnóstico. O HIA possui evolução variada e pode levar à dissecção aórtica clássica (28 a 47%) e/ou à ruptura da aorta (20 a 45%), sendo que a regressão é observada em apenas 10% dos pacientes. Espessamento da parede da aorta acima de 11 mm, diâmetro da aorta maior ou igual a 50 mm, dor persistente, dificuldade em controlar a pressão arterial e derrame pleural são critérios de gravidade. A diretriz da ESC determina que se o HIA acometer a aorta ascendente (tipo A), cirurgia de urgência dever ser indicada (classe I, nível de evidência C). No HIA que acomete a aorta descendente (tipo B), recomenda-se a terapia médica conservadora e expectante, com vigilância cuidadosa e exames de imagem seriados (classe I, nível de evidência C). A diretriz da ACCF/AHA possui indicações semelhantes, recomendando o tratamento do HIA igual ao mesmo segmento da aorta na DAo aguda (classe IIa, nível de evidência C).

11. Resposta: C

A DAo aguda Stanford tipo A é uma doença grave com elevada mortalidade precoce, de 50%, caso o paciente não seja operado nas primeiras 48 horas. Existe um consenso entre as diretrizes de que o paciente deverá ser submetido ao tratamento cirúrgico de urgência, sem a necessidade de realização de outros exames (classe I, nível de evidência B). O ecocardiograma transtorácico pode ser realizado para avaliar o tamanho da raiz da aorta e o grau de insuficiência valvar aórtica desde que não se atrase o procedimento cirúrgico.

12. Resposta: A

Todas as diretrizes concordam que nas dissecções agudas do tipo B não complicada a terapia medicamentosa com alívio da dor, controle de frequência cardíaca e pressão arterial é o tratamento de escolha ideal (classe I, nível de evidência C). Existe concordância de que o tratamento cirúrgico está condicionado à presença de complicações, como sinais de ruptura aórtica (hemotórax, expansão rápida do diâmetro aórtico, alargamento de mediastino), isquemia

126 Treinamento em Diretrizes – Cardiologia

grave visceral ou de extremidades, ou progressão da dissecção durante terapia medicamentosa, caracterizada por dor persistente ou recorrente (classe I, nível de evidência C). No acompanhamento das complicações, a avaliação seriada da aorta com tomografia computadorizada ou ressonância é necessária. Aproximadamente 75% dos pacientes com dissecção aórtica têm história de hipertensão arterial. A valva aórtica bicúspide é um fator de risco bem estabelecido para a dissecção aórtica proximal.

13. Resposta: **B**

Úlceras penetrantes aórticas (UPA) caracterizam-se por ulceração em placa aterosclerótica penetrando na lâmina elástica interna e formando hematoma dentro da parede aórtica. Anatomicamente, as UPA se desenvolvem nos segmentos aórticos em que as alterações ateroscleróticas são mais comuns e, portanto, localizadas na aorta torácica descendente em mais de 90% dos casos. O paciente típico é idoso (geralmente acima de 65 anos de idade), tem hipertensão e aterosclerose difusa, e apresenta dor torácica ou nas costas, mas sem sinais de regurgitação aórtica ou má perfusão. Menos comumente os pacientes apresentavam apenas sinais de embolização distal. Em todos os pacientes com UPA recomenda-se a terapia medicamentosa com alívio da dor e controle da pressão arterial (classe I, nível de evidência C). Na UPA tipo A a cirurgia pode ser considerada (classe IIa, nível de evidência C). Na UPA tipo B não complicada recomenda-se a terapia medicamentosa com vigilância cuidadosa, já casos com sinais de complicações e sinais de ruptura aórtica, a endoprótese endovascular (classe IIA, nível de evidência C) geralmente é preferível à correção cirúrgica (classe IIb, nível de evidência C).

14. Resposta: **A**

A aterosclerose é a causa mais frequente dos aneurismas da aorta descendente, porém, é causa menos comum na sua porção ascendente. Os aneurismas de aorta ascendente normalmente estão associados a alterações genéticas variadas, sendo algumas hereditárias, como a síndrome de Marfan ou de Ehlers--Danlos. A maioria dessas anomalias tem em comum a degeneração cística da camada média da aorta, alteração essa que é acelerada pela hipertensão arterial sistêmica. Metade dos pacientes é assintomática por toda a vida e às vezes é diagnosticada por exames de imagem realizados por outros motivos. Os sintomas estão associados a efeito de compressão local, como na traqueia causando estridor, ou nos brônquios causando tosse, hemoptise ou hemorragia pulmonar. Os métodos de escolha para o diagnóstico dos aneurismas torácicos são a angiotomografia e a angiorressonância de aorta. O ecocardiograma transtorácico é um método excelente para avaliação da raiz aórtica, mas perde a capacidade de detecção a partir da porção medial ou distal da aorta ascendente

15. Resposta: B

O risco de complicações aórticas, especialmente a expansão da falsa luz, é maior nos primeiros meses após o evento. As diretrizes atuais recomendam a vigilância por tomografia computadorizada (TC) ou ressonância magnética antes da alta hospitalar e em 1, 3 , 6 e 12 meses e, posteriormente, a cada ano, dependendo das condições clínicas, do tamanho aórtico e do aumento relacionado na dimensão ao longo do tempo. A principal terapia alvo continua sendo manter pressão arterial < 120/80 mmHg e a frequência cardíaca < 60 bpm. Pacientes com doença da aorta torácica aterosclerótica, com ou sem dissecção, devem ser considerados equivalentes de doença coronariana e tratados com estatinas, sendo que as estatinas podem reduzir a taxa de crescimento do aneurisma da aorta torácica e a proporção de aneurismas da aorta torácica que progridem para dissecção e ruptura, por conseguinte. O paciente deve ser orientado quanto a cessação do tabagismo e modificações no estilo de vida como evitar cocaína ou outras drogas estimulantes, como metanfetamina, atividades físicas extenuantes (exercícios isométricos, empurrões ou esforços que exijam uma manobra de Valsalva) e esportes de contato (por exemplo, futebol competitivo, hóquei no gelo ou futebol etc.). Exercícios aeróbicos leves e atividades diárias não são restritos.

16. Resposta: C

A maioria dos aneurismas da aorta ascendente e arco, quando acomete pacientes idosos, são causados principalmente pela aterosclerose; nos pacientes mais jovens são causados por doença do tecido conectivo (síndrome de Marfan e Ehlers-Danlos) e presença de valva aórtica bicúspide. Muitos pacientes com aneurisma da aorta torácica são assintomáticos e diagnosticados por radiografia de tórax ou tomografia computadorizada obtida por outras razões. Um aneurisma pode causar sintomas compressivos nas estruturas adjacentes, incluindo rouquidão, estiramento do nervo laríngeo recorrente esquerdo; estridor, de compressão traqueal ou brônquica; dispneia por compressão pulmonar; disfagia por compressão esofágica; e pletora e edema, da compressão da veia cava superior. A regurgitação valvar aórtica, com aparecimento de sopro diastólico, pode se desenvolver em decorrência da dilatação da raiz da aorta ou da aorta ascendente e resultar em insuficiência cardíaca. Dor no pescoço e na mandíbula pode ocorrer com aneurismas do arco aórtico, enquanto dor no dorso, interescapular e/ou no

128   Treinamento em Diretrizes – Cardiologia

ombro esquerdo pode ocorrer com aneurismas da aorta torácica descendente. Síndromes aórticas agudas, incluindo dissecção ou ruptura sem dissecção, podem ocorrer com resultados potencialmente catastróficos

17. Resposta: A

Em síndrome de Marfan, as diretrizes brasileiras de 2004 só indicam cirurgia profilática se diâmetro > 5,5 cm ou > 5,0 cm nos casos com história familiar de dissecção ou morte súbita (classe IIA, nível de evidência C). Já as diretrizes mais recentes da ESC e da ACCF/AHA indicam cirurgias em pacientes com síndrome de Marfan com diâmetro máximo da aorta ≥ 5,0 cm. Uma medida inferior de 4,5 cm pode ser considerada em pacientes com fatores de risco adicionais, como história familiar de dissecção, aumento do tamanho de 0,3 cm/ano (em exames repetidos usando a mesma técnica e confirmada por outra técnica), regurgitação aórtica grave ou desejo de gravidez. As diretrizes são muito semelhantes com as indicações do procedimento cirúrgico diferindo apenas nos valores das recomendações e níveis de evidências, como resume a Tabela 6.

Tabela 6   Recomendação para indicação cirúrgica de acordo com as diretrizes americana, europeia e brasileira

Recomendações	ACCF/AHA (2010)	ESC (2014)	SBC (2004)
Assintomático	Diâmetro ≥ 5,5 cm ou progressão 0,5 cm/ano classe I, NE C	Diâmetro ≥ 5,5 cm Classe IIa, NE C	Diâmetro ≥ 6 cm Classe I, NE C
Síndromes genéticas (Marfan, Ehlers--Danlos, Loeys-Dietz, síndrome de Turner, síndrome da aorta torácica familiar)	Diâmetro ≥ 4-5 cm Classe I, NE C	Diâmetro ≥ 5 cm Classe I, NE C Diâmetro ≥ 4,5 cm com complicações Classe IIa, NE C	Diâmetro ≥ 5,5 cm ou Diâmetro ≥ 5 cm (HF de MS ou dissecção) Classe IIa, NE C
Valva aórtica bicúspide	Diâmetro ≥ 4-5 cm Classe I, NE C	Diâmetro ≥ 5 cm Classe IIa, NE C	Não determinado
Arco da aorta	Diâmetro ≥ 5,5 cm Classe IIa, NE B	Diâmetro ≥ 5,5 cm Classe IIa, NE B	Não determinado

ACCF/AHA: American College of Cardiology Foundation/American Heart Association; ESC: European Society of Cardiology; NE: nível de evidência; HF: história familiar; MS: morte súbita; SBC: Sociedade Brasileira de Cardiologia.

Capítulo 6 Doenças da aorta 129

18. Resposta: D

As diretrizes da ESC e da ACCF/AHA concordam com a correção dos aneurismas de aorta descendente por endoprótese para diâmetros $\geq$ 5,5 cm e, quando esta não é factível, por correção cirúrgica para diâmetros $\geq$ 6,0 cm classe IIa, nível de evidência C. A diretriz brasileira de 2004 determina correção do aneurisma se sintomas ou diâmetro aórtico > 6,0 cm, classe I, nível de evidência C, sendo por meio de endoprótese com indicação classe IIa e nível de evidência C.

19. Resposta: A

O tratamento dos aneurismas da aorta descendente foi modificado com o desenvolvimento da técnica endovascular (TEVAR) utilizando endoprótese. Recentemente, importante estudo multicêntrico confirmou que a TEVAR parece ser superior que a cirurgia, com mortalidade 2,1 *vs.* 11,7%, sendo estes resultados mantidos por 5 anos. Dessa forma, quando a anatomia é favorável e na aorta torácica descendente a TEVAR é preferível ao tratamento cirúrgico. A TEVAR oferece excelentes resultados para os aneurismas da aorta torácica descendente, não sendo liberada de forma rotineira para utilização em aorta ascendente e arco da aorta. Risco de paraplegia (6,7%) e reintervenções são iguais ao procedimento cirúrgico.

20. Resposta: A

As diretrizes da ESC e da ACCF/AHA recomendam *screening* diagnóstico com ultrassom em todos os homens com mais de 65 anos de idade (classe I, nível de evidência A) e em mulheres apenas para as com história de tabagismo prévio ou atual (classe IIb, nível de evidência C). Cessar o tabagismo é fortemente recomendado, pois retardar o crescimento do aneurisma da aorta abdominal (AAA) (classe I, nível de evidência B) e o uso de IECA e estatinas podem ser considerados para reduzir complicações (classe IIb, nível de evidência C). A correção do aneurisma, preferencialmente por TEVAR, é recomendado para diâmetro > 55 mm ou crescimento do aneurisma > 10 mm/ano (classe I, nível de evidência B). A diretriz brasileira determina a correção em casos assintomáticos, cirurgia, se diâmetro > 5,5 cm e baixo risco operatório/longa expectativa de vida (classe I, nível de evidência A) e diâmetro > 6,0 cm, se risco operatório elevado (classe I, nível de evidência C), sendo TEVAR apenas se alto risco cirúrgico e anatomia favorável (classe IIA, nível de evidência C).

Referências bibliográficas

1. Erbel R, Aboyans V, Boileau C, Bossone E, Di Bartolomeo B, Eggebrecht H, et al. 2014 ESC Guidelines on the diagnosis and treatment of aortic diseases. Document covering acute and chronic aortic diseases of the thoracic and abdominal aorta of the adult. The Task Force for the Diagnosis and Treatment of Aortic Diseases of the European Society of Cardiology (ESC). Eur Heart J. 2014;35:2873-926.
2. Albuquerque LC, Palma JH, Braile D, Gomes W. Diretrizes para a cirurgia das doenças da aorta. Arq Bras Cardiol. 2004;82(supl.V):35-50.
3. Bossone E, LaBounty TM, Eagle KA. Acute aortic syndromes: diagnosis and management, an update. Eur Heart J. 2018;39:739-49.
4. Hiratzka LF, Bakris G, Beckman JA, Bersin RM, Carr VF, Casey DE, et al. 2010 ACCF/AHA/ AATS/ACR/ASA/SCA/SCAI/SIR/STS/SVM Guidelines for the diagnosis and management of patients with thoracic aortic disease: executive summary. A report of the American College of Cardiology Foundation/American Heart Association Task Force on Practice Guidelines, American Association for Thoracic Surgery, American College of Radiology, American Stroke Association, Society of Cardiovascular Anesthesiologists, Society for Cardiovascular Angiography and Interventions, Society of Interventional Radiology, Society of Thoracic Surgeons, and Society for Vascular Medicine. Circulation. 2010;121:1544-79.

Capítulo 7

Síndrome coronariana aguda sem supradesnivelamento do segmento ST

Questões

1. Qual a recomendação atual de realização de angiotomografia de artérias coronárias na avaliação de dor torácica na emergência?
   a) Indicação classe I e nível de evidência A em pacientes com síndrome coronariana aguda sem supradesnivelamento do segmento ST (SCASSST) de alto risco.
   b) Indicação classe IIb e nível de evidência B em pacientes com SCASSST de baixo risco.
   c) Indicação classe I e nível de evidência A em pacientes com dor torácica de risco baixo/intermediário.
   d) Indicação classe IIa e nível de evidência A na estratificação de risco coronariano em pacientes com infarto agudo do miocárdio sem supradesnivelamento do segmento ST (IAMSSST).

2. Paciente de 78 anos com diagnóstico de IAMSSST, 72 kg e creatinina sérica de 0,68 mg/dL. Ao realizar uma prescrição para o paciente, qual dose de anticoagulante deve ser utilizada?
   a) Enoxaparina 0,75 mg/kg, subcutânea, a cada 12 h.
   b) Enoxaparina 1,0 mg/kg, subcutânea, a cada 12 h.
   c) Enoxaparina 1,0 mg/kg, subcutânea, 1 x/dia.
   d) Enoxaparina 0,75 mg/kg, subcutânea, 1 x/dia.

3. Paciente de 67 anos do sexo feminino deu entrada em um serviço de emergência com dor torácica prolongada, hemodinamicamente estável, referindo três episódios nas últimas 12 horas. Pressão arterial de 100 x 60 mmHg e frequência cardíaca de 95 bpm. Referia antecedentes de hipertensão, tabagismo e diabetes. O eletrocardiograma de entrada mostrava infradesnivelamento do segmento ST de 2 mm. Iniciada nitroglicerina endovenosa com melhora completa da dor. O resultado da troponina foi positivo e apresentava creatinina de 1,7 mg/dL. Diante desse quadro, qual o risco isquêmico e qual(is) escore(s) podem ser utilizados para estratificar o risco coronariano da paciente em questão?

a) Risco alto – utilizar os escores TIMI e GRACE.

b) Risco intermediário – utilizar os escores TIMI e GRACE.

c) Risco alto – utilizar o escore GRACE.

d) Risco alto – utilizar o escore TIMI.

4. No caso da paciente da questão anterior, em quanto tempo idealmente ela deve ser submetida à cineangiocoronariografia?

a) < 2 horas.

b) < 24 horas.

c) 25 a 72 horas.

d) Realizar teste não invasivo antes de indicar a cineangiocoronariografia.

5. Essa mesma paciente das questões anteriores deve ser transportada a qual tipo de acomodação e a monitorização nesse local deve ser indicada por quanto tempo?

a) Pode ser levada à enfermaria e não necessita de monitorização.

b) Deve ser levada à unidade coronariana e permanecer no local até que a conduta definitiva para seu caso seja tomada.

c) Deve ser levada à unidade coronariana e permanecer lá por 48 horas.

d) Deve permanecer na unidade coronariana durante toda a internação.

6. Considerando que a mesmo paciente em questão apresente hemoglobina de 16,2 mg/dL, leucócitos de 8.300 mm^3 e peso de 72 kg, qual o risco de sangramento dessa paciente?

a) Baixo.

b) Moderado.

c) Alto.

d) Muito alto.

Capítulo 7 Síndrome coronariana aguda sem supradesnivelamento do segmento ST 133

7. Quanto ao tipo de *stent* a ser utilizado (convencional *versus* farmacológico) em SCASSST, qual a recomendação atual?
   a) *Stent* farmacológico deve ser utilizado sempre.
   b) *Stent* convencional deve ser preferencialmente utilizado.
   c) Não existe recomendação específica quanto ao tipo de *stent*, devendo ser avaliadas a disponibilidade, a anatomia coronária e o paciente em questão.
   d) Intervenção coronária percutânea somente deve ser realizada quando a cirurgia de revascularização miocárdica não for opção.

8. Em relação à terapia hipolipemiante na SCASSST, qual a afirmativa correta?
   a) Todos devem utilizar atorvastatina 80 mg/dia.
   b) O uso de sinvastatina está contraindicado.
   c) Não existe recomendação para coleta de perfil lipídico nesses pacientes.
   d) A meta estabelecida visa alcançar LDL-colesterol < 70 mg/dL.

9. Quanto à transfusão sanguínea em pacientes com SCASSST, podemos afirmar que:
   a) A transfusão sanguínea desnecessária está relacionada a aumento do risco de morte e eventos.
   b) Todos os pacientes com hemoglobina < 9,0 g/dL devem receber transfusão sanguínea.
   c) Não existe nenhuma recomendação nacional ou internacional de transfusão para esse grupo de pacientes.
   d) Apresentou melhora de sobrevida quando a hemoglobina < 8,0 g/dL.

10. Em um paciente que esteja recebendo prasugrel e tenha que ser submetido a uma cirurgia não cardíaca eletiva, quanto tempo devemos aguardar sem o medicamento em razão do risco de sangramento?
    a) 5 dias.
    b) 7 dias.
    c) 1 dia.
    d) 3 dias.

11. Quanto ao uso dos inibidores de glicoproteínas IIb/IIIa, podemos afirmar que:
    a) Deve ser feito de rotina em todos os pacientes com IAMSSST em razão do alto risco desses pacientes.
    b) O início da administração é preconizado na unidade de emergência, antes da realização da estratificação invasiva.

c) Tem como principal indicação em pacientes de baixo risco hemorrágico, sob dupla antiagregação plaquetária, submetidos à intervenção coronária percutânea de alto risco (presença de alta carga trombótica).

d) Não devem feito em hipótese alguma nas SCASSST.

12. Qual a afirmação mais adequada sobre o uso de betabloqueadores em SCASSST?

a) Deve ser feito via oral de rotina em todos os pacientes com SCASSST de risco intermediário e alto.

b) Pode ser feito precocemente mesmo em pacientes com sinais de insuficiência cardíaca.

c) A administração endovenosa é preferível em relação à oral em razão de seu rápido início de ação.

d) Paciente em uso crônico do medicamento deve ter o uso suspenso de rotina à chegada em razão do risco elevado de choque cardiogênico.

13. Qual das afirmativas a seguir está correta em relação ao uso de nitratos em SCASSST?

a) Devem ser utilizados de rotina em todos os pacientes com SCASSST, pois demonstraram redução de mortalidade nesse grupo de pacientes.

b) Em pacientes que utilizaram inibidores da fosfodiesterase, devemos aguardar no mínimo 72 horas para iniciar o uso com segurança.

c) Nitroprussiato de sódio é a primeira opção de nitrato endovenoso em SCASSST.

d) Nitroglicerina endovenosa é indicada para pacientes com SCASSST com isquemia persistente, sinais de insuficiência cardíaca ou hipertensão.

14. Em relação aos pacientes diabéticos com SCASSST, pode-se afirmar que:

a) O uso de inibidores de glicoproteína IIb/IIIa mostrou maior benefício do que na população não diabética e, portanto, deve ser utilizado de rotina.

b) O tratamento medicamentoso na fase aguda e a indicação de revascularização são semelhantes aos pacientes sem a doença.

c) A glicemia deve ser mantida restrita e sempre abaixo de 140 mg/dL.

d) Em longo prazo, a recorrência de eventos é menor do que no restante da população.

Capítulo 7 Síndrome coronariana aguda sem supradesnivelamento do segmento ST   135

15. Em pacientes com insuficiência renal crônica e SCASSST, podemos afirmar que:

a) A profilaxia de nefropatia com contraste está indicada para todos os pacientes por meio de hidratação com solução salina isotônica endovenosa e uso de contraste isoosmolar ou de baixa osmolaridade.

b) Alguns antitrombóticos são contraindicados para todos os pacientes com insuficiência renal crônica e *clearance* de creatinina < 60 mL/min.

c) A doença renal não implica maior risco de eventos coronarianos em longo prazo após a SCASSST.

d) Pacientes com insuficiência renal crônica não devem ser submetidos a cirurgia de revascularização miocárdica.

16. Paciente de 72 anos compareceu ao pronto-socorro com quadro de dor precordial em opressão há 2 horas. Referia antecedente de *diabetes mellitus*. Hemodinamicamente estável. Eletrocardiograma mostrava infradesnivelamento de ST com inversão de onda T de V2 a V6. Foi iniciada a administração de ácido acetilsalicílico (AAS) 300 mg, VO e enoxaparina subcutânea. Após administração de nitrato sublingual, apresentou melhora completa da dor. O cateterismo foi solicitado, devendo ser realizado no dia seguinte. Considerando a necessidade de dupla terapia antiplaquetária nesse paciente, pode-se indicar:

a) Ticagrelor 180 mg de ataque, seguido por 90 mg a cada 12 h seria a melhor opção a ser administrada ainda no pronto-socorro.

b) Por causa da possibilidade de realização de cateterismo somente no dia seguinte, o uso de clopidogrel 600 mg torna-se preferencial.

c) Prasugrel 60 mg de ataque, seguido de 10 mg/dia seria uma boa opção na chegada do paciente ao pronto-socorro, considerando a presença de diabetes.

d) Não existem diferenças de eficácia/segurança entre os antiplaquetários disponíveis no mercado.

17. O paciente da questão anterior recebeu clopidogrel nos dois primeiros dias e foi submetido a angioplastia coronária com *stent* farmacológico de artéria descendente anterior com sucesso. Caso o médico do paciente queira trocar o antiplaquetário, qual orientação ele deve seguir?

a) A troca é sempre recomendada, tanto para prasugrel quanto para ticagrelor.

b) A troca não deve ser realizada sob nenhuma circunstância.

c) A troca pode ser realizada para ticagrelor, administrando-se dose de ataque de 180 mg independentemente do horário e da dose do clopidogrel previamente utilizado.

d) A maior validação que existe para troca refere-se entre clopidogrel e prasugrel, sendo essa a melhor opção a ser utilizada em SCASSST.

18. Qual o período de dupla antiagregação plaquetária indicado após a ocorrência de SCASSST?

a) 3 meses.

b) 12 meses.

c) 6 meses.

d) 24 meses.

19. Quanto ao uso de anticoagulantes em SCASSST, podemos afirmar que:

a) Fondaparinux é contraindicado em pacientes com *clearance* de creatinina < 20 mL/min.

b) O uso de fondaparinux foi superior ao de enoxaparina em mortalidade intra-hospitalar.

c) Heparina não fracionada (HNF) tem o mesmo grau de recomendação da enoxaparina.

d) A dose de ataque de enoxaparina 30 mg, endovenosa, deve ser utilizada em todos os pacientes submetidos a angioplastia coronária.

20. Em pacientes com SCA e história de uso de cocaína, a melhor estratégia no atendimento inicial, seria:

a) Administrar esmolol endovenoso.

b) Aguardar o efeito da cocaína passar para iniciar a terapia antiplaquetária.

c) Evitar o uso de benzodiazepínicos, mesmo sob intensa agitação, em razão do risco de rebaixamento do nível de consciência.

d) Evitar o uso de betabloqueadores e associar nitroglicerina na persistência da dor.

Capítulo 7 Síndrome coronariana aguda sem supradesnivelamento do segmento ST   137

Respostas comentadas

1. **Resposta: C**
    Em pacientes com dor torácica aguda, a utilização da angiotomografia de artérias coronárias mostrou ser uma estratégia segura em pacientes de risco baixo e intermediário, reduzindo a incidência, o tempo de internação e, provavelmente, os custos. Seu impacto sobre o número de procedimentos invasivos e das taxas de revascularização ainda são conflitantes. Sua aplicação em pacientes com dor torácica aguda de risco baixo/intermediário está preconizada como alternativa ao teste de isquemia em várias diretrizes internacionais. Até hoje, não demonstrou reduzir a mortalidade. Na diretriz europeia, a angiotomografia está indicada como classe IIa com nível de evidência A em pacientes de risco baixo/intermediário nos quais o eletrocardiograma e a troponina são negativos. Na diretriz brasileira, essa indicação torna-se classe I com nível de evidência A. A diretriz americana não cita a indicação.
    Em pacientes já com diagnóstico de SCASSST, o uso da angiotomografia coronariana não é preconizado de rotina.

2. **Resposta: B**
    O uso de heparinas de baixo peso molecular mostrou em diversos estudos ser definitivamente superior à heparina não fracionada em pacientes com SCA. No Brasil, a medicação dessa classe amplamente disponível é a enoxaparina. A questão traz um paciente idoso, com mais de 75 anos e sem disfunção renal significativa (*clearance* de creatinina de 91 mL/min). Nessa situação, as diretrizes brasileiras e também a americana de SCASSST, recomendam o uso de enoxaparina na dose de 1 mg/kg, subcutânea, a cada 12 h, como classe I nível de evidência A. Já a diretriz europeia recomenda o uso da enoxaparina como classe I nível de evidência B. A correção da dose de enoxaparina em SCASSST de acordo com a idade não é recomendada em nenhum consenso. A única correção de dose indicada seria para pacientes com *clearance* de creatinina < 30 mL/min, aos quais deveria ser utilizado 1 mg/kg/dia. De acordo apenas com a diretriz europeia, pacientes com mais de 100 kg ou *clearance* de creatinina < 15 mL/kg não devem receber enoxaparina.

138 Treinamento em Diretrizes – Cardiologia

3. Resposta: **A**

A estratificação de risco isquêmico é um passo fundamental na avaliação de pacientes com SCASSST. Ela define a conduta inicial, a indicação/momento de realizar a cineangiocoronariografia e o destino do paciente em termos de necessidade de monitorização. A diretriz brasileira recomenda o uso dos escores "pontual" (Tabela 1), TIMI (Figura 1) e GRACE (Tabela 2). A diretriz americana recomenda os escores TIMI e GRACE. Já a diretriz europeia cita o uso do escore GRACE somente. Além dos escores, é importante ressaltar que todo paciente com elevação de troponina, infradesnivelamento de segmento ST, angina recorrente/refratária ou instabilidade hemodinâmica deve ser sempre considerado de alto risco. É recomendável a classificação por mais de um método, e o pior cenário deve ser levado em conta nas decisões quanto a condutas.

Observando-se os escores, a paciente em questão é considerada de alto risco pelo escore TIMI (5 pontos) e pelo escore GRACE (174 pontos), além da presença de alteração eletrocardiográfica e da elevação da troponina, que, por si só, já estabeleceriam essa classificação.

Tabela 1   Estratificação "pontual" de risco de morte ou infarto agudo do miocárdio nos pacientes com SCASSST

	Alto	Moderado	Baixo
Variável prognóstica	Pelo menos uma das características seguintes deve estar presente:	Nenhuma característica de alto risco, mas com alguma das seguintes:	Nenhuma característica de risco intermediário ou alto, mas com alguma das seguintes:
História	Agravamento dos sintomas nas últimas 48 horas. Mais de 75 anos de idade	Idade 70-75 anos Infarto prévio, doença cerebrovascular ou periférica, *diabetes mellitus*, cirurgia de revascularização, uso prévio de AAS	
Dor precordial	Dor prolongada (> 20 min em repouso)	Angina de repouso > 20 min, resolvida, com probabilidade de DAC moderada a alta Angina em repouso ≤ 20 min, com alívio espontâneo ou com nitrato	Novo episódio de angina classe III ou IV da CCS nas últimas duas semanas sem dor prolongada em repouso, mas com moderada ou alta probabilidade de DAC

(continua)

Capítulo 7 Síndrome coronariana aguda sem supradesnivelamento do segmento ST

Tabela 1 Estratificação "pontual" de risco de morte ou infarto agudo do miocárdio nos pacientes com SCASSST

	Alto	Moderado	Baixo
Exame físico	Edema pulmonar, piora ou surgimento de sopro de regurgitação mitral, B3, novos estertores, hipotensão, bradicardia ou taquicardia		
Eletrocardiograma	Infradesnível do segmento ST ≥ 0,5 mm (associado ou não a angina), alteração dinâmica do ST, bloqueio completo de ramo, novo ou presumidamente novo. Taquicardia ventricular sustentada	Inversão da onda T > 2 mm; ondas Q patológicas	Normal ou inalterado durante o episódio de dor
Marcadores séricos de isquemia	Acentuadamente elevados (p. ex., TnTC 0,1 ng/mL	Discretamente elevados (p. ex., TnTC entre 0,03 e 0,1 ng/mL	Normais

AAS: ácido acetilsalicílico; DAC: doença arterial coronariana; min: minuto; TnTC: troponina T convencional.

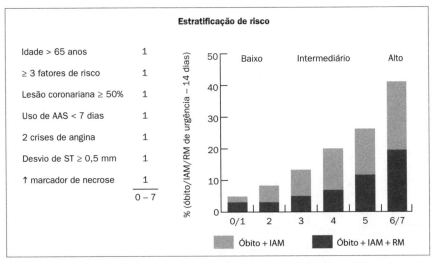

Figura 1 Escore de risco TIMI – baixo risco: 0-2 pontos; médio risco: 3-4 pontos; alto risco: > 5 pontos.

Tabela 2 Escore de risco GRACE

GRACE (0-258 pontos) Idade	Pontos
< 40	0
40-49	18
50-59	36
60-69	55
70-79	73
≥ 80	91
Frequência cardíaca (bpm)	
< 70	0
70-89	7
90-109	13
110-149	23
150-199	36
> 200	46
Pressão sistólica (mmHg)	
< 80	63
80-89	58
100-119	47
120-139	37
140-159	26
160-199	11
> 200	0
Creatinina (mg/dL)	
0-0,39	2
0,4-0,79	5
0,8-1,19	8
1,2-1,59	11
1,6-1,99	14
2-3,99	23
> 4	31

(continua)

Capítulo 7 Síndrome coronariana aguda sem supradesnivelamento do segmento ST   141

Tabela 2   Escore de risco GRACE *(continuação)*

GRACE (0-258 pontos)	Idade	Pontos
	Killip	
	Classe I	0
	Classe II	21
	Classe III	43
	Classe IV	64
	Parada cardíaca na admissão	43
	Elevação de marcadores	15
	Elevação/depressão ST	30
Risco	Pontos	%Morte hospitalar
Baixo	1-108	< 1
Intermediário	109-140	1-3
Alto	> 140	> 3

4. Resposta: **B**

O paciente em questão é considerado de alto risco conforme descrito anteriormente. Pacientes de alto risco devem ser estratificados de maneira invasiva por meio de cineangiocoronariografia nas primeiras 24 horas. Nesse aspecto, todas as sociedades recomendam essa abordagem no mesmo período. Segue a seguir o quadro de recomendações para estratificação coronária em SCASSST, sugerido pela Sociedade Americana de Cardiologia (Tabela 3).

Tabela 3   Orientações quanto ao momento de estratificação coronariana em pacientes com SCASSST

Imediata (< 2 horas)	Invasiva precoce (< 24 horas)	Invasiva tardia (< 72 horas)	Testes não invasivos
Angina refratária Sinais e sintomas de IC ou insuficiência mitral nova Angina recorrente ou angina ao repouso ou com mínimo esforço, apesar do tratamento clínico já adotado	GRACE > 140 Troponina positiva Infradesnivelamento de ST TIMI > 4	TIMI 3 ou 4 GRACE entre 109 e 140 DM *Clearance* de creatinina < 60 mL/min FEVE < 40% Angina pós-IAM ICP nos últimos 6 meses CRM prévia	TIMI 0 ou 1 GRACE < 109 Nenhum dos critérios anteriormente citados

CRM: cirurgia de revascularização miocárdica; DM: *diabetes mellitus*; FEVE: fração de ejeção do ventrículo esquerdo; IAM: infarto agudo do miocárdio; IC: insuficiência cardíaca; ICP: intervenção coronariana percutânea; SCASSST: síndrome coronariana aguda sem supradesnivelamento do segmento ST.

142 Treinamento em Diretrizes – Cardiologia

5. Resposta: **B**

As complicações arritmogênicas ou choque cardiogênico têm se reduzido expressivamente nos últimos anos, principalmente em razão de intervenção coronariana precoce. No entanto, pacientes com disfunção ventricular ou múltiplas lesões coronarianas ainda apresentam risco mais elevado para complicações. De acordo com a diretriz brasileira, todos os pacientes com SCASSST de risco intermediário e alto devem ser internados em unidade coronária de terapia intensiva sempre que possível. Idealmente, o paciente deve permanecer na unidade pelo menos até que a conduta definitiva para o seu caso seja tomada. Caso seja encaminhado para uma intervenção coronária percutânea, deve voltar à unidade após o procedimento. Caso não ocorram complicações, como, por exemplo, desconforto significativo, instabilidade hemodinâmica e/ou elevação de marcadores bioquímicos de lesão miocárdica, deve receber alta da unidade no dia seguinte. Quando a opção de tratamento for revascularização miocárdica cirúrgica, o paciente deve idealmente permanecer na unidade até o momento da cirurgia. Nos casos aos quais o tratamento clínico medicamentoso for indicado, o paciente deve receber alta da unidade no dia seguinte ao da tomada dessa decisão, desde que estável e sem necessidade de medicação intravenosa.

Já de acordo com a diretriz europeia, pacientes com angina instável poderiam permanecer sem monitorização. Já pacientes com IAMSSST devem permanecer em unidade de terapia intensiva. Caso o paciente tenha baixo risco para ocorrência de arritmias (sem instabilidade hemodinâmica, sem arritmias documentadas, fração de ejeção > 40%, ausência de falha de reperfusão e sem lesões críticas residuais), a permanência recomendada é ≤ 24 horas ou até a revascularização. Nos casos em que o paciente apresente alguma dessas complicações, o tempo mínimo estipulado na unidade seria de 24 horas.

6. Resposta: **D**

O sangramento é associado a prognóstico adverso em SCASSST e, sempre que possível, todos os esforços deveriam ser realizados para reduzi-lo. Algumas variáveis podem nos auxiliar a classificar os pacientes em diferentes níveis de risco para sangramento maior durante a hospitalização. Segundo as diretrizes brasileira e europeia, a utilização de escores de sangramento em SCASSST tem recomendação classe I e nível de evidência B. Já na diretriz americana a recomendação é classe I com nível de evidência C. Dois escores podem ser utilizados nessa avaliação, sendo eles o escore CRUSADE (Tabela 4) e o escore derivado do estudo ACUITY (Tabela 5). Ambos os escores

Capítulo 7 Síndrome coronariana aguda sem supradesnivelamento do segmento ST 143

foram desenvolvidos de coortes nas quais o acesso femoral foi predominante ou exclusivamente utilizado. Seu valor prognóstico pode ser menor no cenário de acesso radial. A sociedade europeia recomenda apenas o CRUSADE, por ser mais discriminatório.

O paciente em questão apresenta escore 56 pelo CRUSADE e 22 pelo ACUITY, sendo considerado de muito alto risco.

Tabela 4 Algoritmo utilizado pelo escore CRUSADE para predizer risco de sangramento intra-hospitalar

Preditor	Pontos	Preditor	Pontos
Hematócrito (%)		Sexo	
< 31	9	Masculino	0
31-33,9	7	Feminino	8
34-36,9	3		
37-39,9	2	Sinais de insuficiência cardíaca	
> 40	0	Não	0
		Sim	7
Clearance de		Antecedente de doença vascular*	
creatinina (mL/min)		Não	0
< 15	39	Sim	6
15-30	35		
30-60	28	*Diabetes mellitus*	
60-90	17	Não	0
90-120	7	Sim	6
> 120	0		
Frequência cardíaca (bpm)		Pressão arterial sistólica (mmHg)	
< 70	0	< 90	10
71-80	1	91-100	8
81-90	3	101-120	5
91-100	6	121-180	1
101-110	8	181-200	3
111-120	10	> 201	5
> 121	11		
Risco de sangramento maior (pontos)	< 20	Muito baixo	
	21-30	Baixo	
	31-40	Moderado	
	41-50	Alto	
	> 50	Muito alto	

*Insuficiência arterial periférica ou acidente vascular cerebral.

144 Treinamento em Diretrizes – Cardiologia

Tabela 5 Algoritmo utilizado pelo escore ACUITY para predizer risco de sangramento em 30 dias

Sexo	Masculino			Feminino		
	0			8		
Idade (anos)	< 50	50-59	60-69	70-79	≥ 80	
	0	3	6	9	12	
Creatinina (mg/dL)	< 1,0	1,0-1,19	1,2-1,39	1,4-1,59	1,6-1,79	1,8-1,99	≥ 2,0
	0	2	3	5	6	8	10
Leucócitos (10^3/mm^3)	< 10	10-12	12-14	14-16	16-18	18-20	≥ 20
	0	2	3	5	6	8	10
Anemia	Não			Sim		
	0			6		
Apresentação	IAMCSST		IAMSSST		Angina instável	
	6		2		0	
Medicações antitrombóticas	Heparina + IGP IIb/IIIa			Bivalirudina		
	0			-5		
Risco de sangramento maior (pontos)	< 10			Baixo		
	10-14			Moderado		
	15-19			Alto		
	≥ 20			Muito alto		

*IAMCSST: infarto agudo do miocárdio com supradesnível de ST; IAMSSST: infarto agudo do miocárdio sem supradesnível de ST; IGP IIb/IIIa: inibidor de glicoproteína IIb/IIIa.

7. **Resposta: C**

As diretrizes brasileira e americana de cardiologia não fazem nenhum comentário específico sobre o tipo de *stent* que preferencialmente deve ou não ser utilizado em SCASSST. A princípio, a indicação deve ser individualizada e, de acordo com disponibilidade, anatomia coronária e o paciente em questão.

A Diretriz Europeia de Cardiologia faz uma recomendação diferente e cita, que com base na segurança comparável e eficácia superior (ou seja, prevenção de estenose e necessidade de revascularização repetida), os *stents* farmacológicos de nova geração são recomendados no lugar de *stents* convencionais (classe de recomendação I com nível de evidência A). Além disso, mesmo em pacientes que necessitam de anticoagulação oral, *stents* farmacológicos de nova geração também podem ser considerados primeira opção (classe de recomendação IIa com nível de evidência B).

8. Resposta: **D**

Há um grande número de evidências dos benefícios da redução farmacológica do colesterol em pacientes com doença arterial coronariana e hipercolesterolemia, mesmo naqueles com discretas elevações do colesterol. De acordo com a diretriz brasileira, a abordagem terapêutica lipídica deve incluir a avaliação de perfil lipídico em jejum de todos os pacientes ainda nas primeiras 24 horas de hospitalização (classe de recomendação I e nível de evidência C. Para pacientes com SCASSST e LDL-colesterol ≥ 100 mg/dL, as estatinas devem ser utilizadas na ausência de contraindicações, visando alcançar uma meta de LDL-colesterol < 70 mg/dL (classe de recomendação I e nível de evidência A). Caso o paciente suporte, a estatina deve ser mantida indefinidamente. Caso o paciente já esteja em uso de estatina, esta não deve ser suspensa independentemente do nível do LDL-C.

Já de acordo com as diretrizes americana e europeia, uma estatina de alta potência e alta dose deve ser iniciada em todo paciente com SCASSST, desde que não haja contraindicação para tal. A meta nesses pacientes seria uma redução de 50% do LDL-colesterol inicial. A diretriz europeia ainda cita que a associação com ezetimibe é possível quando o alvo terapêutico não for alcançado com a dose máxima de estatina.

9. Resposta: **A**

Anemia e/ou sangramentos em pacientes com SCASSST estão associados a risco elevado de eventos isquêmicos. No entanto, transfusão sanguínea desnecessária em pacientes hemodinamicamente estáveis pode reduzir a oxigenação dos tecidos, potencializar eventos trombóticos e também está associada com aumento de eventos combinados, inclusive morte no contexto da SCASSST. Dessa forma, deve ser evitada de rotina.

Na diretriz brasileira não há recomendação específica para tratamento de sangramentos e indicação de transfusões. A diretriz americana considera classe III de recomendação a transfusão sanguínea em pacientes com SCASSST, hemodinamicamente estáveis e com hemoglobina > 8,0 g/dL. A diretriz europeia indica a transfusão sanguínea somente quando o nível de hemoglobina for < 7,0-8,0 g/dL ou houver instabilidade hemodinâmica associada ao sangramento (classe de recomendação IIb e nível de evidência C).

146 Treinamento em Diretrizes – Cardiologia

10. Resposta: **B**

Cerca de 5 a 25% dos pacientes que apresentam uma SCASSST vão se submeter a algum procedimento cirúrgico nos próximos cinco anos após a colocação do *stent*. Isso aumenta o risco de sangramento quando há uso de dupla antiagregação e da mesma forma, pode elevar o risco de trombose de *stent* com a suspensão dos medicamentos.

A diretriz brasileira de SCASSST não comenta esse tema. No entanto, a que mais se aprofunda no assunto é a diretriz europeia. Segundo ela, quando o paciente é submetido a uma cirurgia não cardíaca após intervenção coronária percutânea, algumas recomendações devem ser seguidas:

- Sempre tentar manter a aspirina e retornar a dupla antiagregação o mais precoce possível após o procedimento.
- A suspensão do segundo antiplaquetário pode ser realizada a partir de um mês da angioplastia, independentemente do tipo de *stent* (classe de recomendação IIa e nível de evidência B).
- A suspensão dos antiplaquetários deve respeitar o período de três dias para o ticagrelor, cinco dias para o clopidogrel e sete dias para o prasugrel (classe de recomendação IIa e nível de evidência B).
- Em pacientes que tiveram IAMSSST a cirurgia deve tentar ser postergada por pelo menos 6 meses (classe de recomendação IIb e nível de evidência C).
- Se for necessário suspender ambos os antiplaquetários, uma ponte deve ser realizada com algum antiplaquetário endovenoso, principalmente se estiver dentro do primeiro mês após a intervenção (classe de recomendação IIb e nível de evidência C).

11. Resposta: **C**

Essa classe de medicamentos bloqueia a via final comum da agregação plaquetária, independentemente do estímulo inicial. O uso desses medicamentos foi associado com maior risco de sangramentos maiores e a maior parte dos estudos foi realizado antes da realização de dupla antiagregação de rotina na emergência. De acordo com a diretriz brasileira, a principal indicação de um inibidor da glicoproteína IIb/IIIa se refere a pacientes com baixo risco hemorrágico, sob dupla antiagregação plaquetária, submetidos a intervenção coronária percutânea de alto risco (presença de alta carga trombótica) (classe de recomendação I e nível de evidência A). Nessa indicação, o medicamento deve ser iniciado somente após visualização da anatomia coronária na hemodinâmica. No entanto, a diretriz brasileira ainda considera o uso do medicamento

Capítulo 7 Síndrome coronariana aguda sem supradesnivelamento do segmento ST 147

em pacientes de alto risco nos quais se optou por não administrar o segundo antiplaquetário.

A diretriz americana considera iniciar o uso dos inibidores da glicoproteína IIb/IIIa somente na hemodinâmica em pacientes submetidos a estratificação invasiva precoce sob dupla antiagregação plaquetária e com características de alto risco (alta carga trombótica ou falha de reperfusão coronariana) (classe de recomendação IIb e nível de evidência B). A diretriz europeia cita a mesma indicação, no entanto, como classe de recomendação IIa e nível de evidência C, e contraindica o uso dessa classe antes de conhecida a anatomia coronariana (classe de recomendação III e nível de evidência A).

12. Resposta: **A**

A experiência clínica controlada do emprego de betabloqueadores na SCASSST é limitada, embora maior. A evidência de efeitos benéficos baseia-se em seu mecanismo de ação, em estudos clínicos controlados de pequeno porte e na extrapolação de resultados de estudos em infarto agudo do miocárdio com supradesnivelamento de ST. De acordo com a diretriz brasileira, todos os pacientes com SCASSST de risco intermediário e alto devem receber betabloqueadores via oral (classe de recomendação I e nível de evidência B). Já o uso de betabloqueadores endovenosos é considerado apenas como classe IIb e nível de evidência B).

Na diretriz americana, betabloqueadores orais devem ser iniciados nas primeiras 24 horas em pacientes que não apresentem sinais de insuficiência cardíaca ou baixo débito, alto risco para choque cardiogênico, bradicardias ou asma (classe de recomendação I e nível de evidência A). Em pacientes com SCASSST e disfunção ventricular, após estabilização dos sintomas de insuficiência cardíaca, o betabloqueador também deve ser iniciado. Já o uso de betabloqueadores endovenosos deve ser evitado em pacientes com SCASSST e alto risco para choque cardiogênico (> 70 anos, frequência cardíaca > 100 bpm, pressão arterial sistólica < 120 mmHg e apresentação tardia na unidade de emergência) (classe de recomendação III e nível de evidência B).

No consenso europeu, o uso precoce de betabloqueadores é recomendado em pacientes com sintomas isquêmicos e sem contraindicações (classe de recomendação I e nível de evidência B). Além disso, para aqueles com uso crônico do medicamento, orienta-se não suspender, a menos que o paciente encontre-se em Killip III ou IV.

148 Treinamento em Diretrizes – Cardiologia

13. Resposta: D

Não existem estudos clínicos controlados que tenham testado os efeitos dos nitratos em desfechos clínicos e mortalidade na angina instável, embora seu uso seja universalmente aceito. Os estudos em SCASSST que os avaliaram foram pequenos e do tipo observacional. Portanto não existem informações conclusivas dos benefícios proporcionados por essa classe de medicamentos no alívio dos sintomas e na redução de eventos adversos graves (infarto agudo do miocárdio e óbito). Os nitratos podem ser usados via oral, sublingual ou endovenosa e estão contraindicados na presença de hipotensão arterial significativa (pressão arterial sistólica < 100 mmHg), uso prévio de sildenafil ou vardenafil nas últimas 24 horas ou tadalafil nas últimas 48 horas. A diretriz brasileira recomenda o uso de nitratos em pacientes com risco intermediário e alto (classe de recomendação I e nível de evidência C).

As diretrizes americana (classe de recomendação I e nível de evidência B) e europeia (classe de recomendação I e nível de evidência C) recomendam o uso de nitratos em pacientes sintomáticos, iniciando-se pela forma sublingual e utilizando a nitroglicerina somente quando houver isquemia persistente, sinais de insuficiência cardíaca ou hipertensão.

14. Resposta: B

A doença coronariana é responsável por 75% das mortes em pacientes diabéticos. Mais de 30% dos pacientes com SCASSST são diabéticos, e esse grupo apresenta maior taxa de eventos combinados (morte, reinfarto, insuficiência cardíaca) no acompanhamento.

A diretriz brasileira não faz nenhuma menção específica a esse subgrupo de pacientes. Já as diretrizes americana (classe de recomendação I e nível de evidência A) e europeia (classe de recomendação I e nível de evidência C) orientam que o tratamento medicamentoso e a estratégia de revascularização sejam semelhantes com ou sem diabetes.

Existem evidências, principalmente por meio de subanálises, de maior benefício de uso de medicamentos com inibidores de glicoproteínas IIb/IIIa, prasugrel e estratégia invasiva precoce em pacientes diabéticos.

A diretriz europeia complementa que a glicemia sérica deve permanecer < 180 mg/dL e que o uso de *stents* farmacológicos deve ser preferencial nesse grupo de pacientes. Além disso, em pacientes multiarteriais, com a doença coronariana estabilizada e risco cirúrgico baixo, a cirurgia de revascularização miocárdica deve ser recomendada como primeira opção em relação à intervenção coronária percutânea (classe de recomendação I e nível de evidência A).

Capítulo 7 Síndrome coronariana aguda sem supradesnivelamento do segmento ST 149

15. Resposta: A

A insuficiência renal crônica é considerada um fator de risco independente para eventos coronarianos em longo prazo. A avaliação da função renal deve ser realizada em todos os pacientes com nefropatias à chegada. Além disso, a hidratação com solução salina isotônica e o uso de contraste de baixa osmolaridade ou isso-osmolar devem ser preconizados sempre que possível.

Mais uma vez, a diretriz brasileira não faz nenhuma recomendação específica a esse subgrupo de pacientes. Já as diretrizes europeia e americana comentam separadamente esse aspecto. Na diretriz europeia, a recomendação de tratamento medicamentoso é a mesma do restante da população, com a necessidade de ajuste de doses de antitrombóticos de acordo com a função renal. Além disso, assim como no paciente diabético, o uso de *stents* farmacológicos é preferível em relação aos *stents* convencionais.

A realização de cirurgia de revascularização miocárdica pode ser indicada em pacientes multiarteriais, desde que o risco cirúrgico seja aceitável e a expectativa de vida, maior que 1 ano.

16. Resposta: A

A dupla antiagregação plaquetária em pacientes com SCASSST deve ser realizada de rotina, pois mostrou redução de eventos combinados. Atualmente, são três os medicamentos disponíveis: clopidogrel, prasugrel e ticagrelor.

No estudo TRITON, o prasugrel demonstrou ser superior ao clopidogrel em redução de eventos combinados. Pacientes com acidente vascular encefálico prévio ou acidente isquêmico transitório, $\geq$ 75 anos ou < 60 kg, apresentaram altas taxas de sangramentos maiores, devendo ser evitado nesses subgrupos. Além disso, o prasugrel foi testado após conhecimento da anatomia coronariana e indicação de intervenção coronária percutânea. Subanálises do estudo evidenciaram resultados favoráveis ao prasugrel principalmente em pacientes diabéticos. Já no estudo PLATO, o ticagrelor, administrado ainda no pronto-socorro, demonstrou ser superior ao clopidogrel também em redução de 16% na incidência de eventos combinados. Além disso, mostrou também reduzir óbitos por causas vasculares, sem aumentar os índices de sangramento.

De acordo com a diretriz brasileira de cardiologia, o clopidogrel deve ser administrado na dose de ataque de 300 mg, com manutenção de 75 mg ao dia em todos os portadores de SCASSST de risco intermediário/alto (classe de recomendação I e nível de evidência A). Prasugrel na dose de 60 mg de ataque seguidos por 10 mg ao dia pode ser usado em pacientes portadores de SCASSST de risco moderado ou alto, com anatomia coronária conhecida, tratados com

150 Treinamento em Diretrizes – Cardiologia

intervenção coronária percutânea e sem fatores de risco para sangramento (idade ≥ 75 anos; com < 60 kg; acidente vascular encefálico ou acidente isquêmico transitório prévios) (classe de recomendação I e nível de evidência B). Ticagrelor (180 mg de ataque seguidos por 90 mg duas vezes ao dia) também aparece como opção em pacientes portadores de SCASSST de risco intermediário ou alto, independente da estratégia de tratamento posterior (clínico, cirúrgico ou percutâneo) (classe de recomendação I e nível de evidência B).

As diretrizes americana e europeia diferem em parte das recomendações brasileiras. Segundo essas diretrizes, o uso de ticagrelor e prasugrel deve ser indicado como primeira opção, em relação ao clopidogrel. Além disso, a dose de clopidogrel recomendada é de 600 mg de ataque.

17. Resposta: C

A troca de clopidogrel para ticagrelor foi a única situação testada em literatura. No estudo PLATO, 50% dos pacientes randomizados para ticagrelor tinham recebido dose inicial de clopidogrel de 300 a 600 mg. Nenhuma outra troca foi testada e, por falta de dados de segurança/eficácica, deve ser desencorajadas. No estudo TRITON, por exemplo, o uso de clopidogrel prévio à randomização era considerado critério de exclusão.

A diretriz europeia é a única a citar tal aspecto. Em pacientes com SCASSST que foram inicialmente tratados com clopidogrel, a troca para ticagrelor é recomendada precocemente na internação hospitalar administrando a dose de ataque de 180 mg independente da dosagem e do horário de uso do clopidogrel (classe de recomendação I e nível de evidência B).

Em todas as situações de troca em SCASSST, devem ser realizadas novas doses de ataque dos medicamentos que estão sendo iniciados. Caso seja feita a troca de clopidogrel para prasugrel, o prasugrel pode ser administrado independentemente da dosagem e do horário de uso do clopidogrel. Já no restante das combinações de trocas, deve-se aguardar 24 horas da última tomada de prasugrel ou ticagrelor antes de se iniciar o novo medicamento.

18. Resposta: B

De acordo com a diretriz brasileira, após o evento de SCASSST, o uso da terapia antiplaquetária dupla deve ser realizado por 12 meses, salvo contraindicações (classe de recomendação I e nível de evidência A).

A diretriz americana orienta como classe de recomendação I e nível de evidência B que a dupla antiagregação deva ser postergada acima de 12 meses, caso o pacientes não possua contraindicações.

Por último, a diretriz europeia recomenda que independentemente do tipo de tratamento (cirúrgico, percutâneo ou clínico), após uma SCASSST, a dupla antiagregação plaquetária seja considerada após 12 meses quando o risco de sangramento for pequeno (escore PRECISE-DAPT < 25) (classe de recomendação IIb). Quando o risco de sangramento for elevado, a recomendação é de dupla antiagregação por apenas 6 meses.

19. Resposta: A

No contexto da SCASSST, no Brasil, existem três anticoagulantes à disposição: fondaparinux, enoxaparina e heparina não fracionada. Os detalhes referentes à dosagem de enoxaparina já foram comentados na questão 2.

Quanto ao fondaparinux, o estudo OASIS 5 comparou a dose de 2,5 mg subcutâneo versus enoxaparina 1 mg/kg, a cada 12 h. No desfecho primário de eventos combinados até os 9 dias de internação, fondaparinux e enoxaparina foram semelhantes. No entanto, o fondaparinux mostrou importante redução de sangramentos comparado à enoxaparina. Após 30 e 180 dias, fondaparinux mostrou redução de mortalidade quando comparado à enoxaparina. A contraindicação principal de fondaparinux é *clearance* de creatinina < 20 mL/min.

Dessa forma, as diretrizes brasileira e americana indicam o uso de enoxaparina (classe de recomendação I e nível de evidência A) ou fondaparinux (classe de recomendação I e nível de evidência B) em todos os pacientes com SCASSST. Além disso, o uso de enoxaparina deve ser preferencial à heparina não fracionada, a não ser que cirurgia de revascularização miocárdica esteja planejada para as próximas 24 horas (classe de recomendação IIa e nível de evidência A).

Na diretriz europeia, fondaparinux é considerada a primeira opção considerando-se o contexto de eficácia e segurança, sendo que a enoxaparina deve ser a escolha quando fondaparinux não estiver disponível (classe de recomendação I e nível de evidência B).

Em todos os consensos, o *crossover* entre heparina não fracionada e enoxaparina é formalmente contra indicado (classe de recomendação III e nível de evidência B).

20. Resposta: D

A diretriz brasileira não comenta especificamente sobre SCASSST relacionada a cocaína. No entanto, as diretrizes americana e europeia recomendam não utilizar betabloqueadores quando houver história de uso recente ou sinais de intoxicação aguda (classe de recomendação I e nível de evidência C). Benzodia-zepínicos e nitroglicerina são indicados como terapia adjuvante, principalmente no contexto de taquicardia e hipertensão (classe de recomendação IIa e nível de evidência C). O restante do tratamento segue a mesma orientação já comentada anteriormente.

Referências bibliográficas

1. Nicolau JC, Timerman A, Marin-Neto JA, Piegas LS, Barbosa CJDG, Franci A, et al.; Sociedade Brasileira de Cardiologia. Diretrizes da Sociedade Brasileira de Cardiologia sobre angina instável e infarto agudo do miocárdio sem supradesnível do segmento ST. Arq Bras Cardiol. 2014;102(3Supl.1):1-61.
2. Roffi M, Patrono C, Collet JP, Mueller C, Valgimigli M, Andreotti F, et al. 2015 ESC Guidelines for the management of acute coronary syndromes in patients presenting without persistent ST-segment elevation: task force for the management of acute coronary syndromes in patients presenting without persistent st-segment elevation of the European Society of Cardiology (ESC). Eur Heart J. 2016;37(3):267-315.
3. Amsterdam EA, Wenger NK, Brindis RG, Casey DE Jr, Ganiats TG, Holmes DR Jr, et al. 2014 ACC/AHA guideline for the management of patients with non–ST-elevation acute coronary syndromes: a report of the American College of Cardiology/ American Heart Association Task Force on Practice Guidelines. Circulation. 2014;130:e344-e426.
4. Valgimigli M, Bueno H, Byrne RA, Collet JP, Costa F, Jeppsson A, et al. 2017 ESC focused update on dual antiplatelet therapy in coronary artery disease developed in collaboration with EACTS: the task force for dual antiplatelet therapy in coronary artery disease of the European Society of Cardiology (ESC) and of the European Association for Cardio-Thoracic Surgery (EACTS). Eur Heart J. 2018;39(3):213-60.

Capítulo 8

Síndrome coronariana aguda com supradesnivelamento do segmento ST

Questões

1. Qual o principal marcador bioquímico para o diagnóstico de infarto agudo do miocárdio (IAM)?
   a) CKMB.
   b) Troponina.
   c) Mioglobina.
   d) DHL.

2. Entre as medidas iniciais no atendimento do infarto agudo do miocárdio com supradesnivelamento de ST (IAMCSST) está a administração de oxigênio. Quando essa terapia é indicada?
   a) Todo paciente com dor torácica e suspeita de IAMCSST deve receber oxigenioterapia.
   b) Individualizar a indicação, priorizando os pacientes pneumopatas que não toleram hipóxia.
   c) Para todo paciente com saturação de oxigênio < 94% e/ou congestão pulmonar.
   d) Apenas para os pacientes com saturação de oxigênio < 90%.

3. Analgesia é ponto central na terapêutica do IAMCSST. A observação do rápido e completo alívio da dor após a reperfusão miocárdica reforça o conceito de que a dor anginosa é secundária à isquemia do músculo cardíaco. Assim, intervenções que visam ao restabelecimento do fluxo miocárdico

154 Treinamento em Diretrizes – Cardiologia

ou medidas anti-isquêmicas costumam ser bastante eficientes no controle do fenômeno doloroso. Quais as principais considerações no controle da angina?

a) Nitrato é droga de primeira escolha, tendo em vista seu impacto prognóstico.

b) A morfina deve ser usada indiscriminadamente, tendo em vista seu benefício na vasodilatação coronária e controle de ansiedade.

c) A analgesia não é prioridade no atendimento e deve ser administrada apenas após as medicações com impacto prognóstico no tratamento do IAMCSST.

d) A analgesia deve ser feita de preferência com sulfato de morfina endovenosa.

4. Em relação ao uso do ácido acetilsalicílico (AAS) podemos afirmar:

a) O AAS deve ser administrado durante o cateterismo, apenas quando confirmada obstrução coronária.

b) Deve ser administrado precocemente após o diagnóstico de IAM ser considerado provável na dose de 81-100 mg.

c) Deve ser administrado precocemente após o diagnóstico de IAM ser considerado provável na dose de 160 a 325 mg.

d) Tendo em vista as diversas contraindicações ao AAS, deve se ter muita cautela na sua administração.

5. Em relação ao segundo antiplaquetário, podemos afirmar:

a) Deve se utilizar preferencialmente ticagrelor ou prasugrel em detrimento de clopidogrel, independentemente da estratégia de revascularização.

b) Para pacientes submetidos à terapia trombolítica, o segundo antiplaquetário a ser utilizado deve ser o prasugrel, tendo em vista seu perfil de segurança nessa população.

c) Para pacientes submetidos à terapia trombolítica o segundo antiplaquetário a ser utilizado deve ser o ticagrelor, tendo em vista seu perfil de segurança nessa população.

d) Para pacientes submetidos à terapia trombolítica, o segundo antiplaquetário a ser utilizado deve ser o clopidogrel, por ter sido o único estudado nessa população.

6. Qual a dose de ataque de clopidogrel nos pacientes submetidos à terapia fibrinolítica?

a) Clopidogrel 300 mg, em adição ao AAS. Os pacientes com ≥ 75 anos devem receber dose de ataque de 75 mg.

Capítulo 8 Síndrome coronariana aguda com supradesnivelamento do segmento ST 155

b) Clopidogrel 600 mg, em adição ao AAS. Os pacientes ≥ 75 anos devem receber dose de ataque de 300 mg.

c) Clopidogrel 300 mg, em adição ao AAS, independentemente da idade, tendo em vista a baixa taxa de complicação dessa terapêutica.

d) Clopidogrel 600 mg, em adição ao AAS, independentemente da idade, tendo em vista a baixa taxa de complicação dessa terapêutica.

7. Nos pacientes submetidos a intervenção coronariana percutânea (ICP) como estratégia de reperfusão primária, qual a melhor estratégia de dupla antiagregação.

a) Prasugrel na dose de 60 mg de ataque pode ser administrado em todos os pacientes, tendo em vista que essa medicação não tem contraindicações.

b) Ticagrelor 180 mg de ataque é uma opção para esse grupo de pacientes.

c) Clopidogrel não deve ser administrado quando a estratégia de reperfusão primária for ICP, tendo em vista os benefícios mais exuberantes do ticagrelor e do prasugrel.

d) Prasugrel é a droga de escolha nos pacientes idosos que serão submetidos à ICP.

8. Os inibidores da glicoproteína IIb/IIIa são antiplaquetários potentes. Qual sua indicação no IAMCSST?

a) Devem ser indicados rotineiramente em busca da tripla terapia antiplaquetária, diminuindo, dessa forma, os eventos isquêmicos em 30 dias.

b) Nos pacientes com alto risco de sangramento, é o segundo antiplaquetário de escolha.

c) Devem ser utilizados em associação a dupla antiagregação plaquetária nos pacientes submetidos a ICP em situações de: alta carga de trombo, *slow/ no reflow* e outras complicações trombóticas.

d) São opção segura à terapia fibrinolítica, quando esta for contraindicada e o tempo previsto para ICP for maior que 90 minutos.

9. Nos pacientes submetidos à terapia fibrinolítica, qual a melhor estratégia de anticoagulação?

a) Nos pacientes com menos de 75 anos deve se realizar dose de ataque de 30 mg, EV, de enoxaparina seguido de 1 mg, SC, a cada 12 horas.

b) Não deve se anticoagular esses pacientes, uma vez que já receberão AAS 200 mg, clopidogrel 300 mg e a terapia fibrinolítica; logo, associar anticoagulação aumenta muito o risco de sangramento.

156 Treinamento em Diretrizes – Cardiologia

c) Iniciar anticoagulação plena 1 hora após a fibrinólise se houver sucesso dessa terapia.

d) Caso não ocorra reperfusão com fibrinólise, deve-se iniciar anticoagulação plena.

10. Os betabloqueadores diminuem o consumo de oxigênio pelo miocárdio, melhorando sua perfusão, diminuindo a taxa de complicações mecânicas e limitando o tamanho da área infartada. Qual a opção correta sobre essa medicação?

a) Os betabloqueadores endovenosos devem ser administrados precocemente em todos os casos.

b) Betabloqueador oral nas primeiras 24 horas e mantido em longo prazo, caso não existam contraindicações.

c) Nos pacientes que se apresentam com sinais de insuficiência cardíaca deve ser iniciada a administração de betabloqueadores, uma vez que nessa patologia demonstram claro benefício em longo prazo.

d) Os pacientes que têm contraindicação inicial a essa medicação não apresentam benefício com sua introdução posteriormente.

11. Sobre as estatinas, é possível afirmar:

a) Deve ser administrada apenas nos pacientes com LDL-C > 70 na admissão hospitalar.

b) Deve-se aguardar os primeiros 30 dias pós-infarto para iniciar essa terapêutica, uma vez que é uma medicação com benefício em longo prazo.

c) As estatinas são contraindicadas nas primeiras 24 horas pós-infarto, uma vez que seus efeitos colaterais são potencializados nesse período.

d) Sua administração deve ser iniciada na admissão hospitalar.

12. Qual situação não é uma contraindicação ao uso de fibrinolítico?

a) Sangramento intracraniano prévio.

b) Acidente vascular cerebral isquêmico nos últimos 3 meses.

c) Dissecção aguda da aorta.

d) Menstruação vigente.

13. Em relação à indicação de fibrinolíticos no IAMCSST, é correto afirmar:

a) É a terapia de escolha quando não houver disponibilidade de cateterismo no hospital e o tempo presumido para a ICP for maior que 90 minutos.

b) Seu benefício é mais evidente nos pacientes que se apresentam com mais de 3 horas do início dos sintomas.

Capítulo 8 Síndrome coronariana aguda com supradesnivelamento do segmento ST 157

c) Deve ser realizada apenas em centros com cardiologista e laboratório de hemodinâmica disponível.

d) É contraindicado em pacientes que já faziam uso de AAS ou clopidogrel.

14. Qual alternativa não é uma opção válida em relação aos fibrinolíticos para um paciente de 100 kg?

a) Estreptoquinase, EV, 1.500.000 UI em 1 hora.

b) Tenecteplase 50 mg, EV, em *bolus*.

c) Alteplase 15 mg, EV, em *bolus* seguido de 75 mg em 30 minutos e depois 50 mg em 60 minutos.

d) Alteplase 100 mg, EV, em *bolus*.

15. Após a administração de fibrinólise, indica-se ICP de resgate na seguinte situação:

a) Aumento de troponina 6 horas após o término da fibrinólise.

b) Sempre que se termina a fibrinólise, deve-se realizar imediatamente ICP.

c) Se o paciente mantiver dor torácica e/ou não houver redução de pelo menos 50% do supradesnivelamento no eletrocardiograma.

d) Se o paciente apresentar ritmo idioventricular acelerado.

16. São indicações de ICP primária exceto:

a) Paciente que se apresenta em choque cardiogênico e IAMCSST.

b) Paciente com IAMCSST estável clinicamente com início dos sintomas há 1 hora em hospital sem hemodinâmica e com previsão de transporte para cateterismo de 2,5 horas.

c) Paciente com IAMCSST, início dos sintomas há 1 hora em hospital com hemodinâmica disponível.

d) Paciente com IAMCSST, início dos sintomas há 2 horas em hospital sem hemodinâmica e com previsão de transporte para cateterismo de 2 horas, com neoplasia de sistema nervoso central.

17. Nos pacientes que procuram serviço de emergência com mais de 12 horas do início dos sintomas, qual a melhor conduta?

a) Caso seja identificado IAMCSST, deve-se proceder a fibrinólise se o paciente estiver em hospital sem cateterismo e sem previsão de transporte.

b) Em pacientes que mantém dor torácica, deve-se indicar ICP primária.

c) Independentemente dos sintomas, deve-se indicar ICP primária.

d) Mesmo que o paciente ainda apresente dor torácica, deve-se iniciar tratamento clínico e indicar cateterismo em até 24 horas.

18. Paciente com IAMCSST de parede inferior. Ao cateterismo, oclusão total de coronária direita (CD) e lesão de 70% em descendente anterior (DA) em terço médio. Qual a melhor conduta para esse caso?
    a) Revascularização da lesão culpada e não culpada no mesmo procedimento, independentemente da estabilidade clínica do paciente.
    b) Revascularização apenas da lesão culpada. Não há benefício de tratamento da lesão residual nessa internação.
    c) Revascularização da lesão culpada nesse procedimento e revascularização da lesão em DA em segundo momento se o paciente estiver estável hemodinamicamente.
    d) Mesmo se o paciente apresentar choque cardiogênico, deve-se revascularizar apenas a lesão culpada.

19. A dupla antiagregação plaquetária deve ser usada por quanto tempo após o IAMCSST no paciente submetido a implante de *stent*?
    a) 1 ano.
    b) 1 mês.
    c) 3 meses.
    d) 6 meses.

20. Quanto à mortalidade no IAMCSST, pode se afirmar:
    a) O pico de mortalidade se dá após 30 dias e está associado ao desenvolvimento de insuficiência cardíaca.
    b) A maior mortalidade do infarto está no período hospitalar, tendo em vista os diversos procedimentos a que o paciente é submetido na internação.
    c) A mortalidade no IAMCSST está associada à alta taxa de sangramento dessa patologia, tendo em vista a terapia antitrombótica.
    d) A principal causa de morte no IAMCSST são as arritmias, sendo a maior incidência antes da chegada do paciente ao hospital.

Capítulo 8 Síndrome coronariana aguda com supradesnivelamento do segmento ST 159

Respostas comentadas

1. Resposta: **B**
As três diretrizes são unânimes em afirmar que a troponina é o marcador de escolha no diagnóstico de infarto agudo do miocárdio, reservando a CKMB para as situações em que ela não estiver disponível. Apesar de a mioglobina ser um marcador de necrose precoce, este jamais deve ser solicitado isoladamente. A diretriz brasileira cita como classe de recomendação IIB que a mioglobina pode ser considerada para excluir a hipóteses de infarto em adição a um marcador mais tardio (CK-MB ou troponina), para os pacientes que se apresentam precocemente na emergência, antes de 6 horas do início dos sintomas.
A utilização do DHL para diagnóstico de infarto é contraindicada, tendo nível de recomendação classe III pela diretriz brasileira. Vale ressaltar que na presença de supradesnivelamento do segmento ST no eletrocardiograma, as medidas para infarto agudo do miocárdio com supradesnivelamento do segmento ST (IAMCSST) devem ser iniciadas antes e independentemente do resultado da troponina. No contexto do IAMCSST, a troponina tem grande importância em relação ao prognóstico, e não ao diagnóstico.

2. Resposta: **C**
Segundo a diretriz brasileira, a oxigenioterapia é indicada rotineiramente em pacientes com saturação de oxigênio < 94%, congestão pulmonar ou na presença de desconforto respiratório. Entretanto, as diretrizes americana e europeia indicam essa terapia apenas se a saturação de oxigênio < 90%, ressaltando que a diretriz mais atual é a europeia, publicada em 2017. As três diretrizes reforçam que a hiperóxia é prejudicial, pois a administração de oxigênio por tempo prolongado pode causar vasoconstrição sistêmica e aumento da pressão arterial, reduzindo o débito cardíaco. Vale ressaltar que em pacientes com doença pulmonar obstrutiva crônica, a oxigenioterapia deve ser administrada com cautela.

3. Resposta: **D**
Analgesia é um dos pontos fundamentais no atendimento ao IAMCSST, apesar de não ter impacto prognóstico. Pacientes com IAM exibem hiperatividade do sistema nervoso simpático. Essa descarga adrenérgica aumenta a necessidade de oxigênio pelo miocárdio, justificando a indicação de medicações analgésicas que possam aliviar tanto a dor como a ansiedade com as quais o paciente se encontra. O analgésico de escolha, especialmente naqueles complicados com edema agudo do pulmão, é o sulfato de morfina, que deve ser

160 Treinamento em Diretrizes – Cardiologia

administrado por via endovenosa na dose de 2 a 4 mg, diluído, podendo ser repetido em intervalos de 5 a 15 minutos. A diretriz brasileira coloca o uso de morfina como classe I, já a diretriz europeia coloca como classe IIa, uma vez que alguns pacientes podem ter uma demora na absorção dos antiplaquetários pela morfina. A diretriz americana sugere o uso de morfina como droga de escolha no controle da dor, mas não categoriza em classe de evidência.

4. Resposta: **C**

Evidências científicas quanto à eficácia e à segurança da utilização do AAS em pacientes com IAM são relevantes, podendo ser consideradas definitivas. Existem poucas contraindicações à utilização do AAS no cenário do IAM, destacando-se as seguintes condições: hipersensibilidade conhecida, úlcera péptica ativa, discrasia sanguínea ou hepatopatia grave. O AAS deve ser administrado a todos os pacientes com IAM, tão rápido quanto possível, após o diagnóstico ser considerado provável, na dose de 160 a 325 mg (deve ser mastigado para facilitar sua absorção). Alguma pequena variação em relação à dose de ataque de aspirina está presente entre as diretrizes, tendo em vista as formulações locais dos comprimidos, mas as três diretrizes indicam o uso precoce de aspirina como classe I.

5. Resposta: **D**

O prasugrel e o ticagrelor não foram estudados em pacientes com infarto agudo do miocárdio com supradesnivelamento do segmento ST (IAMCSST) que receberam fibrinolítico. Por isso as três diretrizes contraindicam seu uso nesse cenário, restando apenas o clopidogrel para os pacientes submetidos a essa terapêutica.

6. Resposta: **A**

A dose de ataque de clopidogrel nos pacientes submetidos a terapia fibrinolítica é de 300 mg, entretanto nos pacientes com $\geq$ 75 anos essa dose deve ser substituída pela dose de 75 mg, uma vez que o risco de sangramento significativo aumenta substancialmente nessa população.

7. Resposta: **B**

As diretrizes brasileira e americana colocam como opção de segundo antiplaquetário nos pacientes submetidos a ICP: clopidogrel 600 mg, ticagrelor 180 mg ou prasugrel 60 mg. Já a diretriz europeia sugere que as drogas de escolha seriam ticagrelor e prasugrel, reservando clopidogrel para os pacientes que apresentam contraindicação a outras drogas ou quando clopidogrel for o único disponível.

Prasugrel é contraindicado nos pacientes com acidente vascular cerebral/acidente isquêmico transitório prévio, nos idosos ≥ 75 anos ou em pacientes com < 60 kg.

8. Resposta: **C**

O emprego rotineiro dos inibidores da GP IIb/IIIa no IAMCSST não se mostra comprovadamente benéfico nesse contexto, podendo até mesmo acarretar maiores taxas de sangramentos. O uso individualizado durante a ICP primária dessa classe de medicações, em situações de alta carga de trombos, *no reflow* ou em outras complicações trombóticas pode ser considerado a despeito da ausência de fortes evidências. Outra questão ainda sem resposta seria qual a melhor forma de se utilizarem a tirofibana e o abciximabe na vigência dos novos antiagregantes prasugrel e ticagrelor. As três diretrizes classificam como IIa essa indicação de inibidores da GP IIb/IIIa.

9. Resposta: **A**

O benefício da anticoagulação nas síndromes coronárias agudas foi evidenciado antes mesmo da utilização do AAS e da terapia fibrinolítica. A diretriz brasileira sugere para enoxaparina: se o paciente tiver menos de 75 anos de idade: 30 mg, EV, em *bolus* seguido por 1,0 mg/kg, SC, a cada 12 horas; para pacientes com mais de 75 anos, não utilizar o *bolus* inicial e reduzir a dose para 0,75 mg/kg, SC, a cada 12 horas. Caso o *clearance* da creatinina estimado seja < 30 mL/minuto, utilizar a dose de 1,0 mg/kg a cada 24 horas. Manter o tratamento até a revascularização por ICP ou, caso essa não ocorra, pelo período de internação ou até 8 dias. Classe I nas três diretrizes.

10. Resposta: **B**

Na ausência de contraindicações, essa classe de medicamento deve ser iniciada dentro das primeiras 24 horas, de preferência por via oral, após a admissão do paciente, reservando-se a via endovenosa para casos selecionados (isquemia recorrente, hipertensão arterial não controlada, taquicardia sinusal não relacionada a insuficiência cardíaca). As principais contraindicações ao betabloqueador são: congestão pulmonar, evidência de baixo débito, risco aumentado de choque cardiogênico. Pacientes com contraindicação inicial ao betabloqueador devem ser reavaliados posteriormente para rever a elegibilidade. Betabloqueadores são classe I nas três diretrizes.

162 Treinamento em Diretrizes – Cardiologia

11. Resposta: D

Estatina potente em dose máxima (atorvastatina 40-80 mg ou rosuvastatina 20-40 mg) está indicada nas síndromes coronárias agudas, iniciando a terapêutica na admissão hospitalar. Após os primeiros 30 dias, a terapia hipolipemiante deve ser ajustada para adequar a uma meta terapêutica de LDL-c < 70 mg, conforme orientação da diretriz brasileira. A diretriz americana enfatiza os benefícios da estatina em altas doses, independentemente do valor de LDL-c, tendo em vista que mesmo pacientes com LDL-c < 70 mg/dL se beneficiam dessa classe de droga. Já a diretriz europeia, assim como a brasileira, sugere estatina em alta dose desde o início da internação, objetivando um LDL-c < 70 mg/dL ou uma redução de pelo menos 50% nos valores iniciais de LDL-c. A diretriz europeia é a única a contemplar as evidências mais recentes e sugere que os pacientes que não alcançam LDL-c < 70 mg/dL com a dose máxima tolerada de estatina podem se beneficiar de uma outra classe de droga, como o inibidor de PCSK9 ou o ezetimibe, para uma redução adicional do risco cardiovascular.

12. Resposta: D

A fibrinólise é uma estratégia de reperfusão consagrada, utilizada na prática clínica desde o início dos anos 1980. Essa estratégia de reperfusão é particularmente importante em situações em que ICP não está disponível em tempo hábil. Suas principais contraindicações estão no quadro a seguir (Quadro 1).

Quadro 1   Contraindicações ao uso de fibrinolíticos no infarto agudo do miocárdio com supradesnivelamento do segmento ST (IAMCSST)

Absolutas	Relativas
Sangramento ativo exceto menstruação Histórico de tumor, aneurisma ou malformação arteriovenosa intracraniana AVC isquêmico há menos de 3 meses AVC hemorrágico em qualquer época Suspeita de dissecção de aorta não descartada	AVC isquêmico há mais de 3 meses ou doenças intracranianas não listadas como contraindicações absolutas Cirurgia de grande porte ou ressuscitação cardiopulmonar prolongada e traumática (< 3 semanas) Úlcera péptica ativa
Trauma significante nos últimos 3 meses Discrasia sanguínea	Uso atual de antagonistas da vitamina K Hipertensão não controlada (PA sistólica > 180 mmHg ou PA diastólica > 110 mmHg) História de hipertensão arterial crônica significativa e não controlada Gravidez Punções não compressíveis Sangramento interno recente < 2-4 semanas Exposição prévia a estreptoquinase

AVC: acidente vascular cerebral; PA: pressão arterial.

13. Alternativa correta: A

O maior benefício do uso dos fibrinolíticos é visto nos pacientes tratados nas primeiras horas do IAMCSST. Quanto mais rapidamente se inicia a fibrinólise, maior será o benefício em relação à preservação da função ventricular e à redução da mortalidade. Em hospitais onde não está disponível serviço de hemodinâmica, deve-se iniciar a fibrinólise o mais rápido possível, quando os sintomas tiverem iniciado há menos de 12 horas e o tempo presumido para ICP (contando o transporte) for maior que 90 minutos.

14. Resposta: D

Segue tabela com medicações e doses indicadas na fibrinólise (Tabela 1).

Tabela 1   Doses de fibrinolíticos utilizados no infarto agudo do miocárdio com supradesnivelamento do segmento ST (IAMCSST)

Medicação	Dose	Observações
Estreptoquinase	1.500.000 UI diluídos em 100 mL de soro fisiológico 0,9 %, EV, infundido em 30 a 60 minutos	Pode causar hipotensão e anafilaxia Não repetir em menos de 1 ano Manter dois acessos venosos calibrosos
Tenecteplase (Metalyse®)	30 mg se < 60 kg 35 mg se entre 60 kg e < 70 kg 40 mg se entre 70 kg e < 80 kg 45 mg se entre 80 kg e < 90 kg 50 mg se > 90 kg *Considerar metade da dose calculada por kg em pacientes > 75 anos de idade	Não necessita de bomba de infusão Fibrinolítico de escolha na trombólise pré-hospitalar
Alteplase (Actilyse®)	15 mg em *bolus* EV, seguido de infusão de 0,75 mg/kg (máximo de 50 mg) em 30 minutos e a seguir 0,5 mg/kg (máximo de 35 mg) em 1 hora	Também utilizado no AVC agudo (doses e critérios de exclusão diferentes do IAMCSST)

AVC: acidente vascular cerebral; EV: endovenoso; IAMCSST: infarto agudo do miocárdio com supradesnivelamento do segmento ST.

15. Resposta: C

A ICP de resgate é definida como a estratégia de recanalização realizada precocemente quando há falha clínica e ou eletrocardiográfica de reperfusão. Os principais critérios de falha de reperfusão são: manutenção dos sintomas isquêmicos, persistência ou ausência de redução de pelo menos 50% do supradesnivelamento no eletrocardiograma, instabilidade elétrica (fibrilação ventricu-

164 Treinamento em Diretrizes – Cardiologia

lar/taquicardia ventricular), instabilidade hemodinâmica. O ritmo idioventricular acelerado é uma arritmia de reperfusão benigna que está associada ao sucesso de reperfusão com fibrinolítico ou ICP. Todo paciente que não preenche critérios de reperfusão deve ser encaminhado imediatamente para ICP de emergência.

16. Resposta: B

A ICP primária é a utilização do cateter-balão, com ou sem implante do *stent* coronário, sem o uso prévio de fibrinolítico, com o objetivo de restabelecer o fluxo coronário anterógrado de maneira mecânica. Essa técnica, quando disponível, constitui-se na opção preferencial para a obtenção da reperfusão coronária, se iniciada até 90 minutos após a confirmação do diagnóstico do IAM, assim como para os pacientes com evidências de uma contraindicação para fibrinólise ou na vigência de choque cardiogênico.

17. Resposta: B

Pacientes cujo primeiro contato médico e suspeição diagnóstica de IAMCSST sejam efetivados com retardo superior a 12 horas até 24 horas podem ser submetidos a ICP primária mediante a evidência de isquemia miocárdica persistente, assim como de suas eventuais consequências (instabilidade hemodinâmica e ou arritmias ventriculares graves). Nesse cenário, a terapia fibrinolítica não costuma ser indicada, priorizando-se a transferência para um centro com hemodinâmica. A diretriz europeia coloca como classe I a ICP primária no paciente sintomático com mais de 12 horas de evolução e classe IIa a ICP primária no paciente assintomático com mais de 12 horas do início dos sintomas.

18. Resposta: C

Doença coronária multiarterial está presente em aproximadamente 50% dos pacientes com IAMCSST e está associada a pior prognóstico. As três diretrizes sugerem que, no paciente multiarterial, seja tratada a lesão culpada no procedimento índex e que as lesões residuais sejam abordadas em segundo momento, desde que o paciente apresente estabilidade hemodinâmica. A diretriz brasileira e a europeia indicam revascularização completa no procedimento índex nos casos de choque cardiogênico. Entretanto, o estudo CULPRIT-SHOCK, publicado no fim de 2017, demonstrou aumento de mortalidade com a revascularização completa em pacientes com IAMCSST e choque cardiogênico, logo essa recomendação pode ser revista nas próximas diretrizes.

Capítulo 8 Síndrome coronariana aguda com supradesnivelamento do segmento ST

19. Resposta: A

Os pacientes que receberam implante de *stent* devem ser submetidos a dupla antiagregação plaquetéria por pelo menos 1 ano, subgrupos selecionados podem ter essa terapia prolongada por até 36 meses. Os pacientes submetidos a trombólise que não receberam implante de *stent* devem usar clopidogrel por um mês. Prolongar essa terapia por um ano fica a critério do clínico.

20. Resposta: D

Metade dos óbitos resultantes de IAM ocorre precocemente, antes da chegada ao hospital, e 25% de mortes adicionais ocorrem nas 48 horas seguintes. Na maior parte desses óbitos, o ritmo que se apresenta é o de fibrilação ventricular ou taquicardia ventricular. O maior risco de arritmias ocorre durante as primeiras 4 horas após o início dos sintomas.

Referências bibliográficas

1. Piegas LS, Timerman A, Feitosa GS, Nicolau JC, Mattos LAP, Andrade MD, et al. V Diretriz da Sociedade Brasileira de Cardiologia sobre tratamento do infarto agudo do miocárdio com supradesnível do segmento ST. Arq Bras Cardiol. 2015;105(2):1-105.
2. O'Gara PT, Kushner FG, Ascheim DD, Casey DE Jr, Chung MK, de Lemos JA, et al; American College of Cardiology Foundation/American Heart Association Task Force on Practice Guidelines. 2013 ACCF/AHA guideline for the management of ST-elevation myocardial infarction: a report of the American College of Cardiology Foundation/American Heart Association Task Force on Practice Guidelines. Circulation 2013;127(4):e362-425. Erratum in: Circulation. 2013;128(25):e481.
3. Ibanez B, James S, Agewall S, Antunes MJ, Bucciarelli-Ducci C, Bueno H, et al. 2017 ESC guidelines for the management of acute myocardial infarction in patients presenting with ST-segment elevation. Eur Heart J. 2017;39(2):119-77.

Capítulo 9

Miocardites e pericardites

Questões

1. A principal etiologia da miocardite é:
   a) Viral.
   b) Bacteriana.
   c) Autoimune.
   d) Fúngica.

2. A apresentação da miocardite clínica compreende um amplo espectro de manifestações. Com base nos conhecimentos atuais, assinale a alternativa correta:
   a) Disfunção miocárdica está presente em todos os casos confirmados de miocardite.
   b) O padrão-ouro para confirmação etiológica ocorre somente por meio da biópsia endomiocárdica.
   c) A maioria dos pacientes apresenta algum quadro de infecção viral antes da apresentação.
   d) Há necessidade do resultado da biópsia para início do tratamento.

3. Sobre os exames complementares para diagnóstico e investigação da miocardite, podemos afirmar:
   a) O ecocardiograma transtorácico deve ser realizado para todos os pacientes independentemente dos sintomas de insuficiência cardíaca.

b) Os exames de medicina nuclear apresentam alta especificidade e portanto devem ser feitos de rotina.

c) A ressonância nuclear magnética com realce tardio revela correlação com pior prognóstico evolutivo a longo prazo.

d) Na suspeita de miocardite, a angiotomografia coronariana deve ser realizada em todos os pacientes.

4. Em razão da fisiopatologia da miocardite compatível com agressão dos caridiomiócitos pela inflamação, as alterações dos biomarcadores de lesão cardíaca e inflamação se mostram eficazes no auxílio diagnóstico. Sobre esse tema, assinale a afirmativa incorreta:

a) Os marcadores de necrose miocárdica apresentam comportamento em platô, diferentemente do que ocorre nas síndromes coronarianas agudas e níveis elevados de troponina conferem pior prognóstico.

b) A troponina se mostra mais específica que a fração CKMB, mas quando normal não exclui o diagnóstico de miocardite.

c) O nível de elevação de provas inflamatórias como PCR e VHS diferenciam a miocardite da pericardite.

d) O BNP e as citocinas inflamatórias também podem estar alterados.

5. Sobre o método padrão-ouro de diagnóstico da miocardite, selecione a alternativa correta quanto à BEM:

a) O resultado da BEM deve ser aguardada para início da terapêutica.

b) A análise da histologia, imuno-histoquímica e pesquisa viral por meio do método de PCR se faz essencial para se descartar infecção antes da imunossupressão em casos selecionados.

c) Quadros de insuficiência cardíaca grave de início recente (menos do que 2 semanas) na forma fulminante, sem etiologia definida, não justificam a realização de BEM.

d) Arritmias ventriculares, sem sintomas e sem causa definida, não justificam a realização de BEM.

6. Quanto ao tratamento da miocardite, assinale a alternativa incorreta:

a) Os anti-inflamatórios são a droga de escolha e devem ser iniciados na fase aguda e na presença de insuficiência cardíaca para redução de mortalidade.

b) Deve ser orientada a não realização de atividade física por até seis meses após a fase aguda.

c) A vacinação para vírus da influenza e tríplice viral (sarampo, caxumba e rubéola) deve ser evitada nos casos de miocardite aguda.

d) O implante de cardiodesfibrilador implantável (CDI) deve ser realizado durante a atividade aguda da doença após episódio de fibrilação ventricular grave.

7. A insuficiência cardíaca secundária à miocardite pode ter evoluções distintas, desde quadros de menor gravidade até formas fulminantes. Apesar da dificuldade no estabelecimento da etiologia, em grande parte dos casos não se deve postergar o tratamento farmacológico. Sobre esse tema, assinale a afirmativa incorreta:

a) A modulação do sistema renina-angiotensina-aldosterona atenua a progressão da disfunção ventricular, com diminuição da fibrose, da necrose e da inflamação miocárdica.

b) Os inibidores da enzima de conversão da angiotensina (IECA) e os bloqueadores do receptor de angiotensina (BRA) devem ser utilizados em todos os casos com disfunção ventricular, mesmo na ausência de sintomas e a suspensão de IECA e BRA deve ser realizada assim que exista melhora da disfunção ventricular.

c) O uso de betabloqueadores deve ser feito em todos os casos de disfunção ventricular até as doses máximas toleradas, salvo contraindicações, para redução da progressão da disfunção.

d) A anticoagulação oral está indicada para todos os pacientes com miocardite e fibrilação atrial, trombos intracavitários e fenômenos tromboembólicos prévios.

8. A terapia imunossupressora tem a capacidade de reduzir a mortalidade por meio da supressão da resposta inflamatória e da atividade imune, conduzindo a uma melhora clínica significativa em casos selecionados. Assinale a afirmativa incorreta:

a) O resultado da pesquisa viral negativa na BEM se faz necessária antes da realização da terapêutica imunossupressora.

b) Alguns estudos clínicos, apesar de suas falhas metodológicas, demonstraram benefício da imunossupressão em relação à terapêutica convencional para insuficiência cardíaca em miocardite de etiologia não definida.

c) A miocardite causada por doenças autoimunes, células gigantes, sarcoidose e hipersensibilidade são indicações para tratamento imunossupressor.

d) A realização da BEM de controle é necessária para guiar a intensidade e a duração do tratamento imunossupressor.

9. Sobre a terapia antiviral na miocardite, assinale a alternativa correta:

a) A utilização da imunoglobulina endovenosa demonstrou benefício na melhora da função ventricular quando comparada à utilização de placebo em pacientes com cardiomiopatia dilatada não responsiva ao tratamento clínico.

b) É contraindicado o tratamento com imunoglobulina em pacientes com insuficiência cardíaca aguda não responsiva ao tratamento clínico e sem positividade viral.

c) A pesquisa positiva de adenovírus e enterovírus comprovada por biópsia endomiocárdica justifica o uso de imunoglobulina endovenosa para melhora clínica e da função ventricular.

d) O uso de interferon-beta subcutâneo não demonstrou resultados favoráveis em razão da ausência de melhora da função ventricular.

10. Os pacientes em fase aguda da miocardite podem apresentar arritmias, tanto bradicardias quanto taquiarritmias, podendo apresentar tanto extrassístoles e taquicardias supraventriculares com bom prognóstico, quanto taquicardias ventriculares sustentadas e fibrilação ventricular com parada cardiorrespiratória. Sobre esse tópico, assinale a alternativa incorreta:

a) O implante de CDI é recomendado, mesmo na fase aguda, como profilaxia secundária após fibrilação ventricular.

b) A prática de atividade física é contraindicada na fase aguda.

c) O uso de betabloqueador deve ser utilizado para prevenção de morte súbita em pacientes com miocardite aguda e disfunção ventricular.

d) Recomenda-se o implante de CDI para cardiomiopatia dilatada em fase crônica da miocardite, com fração de ejeção do ventrículo esquerdo (FEVE) < 35% e classe funcional II e III da New York Heart Association (NYHA).

11. Em relação à etiopatogenia da pericardite, podemos afirmar, exceto:

a) Apresenta-se como diagnóstico diferencial de dor torácica na emergência e na maioria dos casos é autolimitada e benigna.

b) Em razão da dificuldade diagnóstica com métodos complementares, considera-se a etiologia idiopática como principal causa entre todos os casos, sendo a etiologia viral a mais prevalente entre as causas infecciosas.

c) Em casos de infarto agudo do miocárdio observa-se pericardite apenas na primeira semana após o evento.

d) Em cerca de 15% dos casos há acometimento miocárdico associado caracterizando a miopericardite.

12. O diagnóstico de pericardite é desafiador no serviço de emergência em razão da diversidade de quadros clínicos as quais se manifesta. Sobre esse tópico, assinale a alternativa correta:
    a) Cerca de 60% dos pacientes apresentam dor torácica.
    b) O atrito pericárdico é observado na maioria dos pacientes.
    c) A dor torácica típica da pericardite se exacerba com o decúbito dorsal e melhora com inclinação do tronco para a frente.
    d) As alterações eletrocardiográficas são patognomônicas.

13. Constituem fatores de pior prognóstico na pericardite e justificam o tratamento em regime de internação, exceto:
    a) Uso de anticoagulantes.
    b) Elevação de troponina.
    c) Derrame pericárdico discreto.
    d) Leucocitose com febre e sem outro foco suspeito.

14. Em relação aos exames complementares na pericardite, podemos afirmar:
    a) A elevação de troponina é marcador de comprometimento miocárdico associado e está presente em cerca de metade dos casos.
    b) A dosagem de marcadores inflamatórios (PCR e VHS) apresenta-se elevada em 100% dos casos e é de extrema importância para determinar a duração e a resolução terapêutica.
    c) A dosagem de BNP deve ser realizada para todos os pacientes com diagnóstico de pericardite aguda.
    d) Para todos os pacientes deve-se solicitar eletrocardiograma, radiografia de tórax e ecocardiograma transtorácico.

15. Em relação à realização de tomografia computadorizada e ressonância nuclear magnética, assinale a alternativa incorreta:
    a) A tomografia pode ser realizada para diagnóstico diferencial de pericardite aguda, doença neoplásica invasiva, obstruções coronarianas e complicações como derrame pericárdico e pericardite constritiva.
    b) É mandatório o uso de contraste iodado endovenoso na realização de tomografia para melhora da acurácia na detecção de inflamação pericárdica e complicadores.
    c) A ressonância magnética é adequada para quantificar o grau de espessamento pericárdico e inflamação miopericárdica.

172 Treinamento em Diretrizes – Cardiologia

d) A realização de PET/CT com captação de glicose marcada não apresenta nenhuma indicação nas pericardites.

16. A biópsia pericárdica é um procedimento invasivo que pode ser utilizada para investigação diagnóstica adicional. Assinale a afirmativa incorreta:
a) A videopericardioscopia possibilita ampla ressecção do pericárdio e visualização anatômica do tecido.
b) A refratariedade ao tratamento clínico é indicação para a realização desse procedimento.
c) A biópsia pode ser realizada concomitantemente à drenagem do derrame pericárdico com objetivo de elucidação etiológica por meio de análise histológica e imuno-histoquímica.
d) Apesar de indicada em alguns casos, a SBC não recomenda como classe I a biópsia em nenhuma circunstância.

17. O tratamento da pericardite apresenta grande eficácia na melhora sintomática e na resolução clínica. Sobre as drogas utilizadas, podemos afirmar:
a) Os corticoesteroides são drogas de primeira escolha e devem sem utilizados para diminuição da recorrência.
b) O uso de colchicina está indicado para todos os casos por causa da comprovação na diminuição da recorrência de pericardite.
c) Os anti-inflamatórios não hormonais devem ser utilizados apenas para casos refratários ao tratamento de primeira linha.
d) A utilização de ácido acetilsalicílico (AAS), caso escolhido como droga terapêutica, deve ser na dose de 100 mg por dia.

18. A definição da pericardite recorrente é de um novo episódio que ocorre após 4 a 6 semanas sem os sintomas decorrentes do quadro inicial. Sobre essa entidade, assinale a alternativa incorreta:
a) O uso de anti-inflamatórios deve ser prescrito por duração prolongada de semanas a meses.
b) A colchicina deve ser prescrita por no mínimo 6 meses.
c) Corticosteroide nunca deve ser utilizado em casos em que há falha do tratamento com anti-inflamatórios não hormonais e azatioprina deve ser utilizada em todos os casos em que exista falha no tratamento com anti-inflamatórios não hormonais.
d) A pericardiectomia está indicada para o tratamento de casos refratários e nos muito sintomáticos.

Capítulo 9 Miocardites e pericardites 173

19. A pericardite tuberculosa ocorre em 1-4% da população com tuberculose pulmonar e apresenta mortalidade de 17-40% após 6 meses do diagnóstico. Caso não seja tratada, chega a 85%, sendo esse agente responsável por 7% dos tamponamentos. Quanto a esse agente etiológico na gênese das afecções pericárdicas, podemos afirmar, exceto:

   a) O diagnóstico é feito pela identificação do *Mycobacterium tuberculosis* no líquido e/ou tecido pericárdico e/ou pela presença de granuloma caseoso no pericárdio.

   b) O líquido pericárdico apresenta alta contagem de proteína e 40-60% dos casos apresentam bacilo visualizado no exame direto.

   c) O tratamento inicial deve ser realizado por 6 a 12 meses com quatro drogas (isoniazida, rifampicina, pirazinamida, etambutol).

   d) A pericardiectomia deve ser realizada em todos os pacientes em razão da alta gravidade e da chance de desenvolvimento de pericardite constritiva.

20. A maioria dos casos de pericardite são causadas por vírus e podem apresentar desde evolução benigna autolimitada até quadro de tamponamento cardíaco, pericardite recorrente ou constritiva. Os vírus envolvidos são diversos e o diagnóstico etiológico preciso somente é estabelecido por meio de pesquisa viral no tecido epimiocárdico, pericárdico e no líquido pericárdico. O uso de corticosteroide na pericardite tem suas indicações precisas para uso como primeira linha de tratamento e apresenta contraindicações absolutas quanto seu uso e potenciais danos. Assinale a alternativa incorreta:

   a) A prednisona somente deve ser utilizada caso exista comprovação da ausência de infecção viral ou outro agente etiológico na biópsia.

   b) A pericardite autoimune e pericardite urêmica são contraindicações para uso de corticosteroide como primeira linha de tratamento.

   c) É indicada como terapêutica inicial na presença de alergia aos anti-inflamatórios não hormonais.

   d) Pode ser usada nos casos de pericardite recorrente em que não exista resposta aos demais tratamentos.

174 Treinamento em Diretrizes – Cardiologia

Respostas comentadas

1. **Resposta: A**
   A miocardite é uma doença inflamatória do miocárdio com diversas etiologias descritas. A Sociedade Brasileira de Cardiologia (SBC) divide as causas em infecciosas (viral, bacteriana, fúngica, protozoários) e não infecciosas (doenças autoimunes, reações de hipersensibilidade, fármacos, doenças sistêmicas). A European Society of Cardiology (ESC) faz uma divisão em três estratos (infecciosa, imunomediada e tóxicas). As duas assumem a etiologia viral como a principal etiologia. Quando se trata do diagnóstico definitivo, há uma dificuldade na detecção e na definição do fator causal, uma vez que o diagnóstico definitivo ocorre por meio da análise histoquímica e imunológica após biópsia do tecido miocárdico – procedimento pouco realizado por causa de seu alto custo e das poucas indicações absolutas.

2. **Resposta: B**
   Os sintomas da miocardite abrangem um amplo espectro de manifestações, desde formas subclínicas com sintomas de pródromos virais e dor torácica discreta até insuficiência cardíaca terminal e arritmias ventriculares graves. A presença de infecções virais ocorre em apenas 30% dos pacientes (SBC). Ambas as diretrizes (SBC: classe IIb, nível de evidência C) concordam que a biópsia endomiocárdica é exame padrão-ouro para diagnóstico etiológico, entretanto não há necessidade do resultado definitivo desse exame para início do tratamento.

3. **Resposta: A**
   As duas sociedades concordam que o ecocardiograma transtorácico (SBC: classe I, nível de evidência B) e o eletrocardiograma (SBC: classe I, nível de evidência C) devem ser feitos para todos os pacientes com suspeita de miocardite, apesar de não existir alteração eletrocardiográfica patognomônica. A realização de ressonância magnética (RM) segundo a diretriz brasileira (SBC: classe I, nível de evidência B) deve ser realizada para todos os pacientes enquanto a sociedade europeia considera que esse exame pode ou não ser feito de rotina. A cintilografia com gálio-67 é o melhor exame de medicina nuclear para avaliação de inflamação miocárdica (SBC: classe IIb, nível de evidência B), mas a sociedade europeia não recomenda o exame de rotina. A angiotomografia de coronárias (SBC: classe IIa, nível de evidência C) para exclusão de

Capítulo 9 Miocardites e pericardites 175

coronariopatia obstrutiva grave como diagnóstico diferencial – a sociedade europeia não se posiciona quanto a indicações desse exame em suas diretrizes.

4. Resposta: **C**

Os marcadores laboratoriais de agressão miocárdica e inflamatória são grandes aliados no diagnóstico de miocardite, entretanto valores negativos não são suficientes para exclusão diagnóstica, mas podem guiar o acompanhamento desses pacientes com suspeita diagnóstica. Diferentemente do comportamento de curva da troponina frente à síndrome coronariana aguda (SCA), na miocardite sua elevação segue um padrão em platô, fato que auxilia na diferenciação da etiologia nesse contexto associada à correlação prognóstica ligada a níveis elevados de troponina. A SBC e a ESC concordam quanto à solicitação e à análise de marcadores inflamatórios e de troponina (SBC: classe IIa, nível de evidência B), porém somente a sociedade europeia ressalta o papel do BNP e das citocinas inflamatórias, as quais também apresentam baixa especificidade.

5. Resposta: **B**

As sociedades brasileiras e europeias concordam que a BEM é o padrão-ouro para o diagnóstico etiológico e histopatológico da miocardite, bem como é essencial na avaliação prognóstica de casos de extrema gravidade e evolução desfavorável que se beneficiam da imunossupressão –como miocardite de células gigantes, eosinofílica necrotizante e da sarcoidose. Ambas as sociedades concordam que a avaliação histológica, imuno-histoquímica e pesquisa de RNA ou DNA virais pelo método de *real time* – PCR deve ser realizada em todas as BEM, para análise de diagnósticos diferenciais. A realização de BEM (SBC: classe IIb, nível de evidência C) é indicada para casos de arritmias ventriculares sem etiologia definida.

6. Resposta: **D**

Ambas as sociedades afirmam que tratamento com anti-inflamatórios é contraindicado no tratamento da fase aguda, mesmo na presença de insuficiência cardíaca por aumento da mortalidade evidenciado em alguns estudos experimentais. A SBC também contraindica o tabagismo e o consumo excessivo de álcool (SBC: classe III, nível de evidência A). Orienta-se evitar a vacinação para gripe e tríplice viral durante a fase ativa da miocardite, (SBC: classe IIa, nível de evidência C). A sociedade europeia concorda com a recomendação de não realização de atividade física durante os primeiros 6 meses (SBC: classe III, nível de evidência C) após o diagnóstico de miocardite em razão do risco de

176 Treinamento em Diretrizes – Cardiologia

deflagar arritmias malignas. A sociedade europeia orienta que o implante de CDI deve ser evitado até a resolução da doença, uma vez que o substrato pode ser reversível após o tratamento – não há abordagem sobre o tratamento de arritmias graves nas diretrizes brasileiras.

7. **Resposta: B**
Diferentemente da diretriz da ESC, a SBC traz recomendações claras quanto ao tratamento da insuficiência cardíaca e da disfunção ventricular secundárias à miocardite. O uso de inibidores da enzima conversora da angiotensina (IECA), bloqueadores do receptor de angiotensina (BRA), betabloqueador (SBC: classe I, nível de evidência C) é indicado para todos os pacientes com disfunção ventricular para diminuição da progressão da insuficiência cardíaca atuando no remodelamento cardíaca e diminuição do processo inflamatório nas células miocárdicas, ressaltando que não deve ser realizada a suspensão dessas drogas após a normalização da função ventricular (SBC: classe IIa, nível de evidência C). Também se recomenda a anticoagulação nos casos de fibrilação atrial paroxística ou permanente (SBC: classe I, nível de evidência C).

8. **Resposta: B**
Ambas as sociedades deixam claro que antes da imunossupressão deve ser realizada a BEM com pesquisa viral que resulte negativa, uma vez que a depressão do sistema imune na presença de infecção pode trazer resultados desfavoráveis para evolução da disfunção ventricular. Um estudo recente, realizado em apenas um centro, mostrou a eficácia do uso combinado de azatioprina e prednisona para casos com pesquisa viral negativa (indicação por até 24 semanas pela SBC). As duas sociedades afirmam que na presença de miocardite de células gigantes, doenças autoimunes, sarcoidose ou hipersensibilidade há indicação de terapia imunossupressora (SBC: classe I, nível de evidência B). A ESC ressalta a importância da realização de BEM de controle para decisão e avaliação da intensidade e tempo da terapêutica.

9. **Resposta: C**
A imunoglobulina endovenosa modula a resposta imune e inflamatória por meio da da redução da ativação de citocinas pró-inflamatórias e diminui a agressão miocárdica promovida pela infecção viral por reduzir a replicação e promover a eliminação viral. No *trial* IMAC (*Intervention on Myocarditis and Acute Cardiomyopathy*) a imunoglobulina foi ineficiente na melhora da cardiomiopatia dilatada de início recente, porém, em razão de uma falha metodológica, apenas cerca de

16% dos pacientes tinham endocardite sem etiologia definida comprovada por biópsia endomiocáridica sem pesquisa de presença viral. O uso do interferon--beta subcutâneo mostrou redução da carga viral em pacientes com cardiomiopatia dilatada e persistência viral, com melhora da função ventricular, sugerindo o benefício terapêutico reservado ao cenário de miocardites com processo inflamatório ativo, avaliado por imuno-histoquímica e identificação viral positiva. Apesar da diretriz brasileira recomendar (SBC: classe IIa, nível de evidência B) a sociedade europeia não dita recomendações específicas ao uso de imunoglobulina em razão da ausência de estudos multicêntricos randomizados. Ambas as diretrizes não ditam recomendações específicas para o uso de terapia antiviral, deixando a cargo da discussão entre especialistas. A SBC recomenda também a utilização de imunoglobulina endovenosa na miocardite fulminante após comprovação de infecção viral por meio de biópsia endomiocárdica não responsiva ao tratamento clínico.

10. Resposta: **A**

Diferentemente da diretriz europeia, a diretriz brasileira traz uma seção específica sobre eventos arrítmicos e prevenção de morte súbita. Na fase aguda da miocardite, a inflamação intensa propicia substrato para ocorrência de arritmias supraventriculares ou ventriculares com diversas manifestações e gravidades com o pior espectro possível representado pela parada cardiorrespiratória. O implante de CDI nas fases aguda e subaguda (menos de 6 meses) é contraindicado (SBC: classe III, nível de evidência C), assim como a prática de atividade física na fase aguda (SBC: classe I, nível de evidência B). Na fase crônica, a indicação para implante de CDI segue as mesmas diretivas da cardiomiopatia dilatada, indicada para pacientes com fração de ejeção ventricular menor ou igual a 35%, classe funcional 2 ou 3 e expectativa de vida de pelo menos 1 ano. O uso de betabloqueador em doses otimizadas pode ser utilizado para prevenção de morte súbita em pacientes com miocardite (SBC: classe I, nível de evidência A).

11. Resposta: **C**

A pericardite apresenta diversas etiologias, divididas didaticamente em infecciosas e não infecciosas. As causas virais são as principais representantes entre as infecciosas, sendo as bacterianas, fúngicas e parasitárias outras representantes. As doenças do sistema imune, metabólicas, neoplasias e traumas são outras etiologias já catalogadas. A pericardite secundária ao infarto agudo do miocárdio pode acontecer tanto na fase aguda quanto na fase crônica – até 6 meses após o evento – quadro denominado síndrome de Dressler. Caso haja

178 Treinamento em Diretrizes – Cardiologia

comprometimento do tecido miocárdico, como ocorre em cerca de 15% dos casos, denomina-se miopericadite.

12. Resposta: **C**

Cerca de 5% das dores torácicas que comparecem ao serviço de emergência são devidas a pericardite, constituindo esse um diagnóstico desafiador. Cerca de 90% dos pacientes apresentam dor precordial enquanto apenas 30% apresentam atrito pericárdico – sinal com baixa sensibilidade e alta especificidade. As alterações eletrocardiográficas podem ser divididas em quatro estágios, que envolvem desde supradesnivelamento do segmento ST até ausência de alterações. O diagnóstico pode ser realizado segundo recomendação da diretriz europeia e pode ser realizado caso exista o mínimo de 2 de 4 dos seguintes critérios: dor torácica típica, atrito pericárdico, alterações eletrocardiográficas sugestivas (elevação difusa do segmento ST ou depressão do segmento PR) e derrame pericárdico novo ou em piora. A diretriz brasileira cita esses sinais e sintomas como sugestivos do diagnóstico, porém não adotam o mecanismo de pontuação para o diagnóstico.

13. Resposta: **C**

A SBC descreve um fluxograma em sua diretriz para contemplar e guiar a conduta admissional na pericardite. Após a suspeita, deve-se identificar fatores de alto risco (febre, leucocitose, elevação de troponina, derrames pericárdicos volumosos, disfunção miocárdica e uso de anticoagulantes) que justifiquem o tratamento em regime de internação. A ESC considera como preditores de pior prognóstico que justificam a internação os que se seguem: febre maior que 38ºC, derrame pericárdico extenso, tamponamento, ausência de resposta ao tratamento com anti-inflamatórios após 1 semana, miopericardite, imunossupressão, trauma e uso de anticoagulante oral.

14. Resposta: **D**

A SBC sugere a realização de exames complementares para auxílio na conduta terapêutica e diagnóstica da pericardite, sendo eles: dosagem de troponina (SBC: classe IIa, nível de evidência C), que está alterada em um terço dos casos marcadores inflamatórios alterados em 75% (SBC: classe I, nível de evidência B) ecocardiograma transtorácico e radiografia de tórax para todos com suspeita de pericardite (SBC: classe I, nível de evidência C). A dosagem de BNP/NT proBNP é contraindicada para todos os pacientes, em razão da ausência de evidências que justifiquem seu uso rotineiro. A sociedade europeia

Capítulo 9 Miocardites e pericardites 179

também considera a realização de eletrocardiograma, ecocardiograma, PCR e troponina (ESC: classe I, nível de evidência C) para todos os pacientes com suspeita de pericardite aguda.

15. Resposta: **D**

Os exames radiológicos complementares são de grande utilidade para auxílio na identificação tanto de complicadores bem como dos seus diagnósticos diferenciais. A diretriz brasileira orienta a realização de tomografia ou ressonância (SBC: classe IIa, nível de evidência B) para casos em que se busca diagnosticar pericardite aguda, crônica e a forma constritiva por causa da acurácia na visualização do tecido pericárdio e partes moles adjacentes. A diretriz europeia (ESC: classe I, nível de evidência C) afirma que a realização desses dois exames é uma avaliação diagnóstica possível para esses pacientes. A medicina nuclear permite a avaliação da presença de doenças inflamatórias (artrite reumatoide, lúpus), infecciosas (tuberculose, meningite, sepse pneumocócica), pericardite induzida por quimioterápicos e radioterapia e finalmente para investigação diagnóstica, caso necessário.

16. Resposta: **D**

A biópsia pericárdica está indicada na investigação diagnóstica em pacientes com pericardite persistente refratária ao tratamento clínico e pode ser adjuvante na drenagem pericárdica terapêutica para o tamponamento recidivante ou em derrames volumosos associados a importantes sintomas clínicos. A diretriz brasileira orienta a realização de biópsia na suspeita de tuberculose, neoplasia ou etiologia bacteriana ou fúngica e associada à videopericardioscopia (SBC: classe I, nível de evidência B) para aumentar a sensibilidade diagnóstica e como (SBC: classe IIa, nível de evidência B) no auxílio diagnóstico nos casos de derrames pericárdicos assintomáticos significativos. A análise histológica e de imuno-histoquímica, além da pesquisa viral por meio da reação em cadeia da polimerase podem ser realizadas para aumentar a acurácia diagnóstica da etiologia.

17. Resposta: **B**

Os anti-inflamatórios não hormonais associados à colchicina são o tratamento de primeira linha na pericardite aguda tanto da diretriz brasileira como da europeia (SBC: classe I, nível de evidência A; ESC: classe I, nível de evidência A). Os anti-inflamatórios devem ser utilizados por 2 a 4 semanas e a colchicina por 3 meses nos casos agudos e por 6 meses nos crônicos, com a suspensão guiada pela

180   Treinamento em Diretrizes – Cardiologia

melhora clínica e pela queda das provas inflamatórias. A terapêutica com anti-inflamatórios não hormonais é o principal medicamento para o tratamento das pericardites idiopática e viral com objetivo de alívio da dor e resolução do processo inflamatório. A colchicina demonstrou ser efetiva como terapêutica coadjuvante da pericardite aguda para alívio da dor e na prevenção de recorrência ao fim de dezoito meses. A sociedade europeia contraindica o uso de corticoide como (ESC: classe III, nível de evidência A) como tratamento de primeira linha e a diretriz brasileira recomenda (SBC: classe I, nível de evidência B) o uso de prednisona apenas na ausência de resposta aos anti-inflamatórios e à colchicina na ausência de infecção viral ou outro agente etiológico comprovado por biópsia pericárdica. A dose de ácido acetilsalicílico (AAS) indicada é de 500 a 1.000 mg a cada 6 a 8 horas, dosagem muito maior que a utilizada como profilaxia secundária na doença isquêmica.

18. **Resposta: C**

Define-se como pericardite recorrente um novo episódio de pericardite aguda que ocorre após 4 a 6 semanas da resolução dos sintomas iniciais, sendo observado em cerca de 15 a 30% dos casos. Os mecanismos envolvidos na fisiopatologia podem ser decorrentes de tratamento inicial com dose e tempo inadequados, reativação de doença autoimune, reinfecção viral e uso inadequado de corticosteroide como primeira linha. Não usar colchicina aumenta em 50% a chance de recorrência. Está provado por trial clínico que o uso da colchicina é eficaz e mandatório para redução de recorrência. No episódio de recorrência, recomenda-se o uso de colchicina por 6 meses (SBC: classe I, nível de evidência B; ESC: classe I, nível de evidência A), bem como o uso de combinado de anti-inflamatórios não esteroides (AINE) como primeira linha por período prolongado de semanas a meses (classe IIa, nível de evidência B). A terapia com corticosteroide, contraindicada como tratamento de primeira linha (ESC: classe III, nível de evidência B), está indicada apenas em casos de recorrência frequente após falha do tratamento de primeira linha, entretanto, na ausência de resposta adequada ao corticoesteroide, pode-se lançar mão da azatioprina (SBC: classe IIb, nível de evidência C; ESC: classe IIB, nível de evidência C). A pericardiectomia é reservada apenas para casos com recorrência frequente, refratários e muito sintomáticos (SBC: classe IIb, nível de evidência C).

19. **Resposta: D**

A pericardite tuberculosa possui apresentação clínica variável, desde quadro agudo com ou sem derrame, tamponamento cardíaco silencioso, febre per-

Capítulo 9 Miocardites e pericardites 181

sistente, pericardite constritiva aguda, subaguda, efusiva ou crônica e calcificações pericárdicas. A diretriz brasileira, apesar de não especificar níveis de recomendações, sugere, além das quatro drogas clássicas para o tratamento da tuberculose, o uso de prednisona simultaneamente à terapia tuberculostática, com objetivo de reduzir a mortalidade (ESC: classe IIb, nível de evidência C) e de promover uma menor necessidade de pericardiocentese ou percardiectomia, como sugerido por meta-análise. A cultura do líquido pericárdico tem sensibilidade modesta e especificidade de 100% e a alta atividade de ADA apresenta alta sensibilidade e especificidade. A sociedade europeia recomenda que a pericardiocentese deve ser realizada para todos os pacientes com suspeita clínica (ESC: classe IIa, nível de evidência C) e indica o tratamento empírico com antituberculínico para pacientes de áreas endêmicas para casos de derrame pericárdico exsudativo após exclusão de outras causas (ESC: classe I, nível de evidência C).

20. Resposta: **B**

Os corticoesteroides são drogas com potencial anti-inflamatório potente e capacidade imunossupressora dependente das doses utilizadas. Apesar de parecer a droga ideal para o tratamento da inflamação pericárdica, essa droga é recomendada para algumas situações especiais e raramente como primeira linha terapêutica, uma vez que seu uso pode facilitar a proliferação de agentes infecciosos e facilitar a recorrência. A diretriz brasileira orienta o uso de prednisona para as seguintes situações, sempre na ausência de infecção viral ou outro agente etiológico comprovado por biópsia epimiocárdica e pericárdica: na ausência de resposta aos antiinflamatórios não hormonais e à colchicina (SBC: classe I, nível de evidência B), para pericardite autoimune, doença do tecido conjuntivo ou pericardite urêmica (SBC: classe I, nível de evidência B) e para pericardite recorrente (SBC: classe IIa, nível de evidência C) e a triancinolona intrapericárdica para pericardite autorreativa (SBC: classe IIb, nível de evidência B). A ESC contraindica também a utilização na pericardite viral (SBC: classe III, nível de evidência C).

Referências bibliográficas

1. Adler Y, Charron P, Imazio M, Badano L, Barón-Esquivias G, Bogaert J, et al. Guidelines for the diagnosis and management of pericardial diseases The Task Force for the Diagnosis and Management of Pericardial Diseases of the European Society of Cardiology (ESC). Eur Heart J. 2015;36(42):2921-64.
2. Caforio ALP, Pankuweit S, Arbustini E, Basso C, Gimeno-Blanes J, Felix SB, et al. Current state of knowledge on aetiology, diagnosis, management, and therapy of myocarditis: a

position statement of the European Society of Cardiology Working Group on Myocardial and Pericardial Diseases. Eur Heart J. 2013;34:2636-48.

3. Imazio M, Bobbio M, Cecchi E, Demarie D, Demichelis B, Pomari F, et al. Colchicine in addition to conventional therapy for acute pericarditis: results of the Colchicine for acute Pericarditis (COPE) trial. Circulation. 2005;112(13):2012-6.

4. Imazio M, Trinchero R, Brucato A, Rovere ME, Gandino A, Cemin R, et al. Colchicine for the prevention of the post-pericardiotomy syndrome (COPPS): a multicentre, randomized, double-blind, placebo-controlled trial. Eur Heart J. 2010;31(22):2749-54.

5. Imazio M, Brucato A, Cemin R, Ferrua S, Maggiolini S, Beqaraj F, et al. A randomized trial of colchicine for acute pericarditis, for the icap investigators. N Engl J Med. 2013;369(16):1522-8.

6. Montera MW, Mesquita ET, Colafranceschi AS, Oliveira Junior AM, Rabischoffsky A, Ianni BM, et al. Sociedade Brasileira de Cardiologia. I Diretriz Brasileira de Miocardites e Pericardites. Arq Bras Cardiol. 2013;100(4 supl. 1):1-36.

Capítulo 10

Fibrilação atrial

Questões

1. Em relação à classificação da fibrilação atrial (FA), assinale a alternativa incorreta:

   a) FA paroxística: aquela que é revertida espontaneamente ou com intervenção médica em até 7 dias a partir do seu início.

   b) FA persistente: aquela com duração > 7 dias.

   c) FA persistente de longa duração: aquela com duração > 180 dias.

   d) FA permanente: casos em que tentativas de reversão para ritmo sinusal não serão mais instituídas.

2. Homem de 54 anos, com hipertensão arterial sistêmica (HAS), *diabetes mellitus* (DM), sem outras comorbidades, dá entrada na emergência queixando-se de episódios paroxísticos de palpitação do tipo aceleração dos batimentos cardíacos há 2 dias, com duração de cerca de 1 hora por episódio. O sintoma recorreu há 30 minutos. Nega dor torácica, dispneia, síncope ou alteração do nível de consciência. No exame clínico encontra-se em bom estado geral, corado, hidratado, com frequência cardíaca (FC) = 152 bpm (irregular), pressão arterial (PA) = 120 x 80 mmHg, saturação de oxigênio (SpO$_2$) = 96%, restante do exame normal. No eletrocardiograma (ECG), fibrilação atrial = 148 bpm. Traz ecocardiograma ambulatorial recente, sem cardiopatia estrutural. Qual a melhor opção terapêutica dentre as listadas a seguir?

184 Treinamento em Diretrizes – Cardiologia

a) Controle de frequência cardíaca com betabloqueador intravenoso, iniciar anticoagulação parenteral plena (heparina não fracionada intravenosa ou heparina de baixo peso molecular subcutânea até anticoagulação oral com dose efetiva), anticoagulação oral com varfarina por 3 semanas com INR 2,0-3,0, cardioversão elétrica sincronizada, manutenção de anticoagulação (CHADS-VASc = 2).

b) Realização de ecocardiograma transesofágico. Se ausência de trombos, iniciar anticoagulação parenteral plena (heparina não fracionada intravenosa ou heparina de baixo peso molecular subcutânea), realizar cardioversão elétrica sincronizada, manutenção de anticoagulação oral por 4 semanas e suspensão após (CHADS-VASc = 2).

c) Controle de ritmo com amiodarona intravenosa seguida de amiodarona oral até completar impregnação (10 g). Não indicada anticoagulação oral (CHADS-VASc = 0).

d) Controle de ritmo com propafenona oral (estratégia *"pill in the pocket"*) precedida por dose de betabloqueador oral 30 minutos antes, em regime hospitalar por se tratar de primeiro episódio. Não está indicada anticoagulação (CHADS-VASc = 0).

3. Paciente feminina, 75 anos, com HAS, DM, doença renal crônica não dialítica (creatinina = 3,0 mg/dL; *clearance* de creatinina = 18 mL/min), acidente vascular cerebral (AVC) prévio sem sequelas, apresenta novo diagnóstico de fibrilação atrial. No exame apresenta-se em bom estado geral, com 60 kg, FC = 100 bpm, PA = 164 x 70 mmHg, restante do exame normal fora a arritmia descrita. Qual a melhor estratégia antitrombótica dentre as alternativas a seguir?

a) Não está indicado antitrombótico pelo elevado risco hemorrágico (HAS-BLED = 4).

b) Ácido acetilsalicílico (AAS) 100 mg/d, pois CHADS = 6, CHADS-VASc = 7 e alto risco hemorrágico (HAS-BLED = 4).

c) Varfarina conforme INR alvo 2,0-3,0, pois CHADS = 5, CHADS-VASc = 7.

d) Varfarina conforme INR alvo 2,0-3,0, pois CHADS = 6, CHADS-VASc = 7.

4. Paciente do sexo masculino, 75 anos, é trazido pelo resgate ao serviço de emergência após sofrer síncope enquanto aguardava atendimento na fila do banco. No exame apresenta-se desorientado, sudoreico, pálido, com FC = 184 bpm, PA = 60 x 30 mmHg, bulhas arrítmicas taquicárdicas, sem

Capítulo 10 Fibrilação atrial 185

sopros, ausculta respiratória normal. Monitorização cardíaca revelou fibrilação atrial de alta resposta. Qual a melhor conduta de emergência?
a) Cardioversão elétrica sincronizada imediata.
b) Realização de ecocardiograma transesofágico para descartar trombos; caso ausentes, proceder cardioversão elétrica sincronizada.
c) Amiodarona 150 mg em 10 minutos seguida de 900 mg em 24 horas.
d) Metoprolol 5 mg intravenoso em 5 minutos.

5. A varfarina é o anticoagulante mais estudado na fibrilação atrial. Assinale a alternativa que estabelece corretamente a relação de fármacos utilizados em conjunto com a potencialização ou redução de seu efeito:
a) Potencializam: amiodarona, propranolol, ezetimibe, sinvastatina, omeprazol, cimetidina, ciprofloxacina, fluconazol, metronidazol.
b) Reduzem: azatioprina, carbamazepina, barbitúricos, rifampicina.
c) Mais de uma alternativa está correta.
d) Nenhuma alternativa está correta.

6. Em relação aos novos anticoagulantes orais (NOAC), assinale a alternativa incorreta:
a) Estudos randomizados e controlados demonstraram não inferioridade ou superioridade deles em relação à varfarina: RE-LY (dabigatrana), ROCKET-AF (rivaroxabana), ARISTOTLE (apixabana) e ENGAGE-AF (edoxabana).
b) NOAC demonstraram, em geral, menor risco de sangramento intracraniano em relação à varfarina.
c) NOAC estão indicados como opção à varfarina para pacientes com indicação de anticoagulação, sendo necessário seu ajuste de dose para pacientes com insuficiência renal crônica estágio IV e V (*clearance* de creatinina < 30 mL/min).
d) Em caso de sangramentos clinicamente significantes com NOAC, está indicada suspensão das próximas doses, carvão ativado até 2 horas da ingestão, hemodiálise (dabigatrana) e/ou complexo protrombínico. Antídotos específicos foram desenvolvidos, porém ainda não estão largamente disponíveis. Somente no caso da dabigatrana existe a disponibilidade no Brasil do idarucizumab.

7. Homem, 66 anos, com HAS, AVC prévio, insuficiência renal crônica (IRC) não dialítico (creatinina = 3,1 mg/dL; *clearance* de creatinina = 20 mL/min), apresenta novo diagnóstico de fibrilação atrial. No exame, bom estado geral, FC = 116 bpm, PA = 170 x 80 mmHg, exame clínico normal fora

186 Treinamento em Diretrizes – Cardiologia

a arritmia citada. Ecocardiograma sem cardiopatia estrutural. Escolha a melhor estratégia terapêutica dentre as alternativas a seguir:

a) Controle de frequência cardíaca com betabloqueador associado à anticoagulação com varfarina, pois CHADS = 3, CHADS-VASc = 4.

b) Controle de frequência cardíaca com betabloqueador. Anticoagulação contraindicada, pois HAS-BLED = 4.

c) Controle de frequência cardíaca com betabloqueador associado à anticoagulação com dabigatrana 110 mg, 2x/d, pois CHADS = 3, CHADS-VASc = 4.

d) Controle de ritmo com propafenona, sotalol ou amiodarona. Anticoagulação com rivaroxabana 15 mg, 1x/d, pois CHADS = 3, CHADS-VASc = 4.

8. Correlacione as drogas antiarrítmicas a seguir com seus possíveis efeitos adversos.

I. Betabloqueadores.

II. Amiodarona.

III. Propafenona.

IV. Sotalol.

A. Depressão moderada da contratilidade miocárdica, gosto metálico, visão borrada, constipação, tonturas, agranulocitose.

B. Broncoespasmo, fadiga, depressão mental, pesadelos.

C. *Torsades de pointes*, bradicardia, fadiga, astenia, dispneia.

D. Pneumonite, neuropatia periférica, ataxia, fotossensibilização, hipo e hipertireoidismo, depósitos corneanos, hepatite.

a) I-D; II-B; III-C; IV-A.

b) I-C; II-D; III-A; IV-B.

c) I-C; II-A; III-D; IV-D.

d) I-B; II-D; III-A; IV-C.

9. I. T., 28 anos, antecedente de valvopatia reumática e implante de prótese mecânica aórtica há 2 anos, apresenta-se na consulta médica ambulatorial com queixa de palpitações. Nega dispneia, dor torácica, síncope ou outros sintomas cardiovasculares. No exame físico, bom estado geral, FC = 90 bpm, PA = 112 x 70 mmHg, ritmo cardíaco irregular, sopro sistólico ejetivo +/4 com pico mesossistólico, pulsos amplos e arrítmicos. Ausculta respiratória e restante do exame físico normal. No ECG: fibrilação atrial. Escolha a melhor opção antitrombótica para o paciente descrito:

Capítulo 10 Fibrilação atrial 187

a) AAS 100 mg/dia.

b) Dabigatrana 150 mg, 2x/d.

c) Varfarina conforme INR alvo de 2,0 a 3,0.

d) Varfarina conforme INR alvo de 2,5 a 3,5.

10. C. S., 65 anos, com HAS, DM e dislipidemia (DLP), é internado por conta de infarto sem supradesnível do segmento ST. Foi realizada cineangiocoronariografia, que revelou doença arterial coronária (DAC) triarterial com lesão grave de artéria descendente anterior proximal, e optou-se por revascularização miocárdica cirúrgica. Observou-se boa evolução pós-operatória e o paciente foi extubado com desmame completo de drogas vasoativas. Apresentou no primeiro pós-operatório fibrilação atrial com FC = 130 bpm, PA = 140 x 90 mmHg, frequência respiratória (FR) = 16 ipm, saturação de oxigênio (SpO_2) = 96%, exame clínico normal fora a arritmia citada, assintomático, sem evidência infecciosa. Qual a melhor conduta inicial em relação à arritmia citada?

a) Controle de frequência cardíaca com betabloqueadores ou bloqueadores de canais de cálcio intravenosos (IV).

b) Cardioversão elétrica sincronizada imediata.

c) Cardioversão química imediata com amiodarona IV.

d) Início imediato de anticoagulação parenteral plena por conta de elevado risco tromboembólico.

11. J. C. S., 65 anos, com HAS, DM, dislipidemia (DLP), AVC isquêmico prévio sem sequelas, apresentou infarto agudo do miocárdio (IAM) com supradesnível do segmento ST há 10 dias, sendo submetido a angioplastia primária com stent convencional de artéria descendente anterior média com 1 hora do início dos sintomas. Ecocardiograma revelou fração de ejeção (FE) = 55%, com discreta hipocinesia apical. Fibrilação atrial diagnosticada no décimo dia pós-infarto, com frequência cardíaca = 90 bpm, PA = 164 x 100 mmHg em consulta ambulatorial pós-alta. Exames laboratoriais normais. Assintomático. Qual a melhor estratégia antitrombótica para o paciente citado?

a) AAS + clopidogrel até 1 ano pós-angioplastia, com manutenção de AAS 100 mg/d após.

b) AAS + clopidogrel + varfarina (ajustada para INR 2,0-3,0) por até 6 meses pós-angioplastia, com manutenção de AAS + varfarina após.

188   Treinamento em Diretrizes – Cardiologia

c) AAS + varfarina até 1 ano pós-angioplastia, com manutenção de AAS 100 mg/d após.

d) AAS + clopidogrel + varfarina (ajustada para INR 2,0-3,0) até 1 mês pós--angioplastia; após, clopidogrel + varfarina até 12 meses pós-angioplastia, quando deve ser mantida varfarina isoladamente.

12. Paciente de 45 anos, com HAS, cardiomiopatia isquêmica (fração de eje-ção = 30%), apresenta diagnóstico de fibrilação atrial, FC = 126 bpm, PA = 130 x 90 mmHg em consulta ambulatorial. Refere dispneia classe funcional (CF) II, sem sinais de congestão direita ou esquerda, sem sinais de baixo débito. Em uso de carvedilol 3,125 mg 2x/d e enalapril 10 mg 2/xd. Exames laboratoriais anormais. Qual a melhor estratégia terapêutica?

a) Introdução de anticoagulante oral (varfarina com ajuste de INR para alvo 2,0-3,0 ou NOAC). Otimização progressiva de dose de carvedilol e enalapril até maiores doses-alvo ou maior dose tolerada, seguida de introdução de digoxina se necessário para controle de frequência cardíaca e melhora sintomática.

b) Introdução de anticoagulante oral (varfarina com ajuste de INR para alvo 2,0-3,0 ou NOAC). Encaminhamento para cardioversão elétrica sincroniza-da imediata por conta de descompensação da insuficiência cardíaca pela fibrilação atrial.

c) Introdução de anticoagulante oral (varfarina com ajuste de INR para alvo 2,0-3,0 ou NOAC). Manutenção de medicações em uso. Introdução de pro-pafenona 150 mg 2x/d para controle de ritmo.

d) Introdução de anticoagulante oral (varfarina com ajuste de INR para alvo 2,0-3,0 ou NOAC). Manutenção de medicações em uso. Introdução de amiodarona 200 mg (doses decrescentes para impregnação oral, seguida de manutenção de 200 mg/d) para controle de ritmo.

13. Paciente do sexo feminino, 50 anos, com HAS, IAM prévio, FA paroxística em uso de varfarina conforme o tempo de protrombina (TP), refere em consulta ambulatorial diversos episódios de taquicardia associados a dispneia, de início e término abruptos. Não deseja realizar ablação da arritmia. Ecocar-diograma com fração de ejeção (FE) = 55%, sem disfunção segmentar. Qual a melhor estratégia para controle de ritmo dentre as alternativas a seguir?

a) Propafenona 450-900 mg/d ou estratégia *"pill in the pocket"*.

b) Sotalol 160-480 mg/d.

c) Amiodarona 200-400 mg/d.

d) Digoxina 0,125-0,25 mg/d.

14. Homem de 24 anos procura o pronto-socorro com queixa de palpitações taquicárdicas há 20 minutos. Nega comorbidades conhecidas ou medicações em uso, ecocardiograma ambulatorial normal. Estável hemodinamicamente, ECG de entrada representado a seguir. Escolha a alternativa com o diagnóstico e a melhor conduta terapêutica para o caso:

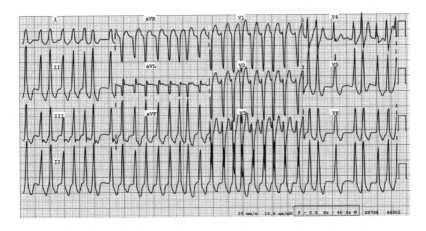

a) Fibrilação atrial associada a aberrância de condução pelo ramo esquerdo. Cardioversão elétrica imediata e programação de ablação por cateter da fibrilação atrial após.
b) Fibrilação atrial associada a pré-excitação ventricular. Cardioversão elétrica imediata e programação de ablação por cateter da via acessória após.
c) Taquicardia ventricular polimórfica. Cardioversão elétrica e posterior implante de cardioversor desfibrilador implantável (CDI).
d) Trata-se de taquicardia ventricular (*torsades de pointes*) associada à síndrome do QT longo congênito. Cardioversão elétrica e posterior implante de CDI.

15. Mulher, 45 anos, hipertensa e diabética, apresenta-se ao pronto-socorro com queixa de palpitações taquicárdicas, sudorese profusa, tremores, insônia e perda de peso inexplicada há cerca de 30 dias. No exame físico apresenta proptose, bócio, FC = 154 (irregular), PA = 150 x 90 mmHg, sem outros achados dignos de nota. ECG: fibrilação atrial. Exames laboratoriais: TSH indetectável (valor de referência = 0,49-4,68 ng/dL), T4 livre 4,0 (valor de referência = 0,7-1,8 ng/dL), demais normais. Qual o melhor tratamento na emergência?

190 Treinamento em Diretrizes – Cardiologia

a) Controle de frequência cardíaca com betabloqueador, anticoagulação parenteral seguida de anticoagulação oral a longo prazo além do tratamento do hipertireoidismo.

b) Controle de frequência cardíaca com betabloqueador além do tratamento do hipertireoidismo.

c) Anticoagulação parenteral, cardioversão elétrica sincronizada seguida de anticoagulação oral a longo prazo além do tratamento do hipertireoidismo.

d) Anticoagulação parenteral, controle de ritmo com amiodarona (dose de ataque seguida da dose de impregnação) seguida de anticoagulação oral a longo prazo além do tratamento do hipertireoidismo.

16. J. C., 19 anos, atleta profissional (rugby), é encaminhado ao cardiologista após diagnóstico de fibrilação atrial em avaliação médica após queixa de palpitações e cansaço desproporcional induzidos pelo esforço. Sem outras comorbidades. Exame físico normal, FC = 108 bpm (irregular), PA = 112 x 70 mmHg. Ecocardiograma sem cardiopatia estrutural. Qual a melhor opção terapêutica para o caso?

a) Controle de frequência cardíaca com betabloqueador oral.

b) Anticoagulação oral com varfarina ou NOAC, conforme desejo do paciente.

c) Controle de ritmo com amiodarona.

d) Ablação da fibrilação atrial.

17. Gestante de 20 semanas, 25 anos, antecedente de estenose mitral reumática, sem outras comorbidades conhecidas, é atendida em consulta ambulatorial cardiológica obstétrica. Queixa-se de palpitações taquicárdicas há 2 dias. No exame, apresenta-se em bom estado geral, corada, hidratada, acianótica, eupneica, com FC = 130 bpm (irregular), PA = 110 x 70 mmHg, frequência respiratória (FR) = 16 ipm, saturação de oxigênio (SpO$_2$) = 96%. ACV: ritmo cardíaco irregular, B1 hiperfonética, B2 hiperfonética, estalido de abertura de valva mitral, sopro diastólico em ruflar 3+/6 em foco mitral, ausculta respiratória e restante do exame físico normais. ECG: fibrilação atrial. Escolha a melhor opção terapêutica para a arritmia citada durante a gestação:

a) Controle de frequência cardíaca com atenolol via oral associado a enoxaparina plena até 12-24 horas da data prevista para o parto.

b) Controle de frequência cardíaca com propranolol via oral associado a varfarina (dose ajustada para INR 2,0-3,0) até a 36ª semana de gestação; após, trocar anticoagulante por enoxaparina plena subcutânea até 12-24 horas da data prevista para o parto.

c) Cardioversão química com amiodarona 200 mg, 8/8 horas, por 2 semanas, seguida de 200 mg, 12/12 horas, por 2 semanas, seguida por 200 mg/dia de manutenção. Anticoagulação não indicada (CHADS-VASc = 0).

d) Cardioversão elétrica sincronizada. Anticoagulação não indicada (CHADS--VASc = 0).

18. Homem de 34 anos, diagnóstico de fibrilação atrial paroxística, sem outras comorbidades conhecidas, uso prévio de propafenona e sotalol (suspensos por intolerância), duas cardioversões elétricas com recorrência da arritmia. Em uso de atenolol 100 mg/d e digoxina 0,25 mg/d, queixa-se de palpitações frequentes. No exame, bom estado geral, FC = 120 bpm, PA = 120 x 80 mmHg, bulhas arrítmicas normofonéticas em 2 tempos, sem sopros, restante do exame normal. Qual a melhor opção terapêutica para o caso?

a) Cardioversão elétrica sincronizada com carga de 200 J.

b) Associação de amiodarona às medicações utilizadas, com dose de impregnação e posterior manutenção de 200 mg/d.

c) Ablação por cateter da fibrilação atrial.

d) Tratamento cirúrgico da fibrilação atrial (cirurgia de Maze).

19. Homem, 45 anos, FA paroxística (duas tentativas de ablação prévias sem sucesso), cardiomiopatia isquêmica (fração de ejeção = 40%), CDI por profilaxia secundária (morte súbita abortada), vem ao pronto-socorro (PS) por choques do CDI. Passagens prévias pelo PS, há 30 dias e há 10 dias pelo mesmo motivo, com otimização terapêutica e ajuste de limiares do dispositivo em ambas as ocasiões. Avaliações eletrônicas revelaram diversas terapias inapropriadas do CDI geradas por episódios de fibrilação atrial de alta resposta. Em uso de carvedilol 50 mg 2x/d, amiodarona 200 mg 2x/d, enalapril 20 mg 2x/d e varfarina conforme TP. Escolha a melhor alternativa para controle dos sintomas:

a) Tratamento cirúrgico da FA (cirurgia de Maze).

b) Nova tentativa de ablação da FA.

c) Ablação do nó atrioventricular.

d) *Upgrade* de CDI para ressincronizador associado ao CDI.

192 Treinamento em Diretrizes – Cardiologia

20. Paciente do sexo masculino, 32 anos, diagnóstico de cardiomiopatia hipertrófica não obstrutiva, sem outras comorbidades, apresenta-se na consulta ambulatorial assintomático. Seu médico observa ritmo cardíaco irregular, solicita ECG e realiza diagnóstico de fibrilação atrial. Exame físico normal fora a arritmia citada, FC = 84 bpm, PA = 124 x 72 mmHg. Ecocardiograma com fração de ejeção preservada. Dentre as alternativas a seguir, qual a melhor conduta terapêutica para o caso?

a) Indicado apenas acompanhamento clínico, pois frequência cardíaca controlada e CHADS-VASc = 0.

b) Indicado controle de ritmo com cardioversão elétrica sincronizada para evitar sintomas. Anticoagulação não indicada CHADS-VASc = 0.

c) Indicada anticoagulação com varfarina com INR alvo 2,0-3,0. Pode ser realizado controle de FC com betabloqueador ou bloqueador de canal de cálcio não di-idropiridínico ou controle de ritmo com amiodarona.

d) Não indicada anticoagulação (CHADS-VASc = 0). Pode ser realizado controle de FC com betabloqueador ou bloqueador de canal de cálcio não di-idropiridínico ou controle de ritmo com amiodarona.

Respostas comentadas

1. Resposta: C

FA persistente de longa duração é considerada aquela com duração maior que 1 ano, como mostra a Tabela 1.

Tabela 1 Classificação da fibrilação atrial

Denominação	Definição
FA paroxística	Duração ≤ 7 dias, espontaneamente ou por intervenção médica. Maioria autolimitada < 48 horas
FA persistente	Duração > 7 dias
FA persistente de longa duração	Duração ≥ 1 ano
FA permanente	Não será(ão) realizada(s) nova(s) tentativa(s) de reversão para ritmo sinusal conforme decisão médica e do paciente
FA não valvar	Ausência de estenose mitral reumática, prótese valvar mecânica ou biológica ou valvoplastia mitral prévia
FA valvar	Presença de estenose mitral reumática, prótese valvar mecânica ou biológica ou valvoplastia mitral prévia

FA: fibrilação atrial.

A European Society of Cardiology (ESC) propõe ainda a classificação "Primo-diagnóstico da FA", conforme o nome indica, para a FA que não havia sido previamente diagnosticada, independentemente da presença ou gravidade dos sintomas relacionados a esta arritmia.

2. Resposta: A

Trata-se de um paciente de 54 anos, masculino, hipertenso e diabético, com FA documentada. Para todos os pacientes com diagnóstico de FA e estabilidade hemodinâmica, três avaliações precisam ser realizadas:

- Determinar se a arritmia teve início há mais ou menos 48 horas.
- Determinar se há necessidade, ou não, de anticoagulação de curto e de longo prazo.
- Determinar controle de frequência cardíaca exclusivo *versus* controle de ritmo cardíaco (reversão para ritmo sinusal ou não); caso esta última opção for a escolhida, pode-se seguir pela "via rápida" ou "via lenta", que detalharemos a seguir.

194 Treinamento em Diretrizes – Cardiologia

Para todos os pacientes em que não for possível certificar que a arritmia tem duração menor que 48 horas, como o caso estudado, consideramos a duração maior que 48 horas. Essa decisão tem por objetivo evitar o risco tromboembólico gerado pela cardioversão química ou elétrica: em FA < 48 h, risco = 0,8%; em FA > 48 h, risco = 6%. Para pacientes com FA < 48 h e baixo risco tromboembólico, há a opção de não utilizar anticoagulação para a cardioversão ou em longo prazo. Para todos os demais pacientes, ela deve ser realizada. A anticoagulação pode ser iniciada com heparina não fracionada em bomba de infusão contínua (dose de ataque e manutenção de R terapêutico), heparina de baixo peso molecular em dose plena ou novos anticoagulantes, conforme escolha médica e do paciente, observando ajustes de dose e contraindicações para cada modalidade.

O paciente em questão apresenta escores CHADS = 2 e CHADS-VASc = 2 e indicação de anticoagulação a longo prazo, independentemente da estratégia escolhida em relação ao ritmo. A anticoagulação deve ser realizada independentemente da classificação da FA (paroxística, persistente, permanente etc.) orientada pelos fatores de risco para tromboembolismo que o paciente possui.

Tabela 2   Escores CHADS e CHADS-VASc e suas pontuações

Escore CHADS		Escore CHADS-VASc	
Fator de risco	Pontuação	Fator de risco	Pontuação
C = insuficiência cardíaca (cardiac failure)	1	C = insuficiência cardíaca (cardiac failure)	1
H = hipertensão arterial	1	H = hipertensão arterial	1
A = idade ≥ 75 anos (age)	1	A = idade ≥ 75 anos (age)	2
D = diabetes melito	1	D = diabetes melito	1
S = AVC/AIT prévios (stroke)	2	S = AVC/AIT prévios (stroke)	2
		V = doença vascular: IAM prévio, doença vascular periférica, placa aórtica (vascular disease)	1
		A = idade 65-74 anos (age)	1
		Sc = sexo feminino (sex category)	1

AVC: acidente vascular cerebral; AIT: acidente isquêmico transitório; IAM: infarto agudo do miocárdio.

O escore CHADS identifica os pacientes de maior risco tromboembólico, ou seja, aqueles que indubitavelmente deveriam ser anticoagulados. O escore CHADS-VASc realiza um refinamento com a inclusão de novas variáveis de risco (descritas na Tabela 2), auxiliando a identificar os pacientes de baixo risco (CHADS-VASc = 0), para os quais a anticoagulação de longo prazo não está indicada. As opções de anticoagulação oral serão detalhadas nas próximas questões, bem como a avaliação de risco hemorrágico. Apenas com as informações citadas conseguimos excluir as alternativas B, C e D, que não indicam anticoagulação a longo prazo.

As diretrizes brasileiras, americanas e europeias são unânimes em contraindicar anticoagulação a longo prazo para CHADS-VASc = 0 e indicar para CHADS-VASc ≥ 2 no sexo masculino. A Sociedade Brasileira de Cardiologia (SBC) indica anticoagulação para CHADS-VASc ≥ 2, independentemente do sexo; para o sexo feminino, a ESC e a American Heart Association (AHA) recomendam anticoagulação para CHADS-VASc ≥ 3.

Para os pacientes com CHADS-VASc igual a 1 e FA não valvar, as diretrizes diferem em suas recomendações:

- SBC: pode ser utilizada anticoagulação com varfarina ou NOAC ou nenhuma anticoagulação.
- AHA (CHADS-VASc = 1 e sexo masculino ou = 2 em sexo feminino): pode ser utilizada anticoagulação com varfarina ou NOAC ou nenhuma anticoagulação.
- ESC (CHADS-VASc = 1 e sexo masculino ou = 2 em sexo feminino): pode ser utilizada anticoagulação com varfarina ou NOAC ou nenhuma anticoagulação, sendo contraindicado o AAS em monoterapia ou dupla antiagregação plaquetária independentemente do risco embólico motivado pela FA.

Em caso de contraindicação a drogas anticoagulantes e estas forem indicadas, a SBC recomenda a combinação de AAS e clopidogrel.

Em relação ao controle de ritmo na emergência, é fundamental o reconhecimento de sinais de insuficiência cardíaca ou disfunção ventricular (FE < 40%) para a escolha da medicação adequada. Para pacientes sem as doenças citadas, as drogas mais adequadas são betabloqueadores intravenosos (IV) ou bloqueadores de canais de cálcio não di-idropiridínicos IV (como o diltiazem) com o objetivo de alcançar FC < 110 bpm; em uma segunda etapa, pode ser associado digitálico intravenoso. Para pacientes com fração de ejeção (FE) < 40%, a ESC recomenda a menor dose efetiva de betabloqueador IV ou amiodarona IV em caso de FE gravemente reduzida ou sinais de IC com o objetivo de alcançar FC < 110 bpm; em uma segunda etapa, pode ser associado digitálico IV. A frequência cardíaca alvo a longo prazo é controversa, pois estudos não mostraram diferença em eventos clínicos compostos para o controle leniente (FC alvo < 110 bpm) e controle estrito (FC < 80 bpm); logo, o primeiro é aceitável como estratégia inicial, a menos que o paciente apresente insuficiência cardíaca ou sintomas decorrentes da arritmia.

Por fim, devemos escolher entre manter apenas controle de frequência cardíaca com as drogas citadas ou realizar cardioversão (química ou elétrica). Para essa escolha, devem ser consideradas disponibilidade de recursos do serviço, experiência médica e escolha do paciente, levando em consideração que estudos demonstraram que, para a FA persistente, o controle de FC foi ao menos tão adequado quanto o controle de ritmo para o controle de sintomas, especialmente entre os mais idosos (para os quais não houve diferença estatística entre estas opções em relação à mortalidade e taxas de acidente vascular cerebral isquêmico).

Caso se decida pela cardioversão, pode-se seguir pela "via rápida" ou "via lenta". A via rápida consiste em realizar ecocardiograma transesofágico na urgência para descartar trombos em câmaras cardíacas esquerdas; caso ausentes, realizar dose inicial da anticoagulação escolhida, realizar cardioversão (química ou elétrica) seguida por anticoagulação por mais 4 semanas (caso paciente não tenha indicação de anticoagulação em definitivo). Caso se encontre trombos no exame ou por opção médica do paciente, seguiremos pela via lenta, que consistem em realizar anticoagulação parenteral inicial (ou NOAC) + anticoagulação oral efetiva por 3 semanas, realizar cardioversão (química ou elétrica), seguida de anticoagulação por mais 4 semanas ou definitiva. Ressaltamos que, no caso da varfarina, é fundamental que todos os INR do período sejam 2,0-3,0; caso um dos controles seja < 2,0, deve-se reiniciar a contagem do tempo.

Entre as drogas que podem ser utilizadas para a cardioversão química disponíveis no Brasil, temos a propafenona e a amiodarona. Para pacientes sem cardiopatia estrutural ou coronariopatia, a propafenona pode ser usada em dose de 450-600 mg oral, precedida por dose de betabloqueador ou bloqueador de canal de cálcio não di-idropiridínico 30 minutos antes, visando prevenir resposta ventricular rápida em caso de transformação da FA em *flutter* atrial de resposta rápida. Trata-se da estratégia *"pill in the pocket"*, que pode ser reutilizada em recorrências extra-hospitalares para pacientes bem orientados. A amiodarona é a opção para cardioversão em cardiopatias estruturais, coronariopatia, geralmente sendo utilizada dose de ataque de 150 mg em 10-30 minutos (dose máxima 2,2 g/24 horas), seguida de impregnação oral até completar dose acumulada de 10 g.

Capítulo 10 Fibrilação atrial 197

3. **3. Resposta: C**
A paciente em questão apresenta CHADS = 5 e CHADS-VASc = 7 (vide escores na questão anterior), logo, elevado risco tromboembólico e indicação de anticoagulação. Porém, também apresenta elevado risco hemorrágico, analisado classicamente pelo escore HAS-BLED, como mostra a Tabela 3.

Tabela 3 Escore HAS-BLED

Fator de risco	Pontuação
Hipertensão (PAS > 160 mmHg)	1
Anormalidade na função renal (Cr > 2,26 mg/dL, diálise ou transplante renal) ou hepática (bilirrubinas > 2x normal, transaminases > 3x normal, cirrose hepática)	1 para cada
AVC prévio (*stroke*)	1
Sangramento prévio (*bleeding*) ou predisposição a sangramento	1
INR lábil (*labile* INR): < 60% na faixa terapêutica em uso de antagonista de vitamina K	1
Idade > 65 anos (*elderly*)	1
Drogas predisponentes (AAS, clopidogrel, AINH) ou álcool (≥ 8 doses/ semana)	1 para cada

AAS: ácido acetilsalicílico; AINH: anti-inflamatório não hormonal; AVC: acidente vascular cerebral; Cr: creatinina; INR: relação internacional normalizada; PAS: pressão arterial sistólica.

Pacientes com escore HAS-BLED ≥ 3 têm elevado risco hemorrágico, porém ele isoladamente não contraindica a anticoagulação. Este escore serve de alerta para o risco apresentado, inferindo-se aconselhamento do paciente, ajuste de medicações e escolha apropriada da melhor droga anticoagulante para cada caso.

4. **Resposta: A**
No caso de fibrilação atrial ou qualquer outra taquiarritmia associada a sinais ou sintomas de instabilidade (hipotensão, insuficiência cardíaca, isquemia miocárdica) gerados por ela, quando descartadas outras causas secundárias, a prioridade é o controle imediato do ritmo com cardioversão elétrica sincronizada, independentemente do risco tromboembólico do paciente. Dose de ataque de medicações anticoagulantes parenterais são recomendadas, caso o paciente já não utilize anticoagulantes de forma habitual, porém sem atrasar o procedimento. Logo, a melhor alternativa é a *A*.

198 Treinamento em Diretrizes – Cardiologia

5. Resposta: **C**

As alternativas *A* e *B* estão corretas em suas associações. A varfarina inibe a gamacarboxilação dos fatores de coagulação dependentes de vitamina K (II, VII, IX, X). Observar que mais de 200 drogas interagem com a varfarina, sendo as citadas as associações mais conhecidas. Ressaltamos ainda que a ingestão alcoólica aguda diminui o metabolismo da varfarina, aumentando seu efeito, e que ocorre a clássica redução do efeito da varfarina por ingestão de alimentos ricos em vitamina K (vegetais, chá verde, fígado), cuja quantidade ingerida deve permanecer constante na alimentação do paciente.

6. Resposta: **C**

Novos anticoagulantes orais (NOAC) são alternativas eficazes e com menor risco de hemorragias intracranianas em relação à varfarina para FA não valvar, com as vantagens de menor tempo para alcançar nível sérico eficaz (e mais rápida depuração após sua suspensão), não necessidade de coleta periódica de coagulograma para ajuste de dose e ausência do amplo rol de interações alimentares e medicamentosas da varfarina. A diretriz da SBC os indica como opção à varfarina para FA não valvar (classe I, nível de evidência A), assim como a AHA (varfarina: classe I, nível de evidência A; NOAC: classe I, nível de evidência B), enquanto a ESC dá preferência aos NOAC para os pacientes elegíveis (classe I, nível de evidência A). Estão contraindicados no caso de FA associada a estenose mitral clinicamente significativa ou prótese valvar mecânica.

A dabigatrana (Pradaxa®) foi validada pelo estudo RE-LY, que revelou superioridade da dose 150 mg 2x/d em relação à varfarina na prevenção de AVC e embolia sistêmica (sem diferenças nos desfechos de segurança) e não inferioridade na dose 110 mg 2x/d (com redução de 20% das taxas de sangramento). A rivaroxabana (Xarelto®) foi analisada no estudo ROCKET-AF nas doses de 20 mg 1x/d e 15 mg 1x/d para doentes com disfunção renal (ClCr = 30-49 mL/min). Também foi não inferior à varfarina na prevenção de AVC e embolia sistêmica, com redução significativa de AVC hemorrágico e hemorragias intracranianas, sem impacto na mortalidade.

O estudo ARISTOTLE demonstrou que a apixabana (Eliquis®) foi superior à varfarina em relação à prevenção de AVC e embolia sistêmica, com redução significativa de sangramento maior (31%) e mortalidade por todas as causas (11%). A dose utilizada foi 5 mg 2x/d, ajustada para 2,5 mg 2x/d em pacientes com ao menos dois dos três fatores de risco para sangramento a seguir: idade > 80 anos, peso < 60 kg e creatinina ≥ 1,5 mg/dL.

A edoxabana (Lixiana®) foi estudada pelo ENGAGE-AF nas doses de 60 mg 1x/d e 30 mg 1x/d (para pacientes com peso < 60 kg, ClCr < 50 mg/dL ou uso de inibidores de glicoproteína P como verapamil). Apenas com a dose alta (60 mg/dia) houve redução de AVC isquêmico e hemorrágico.

Todos os estudos citados excluíram pacientes com insuficiência renal avançada (no caso da apixabana, creatinina sérica > 2,5 mg/dL ou ClCr < 25 mL/min; nos demais, ClCr < 30 mL/min); logo, são contraindicados pelas diretrizes da SBC e ESC para pacientes nessas condições. Na nova diretriz da AHA, o apixabana é admitido como opção à varfarina para pacientes com clearance de creatinina < 15 mL/min ou hemodiálise, na dose padrão (5 mg 12/12h) – tal dose mostrou em estudo recente menor risco de AVC/embolismo em relação à dose reduzida (2,5 mg 12/12h) e em relação à varfarina, bem como menores riscos de morte e sangramento maior se comparado a esta última. Porém, são justificados novos estudos sobre o tema.

Como limitações ao seu amplo uso estão o custo elevado em relação à varfarina e receios pela não disponibilidade de antídotos específicos amplamente disponíveis. Conforme descrito na alternativa *D*, em caso de sangramentos clinicamentes significantes com NOAC, está indicada suspensão das próximas doses, carvão ativado até 2 horas da ingestão, hemodiálise (dabigatrana) e/ou complexo protrombínico. O idarucizumab é um anticorpo monoclonal aprovado para reversão do efeito da dabigatrana, enquanto o andexanet alfa é indicado para reversão dos efeitos dos inibidores do fator Xa (rivaroxabana, apixabana e edoxabana) em caso de hemorragia não controlável ou ameaçadora à vida.

7. Resposta: **A**

O paciente apresenta elevado risco tromboembólico (CHADS = 3, CHADS-VASc = 4) e também elevado risco hemorrágico HAS-BLED = 4. Conforme discutido em questões anteriores, este último não contraindica a anticoagulação, porém alerta para a necessidade de maior atenção do médico do paciente em relação ao controle de causas reversíveis de risco hemorrágico (como hipertensão arterial sistêmica – HAS – não controlada), busca pela menor dose anticoagulante possível e consultas mais frequentes.

Os novos anticoagulantes estão contraindicados para pacientes com insuficiência renal avançada (com exceção do apixabana, admitido pela AHA) como já discutido anteriormente.

200   Treinamento em Diretrizes – Cardiologia

8. Resposta: **D**

A questão trata dos principais efeitos colaterais associados às principais drogas antiarrítmicas utilizadas no Brasil e bastante cobrados em concursos. A alternativa que faz a correta associação é a *D*.

9. Resposta: **D**

Pacientes portadores de próteses mecânicas apresentam indicação de anticoagulação com varfarina (novos anticoagulantes são contraindicados nessa situação), assim como na presença de estenose mitral anatomicamente importante. Para esta última condição, a SBC admite a terapia com AAS 100 mg/d (IIb, nível de evidência B), não contemplada pela AHA nem pela SBC.

Na presença de FA e valvopatias anatomicamente importantes, ressaltamos que não se aplica o escore de CHADS-VASc, pois essa avaliação subestima o risco de pacientes com escore ≤ 1, e, portanto, todos os pacientes devem ser anticoagulados.

Atenção para o INR terapêutico para a anticoagulação da FA nas diferentes valvopatias. Na ausência de FA, a relação internacional normatizada (INR) no tempo de protrombina alvo para prótese valvar mecânica mitral é 2,5 a 3,5, enquanto na posição aórtica é 2,0 a 3,0. Porém, na presença de FA e próteses valvares mecânicas, o INR alvo para ambos os casos é 2,5 a 3,5. Já na FA em portadores de valva nativa ou prótese biológica em anticoagulação com varfarina, segue-se a recomendação padrão de INR 2,0 a 3,0.

No caso de FA em valvopatias não mitrais com valva nativa ou com prótese biológica, varfarina segue com grau de recomendação I para as três diretrizes (SBC, AHA, ESC), enquanto NOAC (dabigatrana, rivaroxabana, apixabana e edoxabana) são recomendados como opção pela AHA (I, nível de evidência A) e menor grau de recomendação e evidência nas diretrizes da SBC e ESC (para FA e valvopatias não mitrais com valva nativa, IIa para as SBC e ESC, nível de evidência C; para FA e prótese biológica, IIb, nível de evidência C pela SBC e não citada pela ESC).

10. Resposta: **A**

A incidência de arritmias atriais após cirurgias cardíacas abertas varia de 20 a 50% dos casos. Fatores de risco incluem idade avançada, sexo masculino, uso de digoxina, insuficiência vascular periférica, doença pulmonar obstrutiva crônica (DPOC), cardiopatias valvares, aumento de átrio esquerdo, cirurgia cardíaca prévia, suspensão de betabloqueadores, pericardite, tônus simpático elevado no pós-operatório e taquiarritmias prévias no pré-operatório.

Geralmente, a FA pós-operatória é autolimitada; o ritmo sinusal se restaura em mais de 90% dos pacientes 6-8 semanas após a cirurgia. Porém, os pacientes que apresentam essa forma de arritmia apresentam maior mortalidade hospitalar em relação aos que não a desenvolvem (4,7% x 2,1%), além de maiores tempo de internação hospitalar e mortalidade a longo prazo.

Para prevenir a FA pós-operatória em pacientes submetidos a cirurgias cardíacas, estão indicados fármacos betabloqueadores – SBC e AHA: classe I, nível de evidência (NE) A; ESC: classe I, NE B. As diretrizes recomendam como segunda opção amiodarona para pacientes com elevado risco de desenvolver FA pós-operatória.

No caso de FA de alta resposta em pacientes assintomáticos e estáveis hemodinamicamente, a SBC e a AHA recomendam a utilização de drogas bloqueadoras do nó atrioventricular (betabloqueadores preferencialmente, bloqueadores de canais de cálcio não di-idropiridínicos se os primeiros forem contraindicados) para controle de frequência cardíaca (classe I, NE B; para a ESC: classe IIa, NE B). Já a ESC recomenda a consideração de drogas antiarrítmicas para tentar manter o ritmo sinusal (classe IIa, NE C), também recomendada como segunda opção pela SBC e AHA (IIa, NE B). A cardioversão elétrica pode ser também utilizada, sendo classe I de recomendação pela ESC para pacientes instáveis hemodinamicamente e opção para os estáveis, devendo seguir as orientações ambulatoriais.

A anticoagulação também está indicada conforme o risco tromboembólico do paciente, sendo o momento de introdução após o início da arritmia ainda controverso e devendo-se observar o risco hemorrágico de pacientes em pós-operatório. Como regra, FA pós-operatória com duração maior que 48 horas em pacientes de risco alto devem receber anticoagulação assim que o risco hemorrágico for aceitável.

11. Resposta: **D**

Pacientes com FA e síndrome coronariana aguda com angioplastia recente são um desafio para a escolha da melhor combinação antitrombótica. Devem ser levados em conta três fatores:

- O tipo de *stent* (convencional ou farmacológico).
- O risco trombótico (CHADS-VASc).
- O risco hemorrágico.

Pacientes com síndrome coronariana aguda e angioplastia recente apresentam elevado risco de trombose de *stent*, com necessidade de dupla antiagregação plaquetária. Porém, essa combinação é inferior em relação à anticoagulação para a prevenção de fenômenos tromboembólicos não coronarianos.

202 Treinamento em Diretrizes – Cardiologia

Logo, as diretrizes atuais da ESC e SBC recomendam, no geral, curto período de "tripla terapia" (tradicionalmente, ácido acetilsalicílico + clopidogrel + varfarina/NOAC), cujas particularidades explicitaremos adiante, seguida por período de dupla terapia (um antiagregante plaquetário associado a varfarina/NOAC) até 12 meses do evento e, a seguir, monoterapia com varfarina/NOAC; já a diretriz da AHA orienta dupla terapia para redução do risco hemorrágico (opções serão descritas abaixo). O antiagregante plaquetário mais recomendado para a tripla combinação é o clopidogrel, uma vez que o prasugrel tem evidências de maior risco hemorrágico, enquanto o ticagrelor foi menos estudado nessas condições.

A nova diretriz da AHA de 2019 modificou suas recomendações ao incorporar dados dos estudos WOEST, PIONEER AF-PCI e RE-DUAL PCI. Orienta dupla terapia para pacientes com CHADS-VASc ≥ 2 com o objetivo de redução do risco hemorrágico, com mesmo nível de recomendação e evidência da tripla terapia (IIa B): inibidor P2Y12 (clopidogrel ou ticagrelor) associado a varfarina; clopidogrel associado a rivaroxabana 15 mg/dia; clopidogrel associado a dabigatrana 110 mg 2x/dia. A tripla terapia é admitida para pacientes com CHADS-VASc ≥ 2 (IIb B) com alto risco isquêmico, independentemente do tipo de stent, porém é recomendada transição mais precoce para dupla terapia com anticoagulante oral associado a inibidor P2Y12 (em 4 a 6 semanas).

A ESC recomenda a consideração do risco hemorrágico (baixo: HAS-BLED ≤ 2; alto: HAS-BLED > 2) para a decisão, independentemente do tipo de *stent* em pacientes com alto risco de trombose de *stent*: se risco hemorrágico baixo, tripla terapia por 1 a 6 meses, seguida de dupla terapia até 12 meses e então varfarina/NOAC isoladamente; caso risco hemorrágico alto, tripla terapia por 1 mês ou dupla terapia desde o início, até 12 meses e então varfarina/NOAC isoladamente.

Ressaltamos que é fundamental o uso de protetor gástrico durante o período de dupla ou tripla terapia.

O paciente em questão apresenta síndrome coronariana aguda (SCA) recente com angioplastia (*stent* convencional) e elevados riscos trombótico e hemorrágico, portanto, a melhor alternativa dentre as opções em questão é a D.

12. Resposta: **A**

O paciente em questão apresenta insuficiência cardíaca com fração de ejeção reduzida e novo diagnóstico de FA. Apresenta indicação inequívoca de anticoagulação (sexo masculino, CHADS e CHADS-VASc = 2), que pode ser realizada com varfarina ou novos anticoagulantes orais. Em relação à estratégia de controle de frequência cardíaca ou ritmo, observamos que o paciente ainda não se encontra com terapia medicamentosa otimizada para insuficiência cardíaca – caso o paciente apresente controle de frequência cardíaca e sintomas apenas com essa estratégia (associada a anticoagulação), descrita na alternativa A, não é obrigatório o controle de ritmo.

A cardioversão imediata é indicada para pacientes hemodinamicamente instáveis. Para pacientes estáveis, o controle de ritmo pode ser necessário para pacientes sintomáticos apesar da otimização terapêutica da insuficiência cardíaca ou intolerantes às medicações recomendadas. Nesse caso, pode-se optar pela cardioversão elétrica (conforme discutido em questões anteriores), cardioversão química com amiodarona ou ablação da fibrilação atrial. Observar que propafenona e sotalol são contraindicados no caso de fração de ejeção reduzida.

13. Resposta: B

Pacientes com doença arterial coronariana (DAC), porém sem cardiopatia estrutural, podem realizar controle de ritmo com sotalol via oral, sendo obrigatória após a introdução a monitorização hospitalar ou ambulatorial precoce em 7 dias do intervalo QT (conforme o serviço) por se tratar de uma droga que prolonga o potencial de ação, o que leva ao risco de *torsades de pointes*.

Propafenona está contraindicada na presença de cardiopatia estrutural ou DAC. Amiodarona é uma opção para controle de ritmo, porém, em virtude de sua ampla gama de efeitos colaterais, não é a primeira opção para o perfil da paciente em questão.

A digoxina não é uma droga antiarrítmica, sendo automaticamente excluída das opções.

14. Resposta: B

Trata-se de paciente com pré-excitação ventricular, com sintomas e documentação de taquicardia (síndrome de Wolf-Parkinson-White) e fibrilação atrial conduzida anterogradamente pela via acessória. Para esses pacientes, a administração intravenosa de betabloqueadores, digitálicos, bloqueadores de canais de cálcio e adenosina é contraindicada, pois pode facilitar a condução aos ventrículos pela via acessória, podendo ocasionar hipotensão arterial, baixo débito e fibrilação ventricular.

Está indicada a cardioversão elétrica imediata e programação de ablação por cateter da via acessória assim que for possível (especialmente em casos em

204   Treinamento em Diretrizes – Cardiologia

que a via acessória tem período refratário curto – intervalo RR < 250 ms). A AHA também cita como opção terapêutica, para pacientes hemodinamicamente estáveis, procainamida intravenosa (IV) ou ibutilida IV e contraindica amiodarona IV para tais casos (citada como opção pela SBC, 2009).

15. Resposta: A

Pacientes com hipertireoidismo apresentam elevada prevalência de FA (5-15%), sendo esta mais frequente naqueles acima de 60 anos. O tratamento na emergência deve incluir controle de frequência cardíaca com betabloqueadores ou bloqueadores de canais de cálcio na contraindicação aos primeiros e anticoagulação. A SBC recomenda anticoagulação para todos os pacientes em tireotoxicose, com reavaliação do ritmo e indicação de anticoagulação quando o eutireoidismo for estabelecido; a AHA recomenda anticoagulação guiada pelo CHADS-VASc independentemente do *status* tireoideano.

Deve-se evitar a cardioversão de pacientes em tireotoxicose, pois é usualmente ineficaz. Está indicado o tratamento do hipertireoidismo conforme recomendações específicas (PTU, metimazol, radioiodoterapia ou cirurgia).

16. Resposta: D

Atletas com FA não apresentam contraindicação automática a sua modalidade esportiva, desde que assintomáticos, sem cardiopatia estrutural, com resposta ventricular adequada ao esforço realizado (sem medicação ou com medicação para controle de frequência cardíaca, desde que esta seja permitida pela modalidade) e sem indicação de anticoagulação oral (esta contraindica esporte competitivo). Porém, em pacientes sintomáticos ou com FA recorrente, a melhor opção é a ablação da FA. Após o procedimento o paciente deve ser reavaliado em 3 meses: caso se mantenha assintomático, sem uso de medicações antiarrítmicas e com teste ergométrico sem recorrência da arritmia, podem ser liberados para qualquer modalidade esportiva.

17. Resposta: B

Gestantes com fibrilação atrial devem realizar controle de frequência cardíaca com betabloqueadores (categoria de segurança C; exceção: atenolol, categoria D – deve ser evitado), bloqueadores de canais de cálcio não di-idropiridínicos (categoria C) ou digoxina (categoria C).

Cardioversão química é pouco estudada em gestantes, sendo a amiodarona contraindicada por graves efeitos adversos fetais (categoria D). A cardioversão elétrica está indicada em casos de instabilidade hemodinâmica ou taquiar-

Capítulo 10 Fibrilação atrial 205

ritmias com falha terapêutica medicamentosa, com baixas taxas de efeitos adversos ao binômio maternofetal; deve ser realizada em centro com monitorização fetal e disponibilidade de cesárea de emergência. Deve ser realizada anticoagulação prévia durante 3 semanas e posterior por pelo menos 4 semanas da mesma forma que para pacientes não gestantes (observar restrições ao anticoagulante descritas a seguir).

Em relação à anticoagulação, conforme discutido em questão prévia, fibrilação atrial associada a estenose mitral apresenta indicação de anticoagulação independentemente do escore CHADS-VASc (este escore deve ser utilizado para gestantes não valvopatas para determinar a necessidade de anticoagulação segundo a ESC). Por conta do efeito teratogênico da varfarina, esta droga não deve ser utilizada no primeiro trimestre da gestação, sendo indicadas heparinas (heparina não fracionada ou heparina de baixo peso molecular em doses anticoagulantes). A varfarina está indicada no segundo trimestre até 2-4 semanas antes do parto, quando deve ser novamente substituída por heparinas para evitar hemorragias periparto. Novos anticoagulantes estão contraindicados na gestação pela carência de dados a respeito de segurança e teratogenicidade.

18. Resposta: **C**

O paciente em questão apresenta a indicação clássica para ablação: sintomático, FA paroxística refratária ou intolerante a pelo menos uma droga anti-arrítmica das classes I ou III, quando a estratégia de controle de ritmo é desejada (SBC: classe I, nível de evidência – NE – A).

Outras indicações: FA persistente refratária em pacientes sintomáticos ou intolerantes a pelo menos uma das drogas citadas acima (IIa, NE A); FA paroxística sintomática recorrente como primeira terapia (antes de medicações antiarrítmicas) quando desejo do paciente (IIa, NE B); FA persistente de longa duração, sintomáticos, intolerantes a pelo menos uma das drogas citadas (IIb, NE B); como primeira opção em FA persistente (IIb, NE C).

O objetivo principal da ablação da FA é o isolamento elétrico das veias pulmonares. Dentre as várias técnicas disponíveis, a ablação por radiofrequência (RF) convencional ponto a ponto, com auxílio de mapeamento eletroanatômico e/ou ecocardiografia intracardíaca, é a mais utilizada. A crioablação, que utiliza cateter balão para obter isolamento circunferencial das veias pulmonares, é uma técnica igualmente validada.

Estas abordagens usualmente são suficientes para casos paroxísticos; nas formas persistentes, especialmente as de longa duração, com átrios já remodelados, abordagens adicionais podem ser necessárias, incluindo a criação de

206 Treinamento em Diretrizes – Cardiologia

lesões lineares, e a ablação de potenciais fragmentados complexos, de plexos ganglionares, de ninhos de FA identificados por análise espectral e, recentemente, de rotores.

O tipo da arritmia e o grau de remodelamento atrial no momento do procedimento são determinantes no sucesso da ablação: na FA paroxística e persistente com átrios normais (ou pouco remodelados), os resultados são excelentes, com sucesso de cerca de 70% sem uso de fármacos antiarrítmicos e 80-90% com associação dessas drogas. No entanto, os resultados ainda são desapontadores nas formas persistente de longa duração ou quando o átrio esquerdo for > 50 mm.

As complicações maiores da ablação ocorrem em cerca de 4,5% dos casos, incluindo tamponamento cardíaco (1,3-3,8%), fístula atrioesofágica (rara: 0,04%, porém de elevada letalidade), AVC e/ou acidente isquêmico transitório (AIT) (0,94%) e óbito (0,15%). Logo, recomenda-se que o procedimento seja realizado com profissionais e centros experientes.

Após o procedimento, todos os pacientes devem ser anticoagulados por 2 a 3 meses (a contraindicação à anticoagulação é critério de exclusão para realizar a ablação), sendo a anticoagulação suspensa após este período apenas para os pacientes de baixo risco tromboembólico. Ressalta-se que a ablação não é "curativa" – pode haver recorrências por reconexão das veias pulmonares ou progressão do substrato atrial – sendo necessário monitorar o paciente por períodos prolongados para assegurar o controle da arritmia.

19. Resposta: C

O paciente em questão apresenta a indicação clássica para ablação do nó atrioventricular (NAV): FA gerando terapias inapropriadas do CDI, em que outros métodos terapêuticos foram ineficazes ou não puderam ser usados para restauração e manutenção do ritmo sinusal ou controle da frequência ventricular (SBC: classe I, nível de evidência C). Indicações IIa incluem FA em pacientes portadores de ressincronizador, para otimização da ressincronização (nível de evidência B), e como estratégia de controle de frequência cardíaca quando a terapia medicamentosa é inadequada e o controle de ritmo não é possível. Esse procedimento é contraindicado para pacientes bem controlados clinicamente.

20. Resposta: C

Pacientes com cardiomiopatia hipertrófica apresentam elevada prevalência de FA (cerca de 25%), situação em que há alto risco tromboembólico independentemente dos fatores de risco tradicionais (CHADS-VASc). Assim, a anticogulação oral para esses pacientes está indicada a despeito da pontuação obtida no escore citado. A varfarina é o anticoagulante de escolha para tais casos por conta de maior experiência clínica, ainda que não existam evidências de que os NOAC não possam ser utilizados nesta condição. Além disso, podem ser adotadas estratégias de controle de frequência cardíaca ou controle de ritmo cardíaco, sendo esta última preferencial (opções: amiodarona; disopiramida associada a betabloqueadores ou bloqueadores de canais de cálcio não di--idropiridínicos) ou ablação da FA nos casos refratários a drogas antiarrítmicas ou estas não são toleradas. Digoxina deve ser evitada por aumentar o gradiente da via de saída do ventrículo esquerdo.

Referências bibliográficas

1. Zimerman LI, Fenelon G, Martinelli Filho M, Grupi C, Atié J, Lorga Filho A, et al. Sociedade Brasileira de Cardiologia. Diretrizes brasileiras de fibrilação atrial. Arq Bras Cardiol. 2009;92(6 supl.1):1-39.
2. Magalhães LP, Figueiredo MJO, Cintra FD, Saad EB, Kuniyoshi RR, Teixeira RA, et al. II Diretrizes brasileiras de fibrilação atrial. Arq Bras Cardiol. 2016;106(4Supl.2):1-22.
3. Lorga Filho AM, Azmus AD, Soeiro AM, Quadros AS, Avezum Junior A, Marques AC, et al. Sociedade Brasileira de Cardiologia. Diretrizes brasileiras de antiagregantes plaquetários e anticoagulantes em cardiologia. Arq Bras Cardiol. 2013;101(3Supl.3):1-93.
4. January CT, Wann LS, Alpert JS, Calkins H, Cigarroa JE, Cleveland JC Jr, et al. 2014 AHA/ACC/ HRS guideline for the management of patients with atrial fibrillation: a report of the American College of Cardiology/American Heart Association Task Force on Practice Guidelines and the Heart Rhythm Society. J Am Coll Cardiol. 2014;64:e1-76.
5. Heidenreich PA, Solis P, Estes NAM 3rd, Fonarow GC, Jurgens CY, Marine JE, et al. 2016 ACC/AHA clinical performance and quality measures for adults with atrial fibrillation or atrial flutter: a report of the American College of Cardiology/American Heart Association Task Force on Performance Measures. J Am Coll Cardiol. 2016;68:525-68.
6. January CT, Wann LS, Calkins H, Chen LY, Cigarroa JE, Cleveland JC Jr, et al. 2019 AHA/ACC/HRS focused update for 2014 AHA/ACC/ HRS guideline for the management of patients with atrial fibrillation: a report of the American College of Cardiology/American Heart Association Task Force on Practice Guidelines and the Heart Rhythm Society. Circulation. 2019; 139.
7. Kirchhof P, Benussi S, Kotecha D, Ahlsson A, Atar D, Casadei B, et al. 2016 ESC Guidelines for the management of atrial fibrillation developed in collaboration with EACTS. Eur Heart J. 2016;37:2893-962.

Capítulo 11

Endocardite infecciosa

Questões

1. Paciente de 29 anos, masculino, previamente hígido, procura pronto atendimento com queixa de febre diária há 21 dias, associada a dispneia, edema de membros inferiores e cansaço. No exame físico é identificado sopro regurgitativo 3+/6+ em foco mitral. Em relação à solicitação de ecocardiograma transesofágico (ECO TE) nesse paciente, assinale a alternativa correta:
   a) Só deve ser solicitado caso o ecocardiograma transtorácico (ECO TT) não confirme a suspeita de endocardite infecciosa (EI).
   b) Deve ser solicitado como o primeiro exame de imagem para investigação diagnóstica.
   c) Deve ser solicitado mesmo que o ECO TT confirme achados de EI para descartar complicações relacionadas ao processo infeccioso.
   d) Nunca deve ser solicitado.

2. Acerca da solicitação de exames laboratoriais para investigação de EI, como dosagem de complemento, velocidade de hemossedimentação (VHS), proteína C-reativa (PCR), bilirrubinas, plaquetas, creatinina, assinale a alternativa correta:
   a) Devem ser solicitados para todos os pacientes pois fazem parte do critério diagnóstico de endocardite.
   b) Nunca devem ser solicitados pois não confirmam nem excluem o diagnóstico de endocardite.

210 Treinamento em Diretrizes – Cardiologia

c) Devem ser solicitados rotineiramente pois apesar de não terem efeito diagnóstico de endocardite podem ser utilizados em escores prognósticos, além de auxiliarem na identificação de possíveis disfunções orgânicas.

d) Nunca devem ser solicitados pois não fornecem informações nem diagnósticas nem prognósticas.

3. Paciente de 80 anos, com antecedente de *diabetes mellitus*, hipertensão arterial sistêmica, dislipidemia e com quadro clínico de perda ponderal há 6 meses, associada a hematoquezia e afilamento de fezes, procura pronto-socorro por quadro de febre há 2 semanas associado a dor abdominal. Em investigação diagnóstica foi identificada nova regurgitação valvar, associada a vegetação em válvula mitral. Qual o agente etiológico mais provável da endocardite do paciente?

a) *Staphylococcus aureus.*

b) *Streptococcus viridans.*

c) *Bartonella* sp.

d) *Streptococcus gallolyticus.*

4. Paciente de 79 anos, masculino, com antecedente de troca valvar aórtica cirúrgica há 5 meses por estenose aórtica sintomática (com implante de prótese biológica), procura pronto atendimento com febre há 3 semanas (39°C), sem foco infeccioso identificável por anamnese e exame físico. O ECO TT não visualizou alterações sugestivas de endocardite infecciosa, assim como o ECO TE. Hemocultura (HMC) com identificação de *Staphylococcus aureus* sensível a oxacilina em dois frascos de hemoculturas, PCR e VHS marcadamente elevados. Assinale a alternativa que contém a melhor forma de prosseguir a investigação/conduta deste caso:

a) Deve-se tratar empiricamente como uma possível infecção de pele (celulite) com oxacilina endovenosa por 7 dias.

b) Solicitar tomografia computadorizada por emissão de pósitrons (PET-TC) com glicose marcada (^{18}F-FDG) para avaliar captação próxima à bioprótese.

c) Deve-se considerar excluída a possibilidade de EI e investigar outro sítio para a infecção.

d) Considerar contaminação da HMC, suspender antibiótico e dar alta com reavaliação clínica ambulatorial precoce.

Capítulo 11 Endocardite infecciosa 211

5. Acerca do tempo total para prescrição de antibiótico em pacientes com EI, assinale a alternativa que descreve corretamente os princípios gerais da antibioticoterapia:
   a) Todos os pacientes devem receber antibiótico endovenoso por 6 semanas.
   b) Deve-se optar preferencialmente por antibióticos com ação bacteriostática.
   c) Para endocardites de prótese deve-se sempre associar rifampicina, independentemente do agente infeccioso.
   d) O tempo de duração depende do agente infeccioso, da valva nativa ou da prótese e do perfil de sensibilidade aos antibióticos de cada microrganismo.

6. Paciente internado por EI de valva nativa mitral, sendo isolado *S. bovis* em três frascos de hemocultura. O paciente evoluiu com insuficiência mitral importante e houve necessidade de troca valvar na internação. A equipe de infectologia recomendou a utilização de ceftriaxone por 4 semanas. Qual é o marco de tempo zero para começar a contagem das 4 semanas do antibiótico?
   a) Primeira dose de ceftriaxone.
   b) Primeiro dia com hemocultura negativa, se a cultura da válvula nativa (retirada na cirurgia) for negativa.
   c) Primeiro dia com hemocultura negativa, independentemente da cultura da válvula nativa (retirada na cirurgia).
   d) Data da cirurgia.

7. Paciente de 70 anos, masculino, em tratamento na enfermaria de clínica de uma EI de valva aórtica, isolado *S. gallolyticus* em três frascos de hemocultura. No 5° dia de antibiótico apresenta aumento do intervalo PR no eletrocardiograma (duração de 210 ms), permanece sem sintomas, sem alteração de exame físico e hemodinamicamente estável. Qual a melhor conduta neste momento?
   a) Trocar antibiótico, encaminhar para leito de telemetria.
   b) Solicitar novo ecocardiograma.
   c) Solicitar PET-TC.
   d) Indicar troca valvar cirúrgica de emergência.

8. Paciente de 35 anos, previamente hígida, iniciou quadro de febre, calafrios diários há 6 semanas. 4 semanas após início da febre começou a queixar-se de cansaço para as suas atividades habituais, associado a dispneia paroxística noturna e ortopneia. Internada na enfermaria para investigação

do quadro com sete pares de hemoculturas negativos. No ECO TT foi identificada vegetação de 6 mm em valva mitral, associada a insuficiência mitral importante. Após anamnese detalhada, a paciente relatou que comprou um gato há 3 meses. Qual exame deve ser solicitado nesse momento?

a) Cultura com protocolo para identificar crescimento fúngico.

b) Sorologia para *Coxiella burnetii*.

c) Sorologia para *Bartonella* spp.

d) PCR para *S. bovis* em hemocultura.

9. Paciente com diagnóstico de endocardite infecciosa de valva mitral com indicação de abordagem cirúrgica por sinais de infecção não controlada (abscesso paravalvar) apresenta acidente vascular encefálico com hemiparesia desproporcionada à direita, sem alteração do nível de consciência. Foi realizada tomografia computadorizada (TC) de crânio, que descartou sangramento intracraniano. Quanto tempo deve se esperar para a realização da abordagem cirúrgica valvar vista a complicação neurológica?

a) 4 semanas.

b) 7 dias.

c) 3 meses.

d) A cirurgia não deve ser adiada pela complicação neurológica.

10. Qual dos pacientes abaixo com diagnóstico de EI tem indicação de abordagem cirúrgica para controle da infecção?

a) 68 anos, infecção de prótese metálica aórtica por estafilococos coagulase-negativos.

b) 40 anos, infecção de valva nativa mitral por *S. viridans*.

c) 33 anos, infecção de valva tricúspide por *C. albicans*.

d) 41 anos, infecção de valva mitral por *C. burnetii*.

11. Sabe-se que a intervenção cirúrgica precoce pode evitar a embolização de vegetações para sistema nervoso central, baço, fígado, rins, membros inferiores. Assinale a alternativa que contém a melhor conduta para prevenção de evento embólico em pacientes com EI:

a) Intervenção cirúrgica para todos os pacientes em vegetação > 10 mm.

b) Intervenção cirúrgica para todos os pacientes com vegetação > 10 mm e *S. aureus* em hemocultura.

c) Antibiótico adequado e precoce.

Capítulo 11 Endocardite infecciosa   213

d) Introdução de aspirina para todos os pacientes com vegetações > 5 mm, salvo contraindicações absolutas.

12. Paciente com EI de valva aórtica em uso de antibiótico há 6 dias guiado por hemocultura apresenta dispneia súbita na enfermaria, secundária a edema agudo de pulmão não hipertensivo, instabilidade hemodinâmica. Solicitado ECO TT de emergência que identifica insuficiência aórtica aguda importante. A despeito do suporte inicial, o paciente permanece hipotenso, com lactato venoso elevado, oligúria e com necessidade de drogas vasoativas e de ventilação mecânica e FiO_2 de 100% para manter relação PaO_2/FiO_2 de 100. Qual a melhor conduta nesse momento?
   a) Intervenção cirúrgica de emergência.
   b) Passagem de balão intra-aórtico.
   c) Iniciar furosemida em bomba de infusão contínua.
   d) Oxigenação por membrana extracorpórea (ECMO) venovenosa.

13. Paciente de 34 anos, masculino, com insuficiência aórtica importante, de etiologia reumática, assintomático, em acompanhamento ambulatorial, sem indicação de intervenção cirúrgica no momento. Realizará implante de aparelho ortodôntico em toda arcada dentária superior e inferior. Acerca da melhor conduta para prevenção de endocardite infecciosa frente ao procedimento proposto, assinale a alternativa correta:
   a) Administrar amoxicilina 2 g, via oral, 30 a 60 minutos antes do procedimento.
   b) Administrar penicilina benzatina 1.200.000 UI, intramuscular, 7 dias antes do procedimento.
   c) Não há necessidade de profilaxia de endocardite bacteriana para este paciente.
   d) Azitromicina 500 mg, via oral, 30 a 60 minutos antes do procedimento.

14. Paciente de 20 anos, feminino, com estenose mitral moderada de etiologia reumática em acompanhamento clínico e ecocardiográfico, será submetida a extração dentária, sem episódios prévios de endocardite. Qual a melhor conduta para prevenção de endocardite infecciosa?
   a) Bochechar antisséptico alcoólico antes e após procedimento.
   b) Não há indicação de profilaxia antibiótica.
   c) Uso de antibiótico oral 30-60 minutos antes do procedimento.
   d) Bochechar cloredixine antes e após procedimento.

15. Para pacientes com indicação de profilaxia antibiótica antes de procedimento dentário, qual o antibiótico e a dose recomendada como primeira opção?
a) Amoxicilina 500 mg, via oral, 8/8h no dia do procedimento.
b) Azitromicina 500 mg, via oral, 30-60 minutos antes do procedimento.
c) Clindamicina 600 mg, via oral, 30-60 minutos antes do procedimento.
d) Amoxicina 2 g, via oral, 30-60 minutos antes do procedimento.

Respostas comentadas

1. **Resposta: C**
   Tanto a diretriz da European Society of Cardiology (ESC) como a da American Heart Association (AHA) recomendam o uso do ECO TE após confirmação diagnóstica de EI para descartar complicações locais (fístula, abscesso). A diretriz europeia recomenda que o ECO TE seja feito em todos os pacientes, enquanto a diretriz americana recomenda a utilização do ECO TE para pacientes com endocardite com alterações de alto risco no ecocardiograma (vegetações grandes e móveis, insuficiência valvar importante associada, suspeita de complicações paravalvares, disfunção ventricular associada) ou logo após o ECO TT para pacientes com características clínicas de alto risco (prótese valvar, cardiopatia congênica, EI prévia, insuficiência cardíaca). Essa recomendação, que visa ampliar a utilização do ECO TE, deve-se à baixa sensibilidade do ECO TT (aproximadamente 50%) quando comparado ao ECO TE (90%) para detecção de complicações locais (principalmente abscessos pequenos na fase inicial de doença).

2. **Resposta: C**
   A solicitação de exames laboratoriais na suspeita da EI é fundamental. Apesar de não fazerem parte do critério de Duke modificado (diretriz da AHA), nem do critério modificado da ESC (apenas o fator reumatoide é um critério menor), servem para auxiliar o diagnóstico, aumentar a suspeição da EI (ex.: paciente com valvopatia, apresentando febre e elevação de provas inflamatórias sem foco infeccioso definido) e fornecer informações prognósticas (escores de risco cirúrgico, *Sequential Organ Failure Assessment* – SOFA).

3. **Resposta: D**
   Trata-se de um paciente com quadro clínico sugestivo de neoplasia intestinal (perda de peso, afilamento de fezes). Sabemos que existe uma forte associação entre adenoma e carcinoma colônico com EI causada pelo *S. gallolyticus* (ou *S. bovis* biotipo I) , não se sabe no entanto se a EI é mera consequência da lesão intestinal ou se pode promover/servir como desencadeante de lesão cancerígena.

4. **Resposta: B**
   Trata-se de um paciente com quadro de EI possível pelo critério de Duke modificado (1 critério maior – hemocultura) (Tabela 1) com implante de prótese valvar no

último ano. A última diretriz da ESC recomenda para estes pacientes a tomografia computadorizada por emissão de pósitrons (PET-TC) por ter boa acurácia para o diagnóstico de endocardite infecciosa, por meio da identificação de processo inflamatório ao redor da bioprótese. Ressalta-se, no entanto, que para implantes recentes (< 3 meses) a PET-TC perde sua especificidade visto que a inflamação pode ocorrer apenas secundária ao estresse da manipulação cirúrgica, não sendo um bom exame para discriminar o processo de inflamação/cicatrização de um processo infeccioso vigente. A diretriz da AHA não incorpora a PET-TC como critério diagnóstico para endocardite infecciosa em sua última diretriz.

Tabela 1   Critérios diagnósticos de endocardite infecciosa – Duke modificado e European Society of Cardiology (ESC)

	Duke modificado	Critério da ESC (2015)
Critérios maiores	1. HMC positiva para EI – Microrganismo típico[a] em dois frascos separados – Microrganismo compatível com EI persistentemente positivo em HMC – 1 HMC positiva para *Coxiella burnetti* ou IgG + com título ≥ 1:800 2. ECO positivo[b] para EI	1. HMC positiva para EI – Microrganismo típico[a] em dois frascos separados – Microrganismo compatível com EI persistentemente positivo em HMC – 1 HMC positiva para *Coxiella burnetti* ou IgG + com título ≥ 1:800 2. Imagem positiva para EI – ECO positivo[b] – Captação anormal na PET-TC em prótese valvar implantada > 3 meses – Lesões paravalvares na TC
Critérios menores	1. Fator predisponente, usuário de drogas endovenosas, condição cardíaca predisponente 2. Febre > 38°C 3. Fenômenos vasculares (embolia arterial, infarto pulmonar, aneurisma micótico, hemorragia intracraniana ou conjuntival, lesões de Janeway)	1. Fator predisponente, usuário de drogas endovenosas, condição cardíaca predisponente 2. Febre > 38°C 3. Fenômenos vasculares (embolia arterial, infarto pulmonar, aneurisma micótico, hemorragia intracraniana ou conjuntival, lesões de Janeway)

(continua)

Tabela 1 Critérios diagnósticos de endocardite infecciosa – Duke modificado e European Society of Cardiology (ESC) *(continuação)*

	Duke modificado	Critério da ESC (2015)
Critérios menores	4. Fenômenos Imunológicos: glomerulonefrite, nódulos de Osler, manchas de Roth, fator reumatoide positivo 5. Evidência microbiológica que não preenche critério maior	4. Fenômenos Imunológicos: glomerulonefrite, nódulos de Osler, manchas de Roth, fator reumatoide positivo 5. Evidência microbiológica que não preenche critério maior

a: *Streptococcus viridans*, *Streptococcus gallolyticus*, grupo HACEK, *Staphylococcus aureus* ou enterococo adquirido na comunidade sem foco primário.
b: massa intracardíaca vegetante na válvula ou estruturas de suporte, no fluxo de jatos regurgitantes, abscesso, deiscência de prótese ou regurgitação valvar nova.
ECO: ecocardiograma; EI: endocardite infecciosa; HMC: hemocultura; PET-TC: tomografia computadorizada por emissão de pósitrons; TC: tomografia computadorizada.

5. **Resposta: D**

O tempo de antibioticoterapia é diferente para EI de valva nativa ou de prótese valvar; a recomendação geral é de 2-6 semanas para valva nativa e ao menos 6 semanas para endocardite de prótese valvar. Deve-se levar em conta também as características de cada agente infeccioso (para EI não complicadas causadas por *S. bovis ou S. pneumoniae*, pode-se encurtar o tempo de antibiótico para 2 semanas, enquanto para *C. burnetti* deve-se prescrever antibióticos por no mínimo 18 meses). Por isso é fundamental solicitar a avaliação de um infectologista no momento do diagnóstico/isolamento do agente infeccioso para escolher a melhor decisão de qual antibiótico prescrever, necessidade de associação, tempo de duração e via. A opção sempre é por agentes bactericidas, que aumentam a taxa de erradicação do agente infeccioso e reduzem o risco de recorrência. Tanto a diretriz da ESC como a da AHA são concordantes quanto a essa recomendação

6. **Resposta: B**

As diretrizes da ESC e da AHA concordam que a data para iniciar a "contagem" do tempo de antibiótico é a data da primeira hemocultura negativa (em pacientes com alguma hemocultura positiva), e que para pacientes que necessitaram de troca valvar cirúrgica não há necessidade de zerar o tempo do antibiótico pela cirurgia em si – deve-se aguardar o resultado da cultura do material retirado na cirurgia e considerar um novo curso de antibiótico apenas se houver crescimento de agente infeccioso.

218 Treinamento em Diretrizes – Cardiologia

7. **Resposta: B**

As diretrizes da ESC e da AHA são bem incisivas quanto a recomendação para repetir ECO TT e/ou ECO TE em caso de suspeita de nova complicação de endocardite infecciosa (grau de recomendação IB). Neste caso, o aumento do intervalo PR, com consequente bloqueio atrioventricular (AV) de primeiro grau (PR maior que 200 ms), sugere complicação da endocardite de valva aórtica, com extensão do processo infeccioso para a região perianular da valva – o nó AV é muito próximo ao ânulo da valva aórtica. O bloqueio AV de primeiro grau é o defeito de condução mais comum com o envolvimento da região paravalvar aórtica na endocardite infecciosa, mas bloqueios AV avançados também podem ocorrer de acordo com a extensão do acometimento infeccioso no sistema de condução.

8. **Resposta: C**

As diretrizes não fornecem recomendações sobre quais exames adicionais devem ser solicitados para pacientes com endocardite com hemocultura negativa – como é o caso da paciente em questão. No entanto, recomendam uma avaliação detalhada para fatores de risco epidemiológicos do paciente para investigação de microrganismos que necessitam de um meio especial para cultura ou que crescem tão lentamente que não costumam ser identificados em hemoculturas, além da utilização de dados epidemiológicos locais. Neste caso, com a exposição a gato doméstico deve-se obrigatoriamente complementar a investigação com sorologia para *Bartonella* sp. A rotina para pacientes do InCor para endocardite infecciosa com cultura negativa é a solicitação de sorologia para *Bartonella* para todos os pacientes e de *Brucella* e *Coxiella* com base na exposição a animais de fazenda/leite não pasteurizado.

Tabela 2

Exposição	Microrganismo
Gato/cachorro	*Bartonella, Pasteurella*
Leite não pasteurizado/ animais de fazenda	*Brucella* *Coxiella burnetii*
Dispositivos invasivos	Fungos

Capítulo 11 Endocardite infecciosa 219

9. Resposta: **D**

As complicações neurológicas ocorrem em 15-30% dos pacientes com EI, usualmente por embolização de vegetações. O risco da realização da cirurgia cardíaca após insulto isquêmico aumenta, visto que durante a heparinização realizada para a circulação extracorpórea (CEC) aumenta-se o risco de complicações hemorrágicas. Existem poucas evidências sobre o momento ideal da intervenção em um paciente com endocardite infecciosa com indicação de abordagem cirúrgica de urgência (em alguns dias, < 7 dias), mas os dados atuais sugerem que a intervenção precoce (não adiar a cirurgia por conta do evento neurológico) é associada com baixo risco de complicações e boa possibilidade de recuperação neurológica, se a tomografia computadorizada/ressonância magnética descartou sangramento e o paciente não estiver em coma. Essa recomendação é adotada pelas diretrizes da AHA e da ESC.

10. Resposta: **C**

As indicações cirúrgicas em paciente com EI podem ser divididas didaticamente em três grupos:

- Insuficiência cardíaca causada pela EI.
- Infecção não controlada.
- Prevenção de evento embólico.

A indicação de infecção não controlada é subdivida em: infecção localmente não controlada (fístula, abscesso, vegetação em crescimento, aneurisma), hemoculturas persistentemente positivas a despeito de antibiótico adequado/ controle de focos a distância e infecção causada por fungos ou agentes multirresistentes. No entanto, a classe de recomendação, o nível de evidência e o melhor momento de abordagem de acordo com cada uma das indicações variam entre as diretrizes. A Tabela 3 compara as indicações entre as diretrizes da ESC e da AHA.

Tabela 3 Recomendações de tratamento cirúrgico de endocardite infecciosa

		Diretriz europeia (ESC)	Diretriz americana (AHA)
Infecção localmente não controlada	Classe de recomendação	I	I
	Nível de evidência	B	B
	Momento de intervenção	Urgência	Precoce

(continua)

Tabela 3 Recomendações de tratamento cirúrgico de endocardite infecciosa
(continuação)

		Diretriz europeia (ESC)	Diretriz americana (AHA)
Infecção fúngica ou agente multirresistente	Classe de recomendação	I	I
	Nível de evidência	C	B
	Momento de intervenção	Urgência/eletiva	Precoce
HMC persistentemente positiva	Classe de recomendação	IIa	I
	Nível de evidência	B	B
	Momento de intervenção	Urgência	Precoce

AHA: American Heart Association; ESC: European Society of Cardiology; HMC: hemocultura; urgência: em alguns dias, em geral < 7 dias; precoce: em 48 horas.

11. Resposta: C

A predição do risco embólico depende de uma série de fatores como tamanho e mobilidade das vegetações, presença de embolia prévia, EI multivalvular, agente infeccioso. A melhor medida para redução do evento embólico é a instituição de antibiótico adequado – a maior parte dos eventos embólicos ocorre nas primeiras 2 semanas do uso do antibiótico, principalmente nos primeiros dias com declínio rápido após (por este motivo, a indicação de cirurgia para prevenção de evento embólico tem maior benefício nas duas primeiras semanas de uso de antibiótico). A adição de antiplaquetários não diminuiu a incidência de evento embólico em um ensaio clínico randomizado. Portanto, a indicação de cirurgia para prevenção de evento embólico deve levar em conta:

- Presença de evento embólico prévio.
- Outras complicações da EI.
- Tamanho e mobilidade da vegetação.
- Duração da antibioticoterapia.

A Tabela 4 resume as principais indicações e recomendações das diretrizes da AHA e da ESC.

Capítulo 11 Endocardite infecciosa 221

Tabela 4   Indicações e recomendações de tratamento cirúrgico de endocardite infecciosa como prevenção de eventos embólicos

		Diretriz europeia (ESC)	Diretriz americana (AHA)
EI aórtica/mitral com vegetação persistente > 10 mm e um ou mais evento embólico em uso de ATB	Classe de recomendação	I	IIa
	Nível de evidência	B	B
	Momento de intervenção	Urgência	Precoce
EI aórtica/mitral com vegetação > 10 mm, valvopatia anatomicamente importante e baixo risco cirúrgico	Classe de recomendação	IIa	IIa
	Nível de evidência	B	B
	Momento de intervenção	Urgência	Precoce
EI aórtica/mitral com vegetação > 30 mm	Classe de recomendação	IIa	N/A
	Nível de evidência	B	N/A
	Momento de intervenção	Urgência	N/A
EI aórtica/mitral com vegetação > 15 mm, sem outra indicação cirúrgica	Classe de recomendação	IIb	N/A
	Nível de evidência	C	N/A
	Momento de intervenção	Urgência	N/A

AHA: American Heart Association; ATB: antibiótico; EI: endocardite infecciosa; ESC: European Society of Cardiology; N/A: não abordado; urgência: em alguns dias, em geral < 7 dias; precoce: em 48 horas.

12. Resposta: A

Trata-se de um paciente com endocardite infecciosa apresentando edema agudo de pulmão secundário a disfunção valvar – insuficiência aórtica importante, refratário às medidas iniciais. A diretriz da ESC deixa bem claro que a indicação cirúrgica nesse tipo de complicação deve ser de emergência (em até 24 horas) visto que as medidas clínicas são ineficazes. A passagem de balão intra-aórtico é contraindicado em pacientes com insuficiência aórtica moderada/grave, o uso de furosemida em bomba de infusão contínua auxiliaria no controle de volemia mas não serviria como solução definitiva e a passagem de oxigenação por membrana extracorpórea (ECMO) venovenosa melhoraria a oxigenação e oferta de oxigênio para os tecidos mas não auxiliaria no choque cardiogênico.

222 Treinamento em Diretrizes – Cardiologia

13. **Resposta: C**

Por se tratar de um procedimento com baixo risco de bacteremia significativa associada ao procedimento, não há indicação de utilização de antibiótico profilático antes do procedimento, a despeito da valvopatia anatomicamente importante. Todas as diretrizes concordam nesse sentido, sendo inclusive essa recomendação abordada na diretriz da SBC. A Tabela 5 lista procedimentos de acordo com seu risco de bacteremia, conforme a diretriz da SBC. Para procedimentos de baixa probabilidade de bacteremia o uso de antibiótico tem classe de recomendação IIb e nível de evidência C pela diretriz da SBC e III/C pela diretriz da ESC. A diretriz da AHA não fornece recomendação para essa situação.

Tabela 5

Alta probabilidade de bacteremia	Baixa probabilidade de bacteremia
– Manipulação de tecido gengival, região periodontal ou perfuração de mucosa oral	– Anestesia local em tecido não infectado – Radiografia odontológica – Colocação, remoção ou ajuste de aparelhos ortodônticos – Queda natural de dente de leite – Sangramento após trauma em mucosa oral ou lábios

14. **Resposta: C**

A utilização da profilaxia antibiótica da endocardite infecciosa em valvopatas, antes de procedimentos dentários, é um tema bem controverso entre as diretrizes. Muito se deve pela ausência de estudos randomizados controlados sobre este tema. Em 2015 o Instituto Nacional de Saúde e Excelência Clínica (NICE – sigla em inglês) do Reino Unido elaborou uma diretriz contraindicando a utilização da profilaxia antibiótica antes de procedimentos dentários com alta probabilidade mesmo em indivíduos de alto risco para endocardite bacteriana grave, sendo que as diretrizes da AHA de 2007 e da ESC de 2015 também já tinham restringido as indicações de antibiótico. Indo na contramão das diretrizes internacionais, a da SBC manteve a indicação mais leniente/abrangente de antibiótico profilático para nossa população, levando-se em conta que em nossa população a incidência de efeitos adversos da amoxicilina é baixa; que a saúde bucal da nossa população é diferente da europeia/americana e o perfil dos pacientes com valvopatias no Brasil – onde a febre reumática ainda é a principal etiologia com características estruturais e imunológicas peculiares. A Tabela 6 lista as indicações de antibiótico profilático de acordo com cada diretriz. Note que pela diretriz brasileira esse paciente teria indicação de profilaxia antibiótica (classe IIa; nível de evidência C).

Capítulo 11 Endocardite infecciosa 223

Tabela 6 Indicações de antibiótico profilático de acordo com cada diretriz

	SBC (2011)	AHA (2007)	ESC (2015)	NICE (2015/2016)
Pacientes de alto risco para EI grave	• Prótese valvar ou material prostético utilizado para reparo valvar • EI prévia • Transplante cardíaco com valvopatia • Cardiopatia congênita estrutural, incluindo as totalmente corrigidas, excluindo-se CIA, CIV ou PCA totalmente corrigida e sem refluxo residual	• Prótese valvar ou material prostético utilizado para reparo valvar • EI prévia • Cardiopatia congênita cianótica não corrigida • Cardiopatia congênita totalmente corrigida, mas com material/dispositivo prostético em até 6 meses após correção • Transplante cardíaco com valvopatia	• Prótese valvar ou material prostético utilizado para reparo valvar • EI prévia • Cardiopatia congênita cianótica • Cardiopatia congênita totalmente corrigida, mas com material/dispositivo prostético em até 6 meses após correção ou por toda a vida se permanece com *shunt* ou regurgitação valvar	• Doença valvar adquirida com estenose ou insuficiência • Prótese valvar • Cardiomiopatia hipertrófica • EI prévia • Cardiopatia congênita estrutural, incluindo as totalmente corrigidas, excluindo-se CIA, CIV ou PCA totalmente corrigida e sem refluxo residual
Outros pacientes sob risco de EI	• Valvopatia reumática • Prolapso de valva mitral com insuficiência	N/A	N/A	N/A
Outros pacientes sob risco de EI	• Valvopatia aórtica degenerativa ou de origem bicúspide	N/A	N/A	N/A

(continua)

Treinamento em Diretrizes – Cardiologia

Tabela 6   Indicações de antibiótico profilático de acordo com cada diretriz *(continuação)*

	SBC (2011)	AHA (2007)	ESC (2015)	NICE (2015/2016)
Quando fazer profilaxia	Paciente com alto risco para EI grave submetido a procedimento odontológico de alto risco (classe I; nível de evidência C) ou paciente sem alto risco para EI grave submetido a procedimento de alto risco (classe IIa; nível de evidência C)	Paciente de alto risco submetido a procedimento odontológico de alto risco	Paciente de alto risco submetido a procedimento odontológico de alto risco	Não fazer de rotina

AHA: American Heart Association; CIA: comunicação interatrial; CIV: comunicação interventricular; EI: endocardite infecciosa; ESC: European Society of Cardiology; NICE: Instituto Nacional de Saúde e Excelência Clínica; PCA: persistência do canal arterial; SBC: Sociedade Brasileira de Cardiologia.

15. Resposta: D

Para pacientes com indicação de profilaxia antibiótica antes do procedimento dentário é consenso entre as diretrizes que a primeira opção é amoxicilina 2 g, via oral, 30 a 60 minutos antes do procedimento. Para pacientes alérgicos a amoxicilina outras opções seriam clindamicina 600 mg, cefalexina 2 g, azitromicina 500 mg ou claritromicina 500 mg, sempre 30 a 60 minutos antes do procedimento.

Referências bibliográficas

1. NICE Guidelines. Prophylaxis against infective endocarditis: antimicrobial prophylaxis against infective endocarditis in adults and children undergoing interventional procedures. Updated July 2016.
2. Tarasoutchi F, Montera MW, Grinberg M, Barbosa MR, Piñeiro DJ, Sánchez CRM, et al. Diretriz brasileira de valvopatias – SBC 2011/I Diretriz interamericana de valvopatias – SIAC 2011. Arq Bras Cardiol. 2011;97(5 supl. 1):1-67.
3. Habib G, Lancelloti P, Antunes MJ, Bongiorni MG, Casalta JP, Del Zotti F, et al. 2015 ESC Guidelines for the management of infective endocarditis. Eur Heart J. 2015; 21;36(44):3075-128.
4. Baddour LM, Wilson WR, Bayer AS, Fowler VG Jr, Bolger AF, Levison ME, et al. Infective endocarditis in adults: diagnosis, antimicrobial therapy, and management of complications. AHA/IDSA guidelines. Circulation. 2005;14;111(23):e394-434.
5. Fernandes JRC, Grinberg M. Profilaxia de endocardite infecciosa: uma realidade brasileira diferente? Arq Bras Cardiol. 2013;101(2).
6. Wilson W, Taubert KA, Gewitz M, Lockhart PB, Baddour LM, Levison M, et al. Prevention of infective endocarditis. AHA Guidelines. Circulation. 2007;116(15):1736-54.

Capítulo 12

Dispositivos eletrônicos cardioimplantáveis

Questões

1. No contexto de indicação de cardiodesfibrilador implantável (CDI), qual alternativa contempla melhor os conceitos de morte súbita, prevenção primária e prevenção secundária?

   a) Morte súbita: perda abrupta e transitória da consciência e do tônus postural, seguida de recuperação rápida e completa. Prevenção primária: indicação de CDI em pacientes com alto risco de desenvolver arritmias fatais. Prevenção secundária: indicação de CDI em pacientes com morte súbita abortada.

   b) Morte súbita: cessação súbita da atividade cardíaca com perda do estado de consciência, levando a ausência de atividade respiratória e circulação sanguínea. Prevenção primária: indicação de CDI em pacientes com morte súbita abortada. Prevenção secundária: indicação de CDI em pacientes com alto risco de desenvolver arritmias fatais.

   c) Morte súbita: cessação súbita da atividade cardíaca com perda do estado de consciência, levando a ausência de atividade respiratória e circulação sanguínea. Prevenção primária: indicação de CDI em pacientes com alto risco de desenvolver arritmias fatais. Prevenção secundária: indicação de CDI em pacientes com morte súbita abortada.

   d) Morte súbita: cessação súbita da atividade cardíaca com perda do estado de consciência, levando a ausência de atividade respiratória e circulação sanguínea. Prevenção primária: indicação de CDI em pacientes com alto risco de desenvolver arritmias ventriculares. Prevenção secundária: indicação de CDI em pacientes com morte súbita abortada.

2. Qual dos pacientes terá mais benefício com CDI e quais estudos fundamentaram a essa conduta?

   a) J.M.H, 84 anos, com antecedentes de miocardiopatia isquêmica, fração de ejeção de ventrículo esquerdo (FEVE) de 64%, com história de síncope sem etiologia definida. Estudos AVID, DINAMIT e MIRACLE.

   b) M.L.K, 56 anos, com história de miocardiopatia dilatada, FEVE 38%, com história de palpitação. Estudos DEFINITE, STICH e MADIT.

   c) V.M.J, 62 anos, com história de miocardiopatia isquêmica, FEVE 28%, com história de morte súbita abortada. Estudos AVID, CIDS e CASH.

   d) F.B.M, 58 anos, com história de miocardiopatia chagásica, FEVE 32%, internado por quadro de taquicardia ventricular (TV) incessante.

3. Na prevenção primária de morte súbita em pacientes com disfunção ventricular de etiologia isquêmica, qual alternativa não contempla indicação de CDI?

   a) Paciente com fração de ejeção de 30% com Holter apresentando taquicardia ventricular sustentada assintomático.

   b) Paciente com fração de ejeção de 35% com indução de taquicardia ventricular sustentada no estudo eletrofisiológico.

   c) Paciente com fração de ejeção de 20%, no 42º dia pós-infarto agudo do miocárdio.

   d) Paciente com fração de ejeção de 30%, com lesões angiográficas passíveis de correção cirúrgica ou percutânea.

4. A indicação de CDI para profilaxia primária em pacientes com disfunção ventricular de etiologia não isquêmica tem perdido força nos últimos anos. Qual das alternativas melhor justifica este cenário?

   a) Os estudos em prevenção primária foram realizados apenas em pacientes com etiologia isquêmica, sendo a indicação dos não isquêmicos uma extrapolação científica.

   b) O estudo SCD-HeFT foi o primeiro estudo a contemplar somente pacientes não isquêmicos, mostrando benefício incontestável do CDI como profilaxia primária na diminuição de mortalidade nesse perfil de paciente.

Capítulo 12 Dispositivos eletrônicos cardioimplantáveis   227

c) A dúvida na indicação de CDI em prevenção primária de pacientes não isquêmicos, trazida pela subanálise do estudo SCD-HeFT, ganhou mais robustez com os estudos DEFINITE e DANISH, que não demonstraram benefício de CDI nesse perfil de paciente.

d) A alta taxa de fibrose miocárdica nos pacientes não isquêmicos faz com que estes tenham menos gatilhos arritmogênicos, diminuindo a necessidade de CDI.

5. Sobre a prevenção de morte súbita em pacientes portadores de síndromes genéticas e canaliculopatias, assinale a alternativa correta.

a) Os pacientes com síndrome de Brugada que apresentaram morte súbita abortada devem ser estratificados de maneira minuciosa para a necessidade de implante de CDI.

b) Na avaliação da indicação de CDI para pacientes com miocardiopatia hipertrófica, os seguintes dados auxiliam na estratificação do risco de morte súbita: história familiar de morte súbita, síncope sem causa aparente, gradiente em via de saída de ventrículo esquerdo (VE), espessura do septo interventricular, taquicardia ventricular não sustentada (TVNS) no Holter.

c) Pacientes com síndrome do QT longo tipo I são candidatos ao implante de CDI quando o intervalo QT é maior que 400 ms. Os pacientes com síndrome do QT longo tipo III são candidatos ao implante de CDI independentemente do intervalo QT.

d) Todos os pacientes com suspeita de displasia arritmogênica do ventrículo direito (DVAD) merecem avaliação com ressonância magnética e, caso confirmado, em decorrência da alta chance de morte súbita, está indicado o CDI.

6. A insuficiência cardíaca (IC) permanece como importante causa de morbidade e mortalidade e, a despeito da terapia medicamentosa otimizada, parte dos pacientes permanece sintomática. Nesse contexto, a terapia de ressincronização cardíaca (TRC) surge como opção. Qual das alternativas melhor contempla os benefícios da ressincronização, quando bem indicada?

a) A TRC atua melhorando o sincronismo eletromecânico cardíaco, resultando em benefício funcional e de remodelamento reverso, porém não tem benefício em reduzir necessidade de internação e mortalidade.

b) A TRC tem potencial de reduzir taxas de internação e de mortalidade por meio de ressincronização eletromecânica com melhora funcional, porém não existe benefício em remodelamento reverso, uma vez que a miocardiopatia já está estabelecida.

228 Treinamento em Diretrizes – Cardiologia

c) A TRC atua melhorando o sincronismo eletromecânico cardíaco, resultando em benefício funcional e de remodelamento reverso, porém sem impacto no aumento na tolerância para exercício.

d) A TRC atua melhorando o sincronismo eletromecânico cardíaco, resultando em benefício funcional e de remodelamento reverso, além de reduzir a necessidade de internação e mortalidade.

7. Paciente do gênero masculino, 54 anos, com miocardiopatia dilatada com FEVE 25%, em uso de carvedilol 25 mg 12/12h, enalapril 20 mg 12/12h, espironolactona 25 mg/dia e furosemida 40 mg/dia. Chega em consulta com eletrocardiograma (ECG) que evidencia um bloqueio de ramo esquerdo (BRE), com QRS de 154 ms. Refere dispneia aos mínimos esforços. Com pressão arterial e frequência cardíaca controlada. Sobre a TRC nesse paciente, assinale a alternativa correta.

a) Para indicação formal da TRC para este paciente é necessário algum exame de imagem (ecocardiograma ou ressonância magnética cardíaca) que comprove a dissincronia.

b) A etiologia não isquêmica da cardiopatia deste paciente aumenta a possibilidade deste paciente ser um mau respondedor à TRC.

c) Está indicado a TRC para este paciente sem necessidade de nenhum outro exame adicional.

d) O paciente em questão tem indicação de TRC por apresentar disfunção ventricular com fração de ejeção de 25%, com bloqueio de ramo esquerdo, CF III a despeito da terapia medicamentosa otimizada, porém o fato da duração do QRS apresentar-se fora da faixa de 120-150 ms faz esse paciente ser considerado um mau respondedor da TRC.

8. Sabemos que um terço dos pacientes submetidos a TRC não respondem adequadamente, sendo a etiologia da miocardiopatia um importante tópico a ser avaliado. Sobre esse tema, assinale a alternativa correta.

a) Não há diferença entre pacientes com miocardiopatia isquêmica e não isquêmica em relação à resposta de TRC.

b) Pacientes com miocardiopatia não isquêmica apresentam maior porcentagem de fibrose miocárdica, podendo ser melhores respondedores.

c) Pacientes com miocardiopatia isquêmica apresentam maior porcentagem de fibrose miocárdica, o que facilita a condução do estímulo elétrico, podendo ser melhores respondedores.

Capítulo 12 Dispositivos eletrônicos cardioimplantáveis   229

d) Pacientes com miocardiopatia não isquêmica apresentam menor porcentagem de fibrose miocárdica, o que facilita a condução do estímulo elétrico, podendo ser melhores respondedores.

9. Qual dos pacientes a baixo é o melhor candidato à terapia de ressincronização miocárdica?

a) Paciente com miocardiopatia não isquêmica, com FEVE = 32%, QRS = 155 ms com bloqueio de ramo esquerdo (BRE), classe funcional (CF) III, com todas as medicações para insuficiência cardíaca (IC) otimizada.

b) Paciente com miocardiopatia isquêmica, com FEVE = 40%, QRS = 130 ms com BRE, CF III, com todas as medicações para IC otimizada.

c) Paciente com miocardiopatia isquêmica, com FEVE = 35%, QRS = 130 ms com bloqueio de ramo direito (BRD), CF III, com todas as medicações para IC otimizada.

d) Paciente com miocardiopatia não isquêmica, com FEVE = 35%, QRS = 120 ms com BRD, CF III, com todas as medicações para IC otimizada.

10. Um paciente retorna em consulta no 40º dia de pós-operatório de implante de ressincronizador cardíaco, referindo que não apresentou melhora de classe funcional. Reavaliando a história clínica é encontrado que o paciente tinha miocardiopatia isquêmica com fibrose em parede posterior, FEVE = 34%, com BRE e duração de QRS de 140 ms. Durante a avaliação do dispositivo é observada taxa de estímulo biventricular de 80%. Qual a provável causa para resposta inadequada desse paciente à TRC?

a) A presença de miocardiopatia isquêmica com fibrose na parede posterior do ventrículo esquerdo dificulta a condução elétrica e diminui a taxa de ressincronização.

b) Não consta na história do paciente nenhum exame que evidencie a dissincronia ventricular, sendo questionável a indicação de TRC.

c) O paciente apresentava indicação de TRC, porém a porcentagem de estímulo biventricular ideal é acima de 90% e esse deve ser o motivo pelo qual o paciente não apresentou melhora da classe funcional.

d) O paciente apresentava indicação de TRC e não apresenta na história nenhum fator que justifique a manutenção da classe funcional, devendo ser realizado um teste ergoespirométrico para objetivar os sintomas.

230 Treinamento em Diretrizes – Cardiologia

11. Paciente do gênero feminino, 72 anos, previamente hígida, retorna em consulta ambulatorial com exames de retorno para investigação de síncope de repetição. Ecocardiograma com FEVE = 52%, sem disfunções valvares e medidas cardíacas normais, *tilt test* negativo e Holter com 26 pausas sinusais, sendo 9 com mais de 3 segundos e a maior com tempo 5 segundos. Qual alternativa contempla a melhor conduta para esta paciente?

   a) Trata-se de uma paciente com doença do nó sinusal, sintomática (síncopes de repetição), sem outras causas que justifiquem o quadro, recebendo, portanto, indicação formal de implante de marca-passo.

   b) Os estudos que avaliaram pacientes com doença do nó sinusal submetidos a implante de marca-passo não demostraram benefício em mortalidade, portanto, no caso desta paciente não está indicado implante de marca-passo.

   c) Os sintomas da paciente ainda não podem ser completamente justificados pela doença do nó sinusal, não sendo indicado marca-passo até uma avaliação mais criteriosa.

   d) Paciente com provável síncope vagal, do tipo cardioinibitória, com indicação formal de implante de marca-passo.

12. Paciente do gênero masculino, 53 anos, com diagnóstico recente de miocardiopatia dilatada, FEVE = 25%. Estava em acompanhamento ambulatorial em fase de otimização das medicações para insuficiência cardíaca (IC) e classe funcional I. A dose do carvedilol foi aumentada há 3 dias. O paciente deu entrada no pronto-socorro com quadro de pré-síncope. Eletrocardiograma da entrada com bloqueio atrioventricular total (BAVT). Qual alternativa contempla a melhor conduta para este caso?

   a) O paciente apresentou quadro de BAVT secundário ao aumento do carvedilol, devendo ser suspensa essa medicação e nunca mais reintroduzida, pelo risco alto risco de BAVT.

   b) O paciente apresentou quadro de BAVT secundário ao aumento do carvedilol. Como o paciente apresenta classe funcional I e essa medicação é imprescindível para o manejo da IC, a melhor opção é o implante do marca-passo atrioventricular definitivo para viabilizar a otimização do betabloqueador.

   c) O paciente apresentou quadro de BAVT com o aumento de dose de carvedilol. Como apresenta disfunção ventricular esquerda, tem indicação de marca-passo para suporte terapêutico com betabloqueador, sendo a terapia de ressincronização cardíaca a melhor opção de estimulação artificial.

Capítulo 12 Dispositivos eletrônicos cardioimplantáveis **231**

d) O paciente apresentou quadro de BAVT secundário ao aumento do carvedilol, devendo ser suspensa a medicação e indicado marca-passo atrioventricular definitivo.

13. Paciente com quadro de síncope a esclarecer com eletrocardiograma (ECG) de base evidenciando bloqueio de ramo esquerdo (BRE). Realizado estudo eletrofisiológico que evidenciou um intervalo HV de 90 ms. Qual a melhor conduta para este paciente?

a) Pacientes com distúrbio de condução intraventricular, com quadro de síncope sem etiologia definida, com intervalo HV maior que 70 msg têm indicação de implante de marca-passo.

b) O paciente merece uma investigação mais detalhada da síncope para indicar o marca-passo.

c) Pacientes com distúrbio de condução intraventricular, com quadro de síncope sem etiologia definida, independentemente do intervalo HV têm indicação de implante de marca-passo.

d) Pacientes com quadro de síncope e distúrbio de condução intraventricular só ganham indicação de marca-passo com intervalo HV maior que 100 ms.

14. Paciente do gênero feminino, 58 anos, com diagnóstico de osteoporose e síncope vasovagal, com resposta cardioinibitória documentada em *tilt test* e em *loop-recorder*. Retorna em consulta ambulatorial referindo que, a despeito de todas as medidas comportamentais e farmacológicas, continua com quadro de síncopes de repetição e que no último evento apresentou um quadro de fratura de fêmur. Qual alternativa sugere a melhor opção para essa paciente?

a) A melhor conduta para esse caso é reforçar as medidas comportamentais (aumento da ingesta hídrica, realização de manobras de contrapressão física e treinamento postural) e insistir com a terapêutica medicamentosa com midodrina e fludrocortisona.

b) Nesse caso, a paciente deve ter uma investigação mais minuciosa da causa de síncope, visto que não está definida a causa da síncope.

c) A paciente já tem o diagnóstico definitivo de síncope vasovagal cardioinibitória, refratária a medidas comportamentais e ao tratamento clínico, sendo uma opção razoável a indicação do implante de marca-passo definitivo.

d) Por se tratar de uma síncope neuromediada está contraindicado o implante de marca-passo, devendo ser otimizadas mais uma vez as medidas comportamentais e o tratamento clínico, além de orientar o caráter benigno da síncope.

232 Treinamento em Diretrizes – Cardiologia

15. Paciente, J.B.L, 78 anos, previamente hígido, encaminhado do posto de saúde pois estava com frequência cardíaca de 38 bpm. No pronto-socorro o paciente está assintomático, sem queixas, com eletrocardiograma (ECG) evidenciando um BAVT, com frequência de escape de 35 bpm e complexo QRS com duração de 154 ms. O caso foi avaliado e foi indicado implante de marca-passo definitivo. Sobre o caso clínico, assinale a alternativa correta.

a) O paciente teve o diagnóstico acidental do BAVT, estando assintomático e estável hemodinamicamente, não devendo ser indicado o marca-passo definitivo nesse momento.

b) Nesse caso, deve ser passado marca-passo transvenoso em caráter de urgência e avaliada após 48 horas a indicação do marca-passo definitivo.

c) O paciente apresenta um quadro de BAVT por provável quadro degenerativo, porém como o paciente apresenta mais de 75 anos, não há evidência de benefício de implante de marca-passo nessa população.

d) O paciente apresenta quadro de BAVT por provável etiologia degenerativa, com frequência de escape baixa e QRS largo, sendo indicada a passagem de marca-passo transvenoso e assim que disponível a realização do implante do marca-passo definitivo.

16. Paciente do gênero masculino, 58 anos, advogado, sem antecedentes pessoais patológicos, com quadros de síncopes durante a confecção do nó da gravata. Retorna em acompanhamento ambulatorial, com documentação de assistolia de 5 segundos após estimulação mecânica do seio carotídeo. Qual alternativa contempla a melhor conduta para esse paciente?

a) O paciente apresenta o diagnóstico de hipersensibilidade do seio carotídeo, com período de assistolia documentada maior que 3 segundos, sem nenhum uso de medicações cardioinibitórias associadas, recebendo indicação de marca-passo definitivo.

b) O diagnóstico de hipersensibilidade do seio carotídeo ainda não está documentado, devendo ser realizada investigação mais minuciosa da síncope antes de indicar o implante de marca-passo.

c) O paciente apresenta o quadro de hipersensibilidade do seio carotídeo, porém, pelo caráter benigno dessa entidade nosológica, a indicação de marca-passo é considerada classe III.

Capítulo 12 Dispositivos eletrônicos cardioimplantáveis   233

d) Nesse caso, está documentado o quadro de hipersensibilidade do seio carotídeo, porém, como apresenta o tempo assistolia menor que 6 segundos, devem ser reforçadas medidas comportamentais sem indicação de marca-
-passo nesse momento.

17. Paciente apresentou quadro de infarto agudo do miocárdio de parede inferior. No cateterismo cardíaco, foi encontrada coronária direita fechada, sendo então realizada a angioplastia com colocação de *stent* com 6 horas do início do quadro. No 2º dia pós-infarto, o paciente cursou com quadro de BAVT com necessidade de passagem de marca-passo transvenoso. Assinale a alternativa correta sobre o caso clínico apresentado.
   a) Pacientes que apresentam BAVT, na fase aguda do infarto, devem ser submetidos ao implante de marca-passo definitivo mesmo que esses voltem ao ritmo sinusal, pelo risco de BAVT intermitente.
   b) A principal causa do BAVT nesse paciente é a oclusão da artéria do nó sinusal, e como foi realizada angioplastia e essa artéria foi reperfundida existe grande chance de reversão para o ritmo sinusal, sem necessidade de implante de marca-passo definitivo.
   c) O marca-passo definitivo está indicado visto que o evento ocorreu mesmo após a abertura da artéria, não devendo ser associado a uma complicação pós-infarto.
   d) O motivo do distúrbio de condução atrioventricular desse paciente foi pelo reflexo Bezold-Jarish com aumento do tônus vagal. Esse evento costuma ser transitório, não devendo ser indicado marca-passo na fase aguda do infarto.

18. Paciente com quadro de miocardiopatia hipertrófica, em classe funcional III, a despeito das medicações otimizadas, com ecocardiograma apresentando septo de 20 mm e gradiente de via de saída de ventrículo esquerdo de 45 mmHg ao repouso. Foi realizada tentativa de alcoolização de septo sem sucesso e o paciente se recusa a realizar miectomia. Qual alternativa contempla uma opção para esse paciente?
   a) O paciente é refratário a alcoolização do septo, mantendo quadro sintomático, e só tem como opção a cirurgia, devendo ser reforçada a necessidade do procedimento até o convencimento do paciente.
   b) Uma opção para esse paciente é a indicação do implante de marca-passo, com objetivo de modificar a sequência de ativação ventricular gerando redução do gradiente e posterior melhora sintomática.

234 Treinamento em Diretrizes – Cardiologia

c) As maiores taxas de sucesso da alcoolização septal são observadas na segunda intervenção, devendo ser realizada uma nova tentativa.

d) O implante de marca-passo não é uma opção nesse caso visto que o paciente não apresenta um quadro de miocardiopatia obstrutiva, já que o gradiente da via de saída do ventrículo esquerdo é menor que 50 mmHg.

19. Paciente com miocardiopatia chagásica, com quadro de taquicardias ventriculares mal toleradas. Foi indicado o implante de CDI. Retorna em primeira consulta após implante, com dúvidas quanto ao funcionamento do dispositivo e quais atividades poderiam comprometer o desempenho do CDI. Sobre as orientações gerais pós-implante do dispositivo implantável, assinale a alternativa incorreta.

a) Não existe contraindicação ao uso de eletrodomésticos em geral, porém deve ser assegurado que estejam em boas condições de uso para evitar a ocorrências de terapias inapropriadas.

b) O uso de telefones celulares é permitido, porém devem ser usados no ouvido contralateral à localização do gerador e não devem ser guardados em bolsos superiores de camisas ou casacos.

c) Não existe contraindicação à passagem por detectores de metais e antifurtos, porém, os pacientes deverão permanecer o menor tempo possível sob ação desses detectores e a passagem deve ser feita rapidamente.

d) Atualmente, não existe mais contraindicação à realização de ressonância magnética para os pacientes portadores de dispositivos cardioimplantáveis.

20. Paciente motorista de caminhão que implantou um marca-passo atrioventricular por BAVT há 2 meses chegou aflito na consulta médica, pois conheceu um amigo, da mesma área de trabalho, que tem um CDI e teve que se aposentar. Sobre as orientações para pacientes profissionais de direção com dispositivos cardioimplantáveis, assinale a alternativa correta.

a) Não existem divergências entre pacientes com CDI, TRC ou marca-passo. Uma vez implantado um desses dispositivos, está permanentemente proibido o retorno às atividades laborais.

b) Os pacientes com CDI estão permanentemente proibidos, porém pacientes com marca-passo e TRC podem voltar as suas atividades após 4 semanas do implante do dispositivo.

c) Os pacientes com CDI e TRC estão permanentemente proibidos, porém pacientes com marca-passo podem voltar às suas atividades após 4 semanas do implante do dispositivo.

d) Não existe limitação em pacientes com CDI, TRC ou marca-passo. Após 4 semanas do implante todos podem voltar às suas atividades laborativas.

236 Treinamento em Diretrizes – Cardiologia

Respostas comentadas

1. **Resposta: C**

   Para avaliar a indicação do CDI, é fundamental a compreensão do conceito de morte súbita, prevenção primária e prevenção secundária para entender o cenário da indicação. As diretrizes americana, europeia e brasileira não apresentam divergências do ponto de vista conceitual. Morte súbita é cessação súbita da atividade cardíaca com perda do estado de consciência, levando a ausência de atividade respiratória e circulação sanguínea; prevenção primária é indicação de CDI em pacientes com alto risco de desenvolver arritmias fatais e prevenção secundária é indicação de CDI em pacientes com morte súbita abortada.

2. **Resposta: C**

   O paciente contemplado na alternativa *C* apresenta uma cardiopatia estrutural com disfunção importante (miocardiopatia isquêmica com fração de ejeção de ventrículo esquerdo de 28%) e apresentou quadro de morte súbita abortada. Pacientes com disfunção importante e especialmente com etiologia isquêmica apresentam alta taxa de fibrose, que funciona como um gatilho para arritmias ventriculares. Uma vez que esse paciente já apresentou quadro de morte súbita abortada, ele entra no escopo da prevenção secundária.

   Os estudos AVID (*Antiarrhythmics Versus Implantable Defibrillators*) e CIDS (*Canadian Implantable Defibrillator Study*) analisaram pacientes com cardiopatia estrutural com morte súbita abortada ou quadro de TV espontânea ou induzida mal tolerada e randomizaram para implante de CDI *versus* antiarrítmicos com benefício para o implante de CDI. O estudo CASH (*Cardiac Arrest Study-Hamburg*) avaliou pacientes sobreviventes de parada cardiovascular por arritmias ventriculares também com benefício para implante de CDI.

   Para este cenário, o paciente da alternativa *C* seria o que tem maior benefício do implante de CDI, recebendo um GR I, com NE A nas diretrizes brasileira, americana e europeia.

3. **Resposta: D**

   No contexto da prevenção primária, a indicação do CDI é pautada nos pacientes com maior risco de morte súbita. Pacientes com cardiopatia estrutural e disfunção ventricular apresentam risco aumentado de arritmias ventriculares, especialmente quando a etiologia é isquêmica.

Diversos estudos (*Multicenter Automated Defibrillator Implantation Trial* – MADIT I, Multicenter Unsustained Tachycardia Trial Investigators – MUSTT, MADIT II e *Sudden Cardiac Death in Heart Failure* Trial – SCD-HeFT) avaliaram esse perfil de paciente "disfunção ventricular de etiologia isquêmica" para estimar quais teriam maior risco de morte súbita. O perfil identificado com maior benefício do implante de CDI e, por esse motivo, com GR I em todas as diretrizes é o paciente com fração de ejeção (FE) < 35% em classe funcional II ou III; pacientes com FE < 30% em classe funcional I e pacientes com FE < 40% com taquicardia ventricular não sustentada (TVNS) ou taquicardia ventricular sustentada (TVS) induzida ao estudo eletrofisiológico.

No período pós-infarto existe um processo inflamatório miocárdico que predispõe a ocorrência de arritmias ventriculares. O estudo DINAMIT (*Defibrillator in Acute Myocardial Infarction*) testou a hipótese de realizar o implante de CDI precocemente no infarto e evidenciou que não há benefício, por esse motivo a indicação é para pacientes com mais de 40 dias após o infarto.

A alternativa *D* está incorreta e é ponto pacífico em todas as diretrizes, pois pacientes com disfunção ventricular de etiologia isquêmica apresentando arritmias ventriculares com lesões coronarianas passíveis de correção (cirúrgica ou percutânea) devem ser submetidos ao procedimento de revascularização antes de formalizar a indicação do CDI.

4. **Resposta: C**

Prevenção primária em paciente com cardiopatia estrutural não isquêmica é um ponto de atrito entre diretrizes. A melhor recomendação na diretriz brasileira é IIa, ao passo que a americana e a europeia têm recomendação I. O motivo da divergência surge porque alguns estudos que avaliaram especificamente pacientes com cardiopatia não isquêmica (CAT, DEFINITE e DANISH) não demonstraram benefício do implante de CDI nessa população.

A dúvida se o benefício encontrado na população "isquêmica" é mantido nos "não isquêmicos" é sustentada pelo racional fisiopatológico de que os "não isquêmicos" apresentam menor taxa de fibrose e consequentemente menor chance de arritmias ventriculares.

O estudo que embasa as recomendações das diretrizes é o *Sudden Cardiac Death in Heart Failure* Trial (SCD-HeFT), que evidenciou benefício do implante de CDI, porém a população contemplada pelo estudo compreendia pacientes com etiologia isquêmica e não isquêmica. Dessa forma, a alternativa que melhor justifica a perda de força da indicação de CDI em pacientes com disfunção ventricular de etiologia não isquêmica é a *C*.

238 Treinamento em Diretrizes – Cardiologia

5. **Resposta: B**

Pacientes com síndromes genéticas ou canaliculopatias que já apresentaram morte súbita abortada têm indicação consensual de CDI em todas as diretrizes. Para indicação do CDI em prevenção primária é necessária uma avaliação criteriosa para avaliar quais pacientes têm maior chance de apresentar morte súbita para objetivar a indicação.

A alternativa *B* contempla corretamente uma série de pontos avaliados para estratificação do paciente com miocardiopatia hipertrófica. A diretriz europeia sugere a utilização de um escore calculado com diversas variáveis e calcula o risco de morte súbita em 5 anos. É considerado "risco baixo" quando menor do que 4%, "risco intermediário" entre 4 e 6% e "alto risco" maior que 6%.

Pacientes com síndrome do QT longo, com intervalo QT maior que 500 recebem indicação IIb para implante de CDI (diretrizes europeia e americana). A brasileira estende a indicação para os tipos II e III com expectativa de pelo menos 1 ano.

Todos os pacientes com suspeita de displasia arritmogênica do ventrículo direito (DAVD) merecem a realização da ressonância magnética para comprovação diagnóstica, porém a indicação de CDI não é para todos os pacientes com o diagnóstico. Os pacientes que mais se beneficiam do CDI são os que já tiveram morte súbita abortada; que apresentam arritmias ventriculares mal toleradas; síncope sem etiologia esclarecida; doença extensa com disfunção ventricular importante e história familiar de morte súbita.

6. **Resposta: D**

A terapia de ressicronização miocárdica, quando bem indicada, tem potencial de melhorar a disfunção eletromecânica (sincronismo cardíaco), estreitar QRS, promover remodelamento reverso, além de aumentar o desempenho miocárdico com incremento do débito cardíaco. Os benefícios são também observados em desfechos duros, com redução de hospitalização por insuficiência cardíaca e mortalidade como evidenciado nos estudos COMPANION (*Comparison of Medical Therapy, Pacing and Defibrillation in Heart Failure Trial*) e CARE-HF (*The Cardiac Resynchronization – Heart Failure*).

7. **Resposta: C**

O paciente em questão tem fração de ejeção menor que 35%, ritmo sinusal, bloqueio de ramo esquerdo, QRS maior que 150 msg, em classe funcional III a despeito da terapia medicamentosa otimizada. Esse perfil de paciente apresenta GR I, com NE A para implementação de terapia de ressincronização cardíaca em todas as diretrizes, sem necessidade de exame para documentação de dissincronia.

Pacientes com QRS entre 120-149 msg ainda recebem indicação consensual em todas as diretrizes, porém com GR e NE discordantes. A brasileira mantém GR I e NE A, a europeia com GR I e NE B, por fim a americana com GR IIa e NE B. A perda de força nos pacientes com QRS menor que 150 ocorre pelo fato que metanálise dos principais estudos em TRC mostrou que o benefício é questionável nessa população.

O GR guiado pelos distúrbios de condução é outro ponto de atrito, visto que os principais estudos sobre TRC evidenciaram benefício para os pacientes com bloqueio de ramo esquerdo (BRE), porém outros distúrbios de condução apresentam resultados questionáveis. As diretrizes americanas e europeias apresentam GR IIa e a brasileira não se posiciona especificamente quanto ao distúrbio de condução.

8. Resposta: **D**

A questão aborda a temática de qual etiologia de miocardiopatia responde melhor à TRC. Para que o ressincronizador seja efetivo, são necessários cardiomiócitos em contato direto com os eletrodos, para que haja despolarização com sucessiva resposta mecânica. Se o estímulo for aplicado em um tecido fibrótico, a condução elétrica ficará comprometida.

Pacientes com miocardiopatia isquêmica apresentam alta taxa de fibrose (com padrão transmural), ao passo que os pacientes com miocardiopatias não isquêmicas habitualmente têm taxas menores de fibrose. Por esse motivo, os pacientes com miocardiopatias não isquêmicas costumam ter uma resposta melhor que os pacientes com miocardiopatias isquêmicas.

Apesar dessa inferência, nenhum estudo com TRC randomizou pacientes apenas com miocardiopatias isquêmicas ou não isquêmica e as análises de subgrupo não apresentam poder para confirmar esse benefício de resposta nas miocardiopatias não isquêmicas. Assim, não há diferença de recomendação específica nas diretrizes de implante de TRC de acordo com a etiologia das miocardiopatias.

9. Resposta: **A**

Essa questão resgata os conceitos abordados nas duas últimas questões, reforçando que os pacientes que melhor respondem à TRC são os de etiologia não isquêmica, com FEVE menor que 35%, QRS maior que 150 msg, bloqueio

240 Treinamento em Diretrizes – Cardiologia

de ramo esquerdo, em classe funcional II ou III, a despeito da terapia medicamentosa otimizada.

10. Resposta: C

A presença de fibrose miocárdica é um fator que pode atrapalhar a condução do estímulo pelos eletrodos do ressincronizador, porém isso ocorre quando o local onde o eletrodo ficará inserido apresenta fibrose. O local de inserção do eletrodo ventricular esquerdo na TRC é na parede lateral do ventrículo esquerdo (VE). A solicitação da ressonância cardíaca para pesquisa de fibrose, antes da realização da TRC, tem especial indicação justamente para avaliar o local de fibrose e qual será a repercussão para a ressincronização.

No caso clínico da questão, a presença de fibrose na parede posterior deve interferir pouco na ressincronização. O bloqueio de ramo esquerdo (BRE) é um fator que sugere boa resposta à TRC. A duração QRS é menor que 150 msg, mas está entre 120-149 msg, o que perde pouco peso científico, mas ainda com indicações robustas nas diretrizes (brasileira IA, americana IIaB e europeia IB). O fator determinante para esse paciente apresentar uma reposta inadequada à TRC é o fato da taxa de estímulo biventricular estar menor que 90%.

11. Resposta: A

O caso clínico refere-se a uma paciente com 72 anos de idade, que está apresentando quadro de síncopes. No Holter, a paciente apresentou 26 pausas (9 acima de 3 segundos com a maior de 5 segundos) e na avaliação adicional foram excluídas outras possíveis causas. A paciente não fazia uso de nenhuma medicação, sugerindo quadro de disfunção do nó sinusal, possivelmente de etiologia degenerativa.

A paciente em questão apresenta doença do nó sinusal documentada (Holter), com sintomas (síncopes de repetição) atribuíveis à incompetência cronotrópica, recebendo portanto indicação de implante de marca-passo com GR I em todas as diretrizes, com divergências quanto ao NE (diretrizes brasileira e americana: C, europeia: B).

12. Resposta: C

A causa da bradiarritmia desse paciente é muito provavelmente medicamentosa. Existe, inclusive, correlação temporal da otimização do betabloqueador com o surgimento do BAVT. O paciente apresenta miocardiopatia dilatada com FEVE de 25% e terá benefícios com a introdução e otimização do betabloqueador como remodelamento reverso, redução de internação e mortalidade por in-

Capítulo 12 Dispositivos eletrônicos cardioimplantáveis   241

suficiência cardíaca, sendo uma medicação imprescindível. Dessa forma, apresenta indicação de marca-passo para terapia de suporte com betabloqueador. A estimulação isolada do ventrículo direito de paciente com disfunção ventricular esquerda levará à dissincronia entre os ventrículos e possivelmente ao aparecimento ou piora de sintomas de insuficiência cardíaca (IC). Dessa forma, recomenda-se o implante de TRC com o objetivo de diminuir a morbidade em pacientes com IC e FEVE reduzida, independentemente da CF prévia, com indicação de marca-passo e expectativa de estímulo ventricular elevado (diretriz europeia: GR I-A; diretriz americana: GR: IIa-C).

13. Resposta: **A**

Na avaliação eletrofisiológica dos pacientes em investigação de síncope, o intervalo HV é de extrema relevância. Esse intervalo mede o tempo da condução do impulso elétrico do tronco do feixe de His até o início da ativação ventricular e pode auxiliar na estimativa do risco de bloqueios atrioventriculares avançados e morte súbita.

As indicações de implante de marca-passo permanente nesse paciente não são completamente convergentes. A diretriz americana indica-o para todos os pacientes com intervalo HV maior que 100 ms, independentemente de sintomas com GR IIa e NE B. A diretriz europeia indica-o para pacientes com intervalo HV maior que 70 ms com sintomas sugestivos (síncopes, pré-síncopes ou tonturas sem causa determinada) com GR I e NE C. Por fim a diretriz brasileira indica-o para os dois perfis de pacientes, com intervalo HV maior que 100 ms assintomático e para pacientes com intervalo HV maior que 70 ms com sintomas sugestivos com GR IIa e NE C.

14. Resposta: **C**

A paciente apresenta quadro de síncope vasovagal com componente cardioinibitório documentado. Pelo caráter benigno, esses pacientes habitualmente são conduzidos com orientações comportamentais e em alguns casos com tratamento medicamentoso, sem necessidade de intervenções mais invasivas. Na falha das medidas iniciais é razoável considerar o implante de marca-passo definitivo.

Para esse perfil de paciente, "síndrome vasovagal, com componente cardio-inibitório importante, com síncopes de repetição, refratário às medidas comportamentais e medicamentosas implementadas", as diretrizes europeia e americana indicam implante de marca-passo definitivo com GR IIb e NE B. A diretriz brasileira aumenta o GR IIa, porém com menor NE C.

242 Treinamento em Diretrizes – Cardiologia

15. Resposta: **D**

Paciente com 78 anos, sem comorbidades prévias, apresenta achado acidental de BAVT em eletrocardiograma (ECG) feito em exames de rotina. Pela faixa
etária, a provável etiologia para distúrbio de condução atrioventricular é degenerativa. Independentemente de sintomas, esse paciente merece indicação de
marca-passo transvenoso ainda no pronto-socorro, pois apresenta frequência
cardíaca menor que 40 bpm e QRS largo (maior que 150 ms), o que indica
maior risco de arritmias ventriculares e parada cardiorrespiratória.

Excluídas causas metabólicas e medicamentosa, esse paciente, a despeito da
ausência de sintomas, merece o implante de marca-passo definitivo consensual em todas as diretrizes com GR I e NE C.

16. Resposta: **A**

A hipersensibilidade do seio carotídeo ocorre por uma excitabilidade aumentada dos barorreceptores do seio carotídeo, o que promove uma descarga vagotônica e pode gerar tanto resposta cardioinibitória como resposta vasodepres-
sora por redução da atividade simpática, culminando com quadro de síncope.

Paciente apresenta quadro de síncopes de repetição ao amarrar o nó da gravata, história clássica de hipersensibilidade do seio carotídeo, com diagnóstico
documentado de assistolia maior que 3 segundos após exame confirmatório. As
diretrizes concordam com o GR I, havendo discordância no nível de evidência; a
brasileira e a europeia colocam como B e a americana, como C.

17. Resposta: **D**

Pacientes pós-infarto de parede inferior podem apresentar quadro de BAVT. Por
muito tempo esse conceito foi relacionado à oclusão da artéria sinusal (ramo
da artéria coronariana direita). Hoje sabemos que esse evento ocorre sobretudo
pelo reflexo Bezold-Jarish, que é uma resposta vagotônica cardioinibitória desencadeada pela isquemia dos mecanorreceptores localizados na parede inferior
do ventrículo esquerdo. A bradiarritmia costuma ser de caráter transitório, com
resolução após a reversão da isquemia.

A indicação de marca-passo pós infarto é para pacientes com quadro de bloqueio atrioventricular total persistente (mais de 15 dias após o infarto) com GR
I e NE C em todas as diretrizes.

18. Resposta: **B**

Pacientes com miocardiopatia hipertrófica obstrutiva (gradiente máximo em via
de saída do ventrículo esquerdo maior que 30 mmHg ao repouso), mantendo-

Capítulo 12 Dispositivos eletrônicos cardioimplantáveis   243

-se sintomáticos a despeito da terapia medicamentosa otimizada, apresentam indicação de abordagem invasiva. As primeiras opções são a cirurgia (miectomia) ou a intervenção percutânea (alcoolização do septo).

No caso clínico da questão, o paciente recusa a cirurgia e já tentou fazer uma abordagem por via hemodinâmica, sem sucesso, não estando indicadas repetições do mesmo procedimento. Uma opção possível para esse caso seria o implante do marca-passo definitivo que modifica a sequência de ativação ventricular, podendo gerar redução do gradiente e melhora sintomática.

As diretrizes apresentam certa discordância entre os graus de recomendação (GR) e o nível de evidência (NE). A brasileira e a europeia apresentam GR IIb com NE C e B respectivamente. A diretriz americana apresenta mais força na indicação com GR IIa e NE A.

19. Resposta: **D**

Após implante de CDI existe uma série de recomendações para proteção e bom funcionamento do dispositivo. A diretriz brasileira divide em três:

- Aceitável: seguro, sem riscos ao dispositivo.
- Aceitável com risco: pode provocar danos ao dispositivo, porém não é consensual.
- Inaceitável: provoca risco ao dispositivo, sendo proibitivo.

No caso da questão, as alternativas *A*, *B* e *C* contemplam ocasiões "aceitáveis com riscos", porém a alternativa *D* está incorreta, pois muito embora seja possível realizar o exame em alguns casos, ainda hoje existem limitações da realização de ressonância magnética para pacientes com dispositivos implantáveis.

20. Resposta: **C**

Direção automobilística em pacientes com dispositivos cardioimplantáveis não é um tópico abordado de maneira explícita nas diretrizes. De maneira geral, os pacientes devem ser separados em profissionais da área de transporte automobilístico ou usuários para direção privada, com recomendações específicas para cada grupo.

No caso da questão, dois pacientes usam direção profissionalmente. Para os pacientes que foram submetidos ao implante de marca-passo, o tempo recomendado de afastamento é de 4 semanas. Para os pacientes que implantaram CDI, o tempo de afastamento é permanente. A tabela a seguir ilustra de maneira geral os tempos de afastamento conforme o dispositivo implantado e a demanda para o uso da direção.

244 Treinamento em Diretrizes – Cardiologia

Tempo de afastamento para as atividades

Dispositivo implantado	Direção privada	Direção profissional
Marca-passo	2 semanas	4 semanas
Ressincronizador	3 meses	Permanente
Cardiodesfibrilador	3 meses	Permanente

Referências bibliográficas

1. Martinelli Filho M, Zimerman LI, Lorga AM, Vasconcelos JTM, Rassi A Jr. Guidelines for implantable electronic cardiac devices of the Brazilian Society of Cardiology. Arq Bras Cardiol. 2007;89(6):e210-e238.
2. Epstein AE, DiMarco JP, Ellenbogen KA, et al. ACC/AHA/HRS 2008iGuidelines for device-based therapy of cardiac rhythm abnormalities. Circulation. 2008;117:e350-e408.
3. Tracy CM, Epstein AE, Darbar D, et al. 2012 ACCF/AHA/HRS Focused update incorporated into the ACCF/AHA/HRS 2008 guidelines for device-based therapy of cardiac rhythm abnormalities. J Am Coll Cardiol. 2013;61(3).
4. Brignole M, Aurucchio A, Esquivias GB, 2013 ESC Guidelines on cardiac pacing and cardiac resynchronization therapy. Eur Heart J. 2013;34:2281-329.
5. Fuganti CJ, Melo CS, Moraes Jr AV. Diretrizes brasileiras de dispositivos Cardíacos eletrônicos implantáveis do Departamento de Estimulação Cardíaca Artificial (DECA) da Sociedade Brasileira de Cirurgia Cardiovascular. Diretrizes DECA/SBCCV; 2015.
6. Priori SG, Lundqvist BC, Mazzanti A. 2015 ESC Guidelines for the management of patients with ventricular arrhythmias and the prevention of sudden cardiac death. Eur Heart J. 2015;36:2793-867.
7. Yancy CW, Jessup M, Bozkurt B, Butler J, Casey DE Jr, Drazner MH, et al. 2013 ACCF/AHA guideline for the management of heart failure: a report of the American College of Cardiology Foundation/American Heart Association Task Force on Practice Guidelines. J Am Coll Cardiol. 2013;62(16):e147-239.
8. Ponikowski P, Voors AA, Anker SD, Bueno H, Cleland JGF, Coats AJS, et al. 2016 ESC Guidelines for the diagnosis and treatment of acute and chronic heart failure: The Task Force for the diagnosis and treatment of acute and chronic heart failure of the European Society of Cardiology (ESC). Eur J Heart Fail. 2016;18(8):891-975.

Capítulo 13

Insuficiência cardíaca

Questões

1. Em relação aos peptídeos natriuréticos na insuficiência cardíaca (IC), qual a afirmação correta?
   a) Fazem parte do sistema neuro-hormonal e quando ativados promovem efeitos deletérios nos pacientes com IC.
   b) São metabolizados pela neprilisina e promovem vasodilatação e aumento de excreção de sódio e água.
   c) Aumentam igualmente na IC com fração de ejeção de ventrículo esquerdo (FEVE) preservada ou reduzida.
   d) Quando em níveis elevados, aceleram o processo de remodelamento miocárdico com aumento de fibrose e hipertrofia miocárdica.

2. Sobre a utilização de biomarcadores na IC é correto afirmar:
   a) Em pacientes em uso de sacubitril/valsartana, a monitorização com biomarcadores deve ser feita com BNP.
   b) Deve-se dosar rotineiramente BNP ou NT-proBNP com objetivo de guiar terapia medicamentosa em pacientes com IC descompensada.
   c) O valor mais importante do BNP ou NT-proBNP quando utilizado para fins diagnósticos é o valor preditivo negativo do teste para afastar IC.
   d) BNP ou NT-proBNP no seguimento de pacientes com IC crônica ambulatorial diminui taxas de internação e deve ser utilizado.

246 Treinamento em Diretrizes – Cardiologia

3. Sobre o seguimento e o tratamento não farmacológico da IC crônica, qual a alternativa incorreta?

a) Atividades aeróbicas e reabilitação cardiovascular em pacientes com IC e FEVE reduzida crônica estável e sintomáticos não são recomendadas por não apresentarem efeitos em diminuição de mortalidade.

b) O rastreamento clínico e por métodos de imagem deve ser realizado em todos os familiares de primeiro grau em pacientes com miocardiopatia dilatada, hipertrófica ou não compactada.

c) A restrição a sódio deve ser individualizada, porém restrita a 7 g de sódio por dia.

d) Apesar de inovações tecnológicas em relação ao telemonitoramento de pacientes com IC crônica, sua recomendação e utilização rotineira ainda não é bem estabelecida.

4. Em relação ao tratamento farmacológico da IC crônica e FEVE reduzida, qual afirmativa está incorreta?

a) Sacubitril/valsartana, em substituição do inibidor da enzima conversora da angiotensina (IECA) ou bloqueador do receptor da angiotensina (BRA), em pacientes com disfunção de VE sintomáticos, já em uso de terapêutica otimizada com terapia tripla para reduzir morbidade e mortalidade.

b) IECA são recomendados para todos os pacientes independentemente da presença de sintomas, desde que não haja contraindicações.

c) Antagonista da aldosterona é a droga de eleição caso o paciente permaneça sintomático com tratamento inicial com IECA, BB e diurético em doses máximas toleradas.

d) A utilização de ivabradina tem grau de recomendação I nas diretrizes para pacientes com IC, FEVE ≤ 35% em ritmo sinusal com frequência cardíaca (FC) ≥ 70 bpm e classe funcional da New York Heart Association (CF NYHA) II-IV em uso de IECA ou BRA e betabloqueador em doses máximas toleradas.

5. Em relação ao tratamento farmacológico da insuficiência cardíaca crônica e FEVE reduzida, qual afirmativa está incorreta?

a) Os bloqueadores de canal de cálcio têm uso restrito e só podem ser utilizados em casos específicos.

b) As recomendações de tratamento farmacológico para pacientes chagásicos são iguais às de pacientes não chagásicos.

c) É indiferente a utilização de IECA ou BRA para tratamento desses pacientes.

d) A digoxina pode ser utilizada em pacientes em ritmo sinusal e persistentemente sintomáticos com terapia otimizada com objetivo de melhora de sintomas.

6. Paciente de 55 anos, negro com miocardiopatia hipertensiva e FEVE = 30%, em uso de doses otimizadas de sacubitril/valsartana, carvedilol, aldactone e furosemida. Ambulatorialmente em CF NYHA III, PA = 130 X 80 mmHg, FC = 80 bpm e sem sinais de hipervolemia. Apresenta eletrocardiograma com ritmo sinusal, bloqueio de ramo direito (BRD) e duração de QRS de 130 ms. Das intervenções a seguir, qual a de maior grau de recomendação no tratamento desse paciente pela Diretriz Brasileira de Insuficiência Cardíaca Crônica?
   a) Início de ivabradina.
   b) Início de hidralazina + nitrato.
   c) Início de digoxina
   d) Implante de marca-passo como terapia de ressincronização.

7. Sobre a utilização do antagonista do receptor de neprilisina (ARN) na IC, é correto afirmar:
   a) Em pacientes com FEVE reduzida e CF NYHA II ou III persistente com doses otimizadas de betabloqueador e aldactone, a substituição do IECA pelo ARN pode ser considerada caso o paciente apresente intolerância ao IECA.
   b) Pode ser associado a IECA em pacientes persistentemente sintomáticos e com hipertensão não controlada.
   c) Em pacientes com FEVE reduzida e CF NYHA II ou III persistente com doses otimizadas de betabloqueador e aldactone, a substituição do IECA pelo ARN diminui a mortalidade e a morbidade.
   d) Pode ser utilizado como monoterapia inicial em pacientes com IC e FEVE reduzida.

8. Em pacientes com IC e FEVE reduzida, qual dessas condições não deve ser considerada uma razão para início de baixas doses de sacubitril/valsartana (24/26 mg)?
   a) Pacientes idosos.
   b) Utilização atual de enalapril 20 mg, 2 vezes ao dia.
   c) Utilização atual de valsartana 40 mg, 2 vezes ao dia.
   d) Taxa de filtração glomerular = 50 mL/min/1,73 m^2.

9. Qual das seguintes afirmações sobre as recomendações das atuais diretrizes de IC crônica está incorreta?
   a) Pacientes com IC e FEVE entre 40 e 49% podem ser classificados como IC com fração de ejeção moderada.
   b) As recomendações de implante de cardiodesfibrilador implantável (CDI) em pacientes com IC são iguais para etiologia isquêmica e não isquêmica.
   c) A combinação de sacubitril/valsartana é a primeira indicação de medicações da classe dos antagonistas do receptor de neprilisina (ARN).
   d) Diltiazem e verapamil são contraindicados na IC com FEVE reduzida em decorrência do efeito inotrópico negativo e da possibilidade de piora de sintomas de IC.

10. Sobre as recomendações das atuais diretrizes de insuficiência cardíaca crônica, qual das seguintes alternativas está incorreta?
   a) Deve-se evitar a suspensão de IECA em pacientes com IC sintomática que estejam gestantes.
   b) A metformina é considerada a droga de primeira linha no tratamento de pacientes com diabetes e insuficiência cardíaca, caso não haja contraindicação.
   c) A reposição intravenosa de ferro em pacientes com IC sintomática e deficiência de ferro deve ser considerada para diminuir sintomas e melhorar a capacidade de exercício e a qualidade de vida.
   d) Inibidores do cotransportador 2 de sódio e glicose (SGLT2) são seguros em pacientes com IC e diabetes. Além disso, em pacientes diabéticos e com alto risco cardiovascular foi associada a diminuição de morte e risco de hospitalização por IC.

11. Em relação à cardiotoxicidade relacionada aos quimioterápicos, é incorreto afirmar:
   a) A cardiotoxicidade atribuída ao trastuzumabe é normalmente transitória e reversível.
   b) O tratamento com trastuzumabe deve ser interrompido em pacientes que evoluam com sintomas de IC e apresentem queda de FEVE > 15% em relação ao basal.
   c) Recomenda-se o uso de dexrazoxane pré-quimioterapia com antraciclinas para a prevenção de IC em pacientes de alto risco para cardiotoxicidade.
   d) A cardiotoxicidade das antraciclinas independe da sua dose cumulativa.

Capítulo 13 Insuficiência cardíaca 249

12. Em relação à indicação de cardiodesfibrilador implantável (CDI) em pacientes com IC, qual a alternativa incorreta?
   a) Está indicado como profilaxia primária antes da alta hospitalar em pacientes que sofreram infarto agudo do miocárdio (IAM) extenso e FEVE ≤ 35% em decorrência do risco de arritmia ventricular precoce após o IAM.
   b) Está indicado como profilaxia primária em pacientes com miocardiopatia isquêmica crônica, FE ≤ 35%, CF NYHA II ou III na vigência de tratamento clínico otimizado, sem indicação de revascularização miocárdica e expectativa de vida maior que 1 ano.
   c) Está indicado em pacientes com síncopes recorrentes e indução de taquicardia ventricular sustentada (TVS) instável ou fibrilação ventricular no estudo eletrofisiológico invasivo.
   d) Está indicado em pacientes com doença cardíaca estrutural com documentação de TVS espontânea estável ou instável.

13. São indicações de implante de terapia de ressincronização cardíaca (TRC) em pacientes com IC e terapia medicamentosa otimizada com objetivo de diminuir a mortalidade, exceto:
   a) Pacientes sintomáticos, em ritmo sinusal, com FEVE ≤ 35% e bloqueio de ramo esquerdo (BRE) com duração de QRS ≥ 150 ms.
   b) Pacientes sintomáticos com FEVE ≤ 40%, presença de marca-passo atrioventricular ou CDI com elevada taxa de estímulo ventricular e que evoluam com piora de sintomas de IC.
   c) Pacientes sintomáticos, em ritmo sinusal com FEVE ≤ 35% e bloqueio de ramo direito (BRD) com duração de QRS ≥ 160 ms
   d) Pacientes sintomáticos, em ritmo sinusal com FEVE ≤ 35% e BRE com duração de QRS entre 130-149 ms.

14. São contraindicações para implante de dispositivo de assistência ventricular (DAV) de longa permanência, exceto:
   a) Contraindicação a uso de cumarínicos.
   b) Hipertensão pulmonar importante.
   c) Disfunção importante de ventrículo direito (VD).
   d) Doença neoplásica com prognóstico não favorável.

15. Homem de 75 anos portador de miocardiopatia dilatada idiopática e FEVE de 35%. Previamente em CF NYHA I em uso de carvedilol 6,25 mg 12/12 horas, captopril 25 mg 8/8 horas e espironolactona 25 mg/dia. Procura

pronto atendimento por quadro de tontura e pré-síncope. Ao exame físico apresentava FC = 35 bpm, PA = 120 X 80 mmHg, boa perfusão periférica e sem sinais de congestão pulmonar ou sistêmica. Realizado eletrocardiograma (a seguir). Qual a melhor alternativa em relação ao tratamento desse paciente?

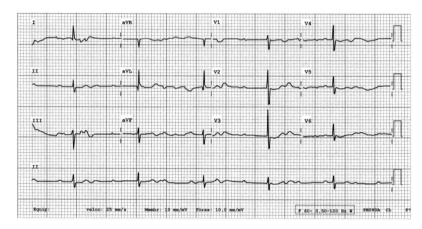

a) Suspensão de carvedilol e se houver melhora sintomática e de frequência cardíaca, manter seguimento ambulatorial com metade da dose de betabloqueador.
b) Implante de marca-passo (MP) definitivo atrioventricular, mantendo ambulatorialmente o uso de betabloqueador.
c) Implante de MP definitivo com terapia de ressincronização (TRC) com objetivo de evitar piora/início de sintomas de IC induzidos pelo MP.
d) Paciente tem indicação de implante de MP com TRC com objetivo de diminuição de mortalidade e reinternação por IC.

16. Homem de 60 anos com antecedente de IAM há 3 anos e cardiopatia isquêmica com FEVE de 30%. Ambulatorialmente em CF NYHA III e em uso de carvedilol 25 mg 12/12 horas, enalapril 20 mg 12/12 horas, espironolactona 25 mg/dia, furosemida 80 mg/dia, AAS 100 mg/dia e atorvastatina 40 mg/dia. Procura unidade de emergência por piora de sintomas de dispneia, náuseas e diminuição de diurese nas últimas 24 horas. Ao exame físico encontra-se consciente e orientado, PA = 85 X 60 mmHg, FC = 70 bpm, presença de estase jugular, extremidades frias e vasoconstritas

e estertores pulmonares. Qual seria a melhor alternativa referente ao tratamento inicial desse paciente?

a) Prova volêmica com 250 mL de cristaloide e reavaliação de pressão arterial e diurese.

b) Início de inotrópico e diurético endovenoso.

c) Início de noradrenalina para aumento de níveis pressóricos e posteriormente início de inotrópico e diurético endovenoso.

d) Expansão volêmica com cristaloide e início de inotrópico.

17. Em relação ao caso anterior, qual seria a melhor conduta em relação às medicações para IC de uso ambulatorial?

a) Manter carvedilol, enalapril, espironolactona nas doses utilizadas ambulatorialmente.

b) Diminuir em 50% a dose de carvedilol e enalapril.

c) Suspender enalapril e diminuir em 50% a dose do carvedilol.

d) Suspender enalapril e carvedilol.

18. Sobre os dispositivos de assistência ventricular (DAV) mecânica na IC, assinale a alternativa incorreta:

a) Os DAV de longa permanência de fluxo contínuo são superiores aos dispositivos de fluxo pulsátil.

b) O implante de balão intra-aórtico (BIA) não é efetivo em pacientes com choque cardiogênico após infarto agudo do miocárdio e não deve ser utilizado nesse contexto.

c) Insuficiência aórtica importante e insuficiência arterial periférica grave são contraindicações para o implante de BIA.

d) A oxigenação por membrana extracorpórea (ECMO) é um dispositivo temporário de instalação rápida e fornece suporte cardiopulmonar parcial ou total em pacientes com choque cardiogênico refratário e/ou insuficiência respiratória aguda.

19. Homem de 58 anos com cardiopatia isquêmica, FEVE = 25% e CF NYHA III ambulatorial. Internado há 2 semanas por IC descompensada, hipotensão arterial e sinais de baixo débito cardíaco com necessidade de uso de dobutamina 10 mcg/kg/min. Evolui há 48 horas com piora progressiva de função renal e hipotensão, necessitando de aumento progressivo de dose de inotrópico. Qual a classificação INTERMACS do paciente nesse momento?

a) INTERMACS 1.
b) INTERMACS 2.
c) INTERMACS 3.
d) INTERMACS 4.

20. Em relação ao caso anterior, qual a conduta mais aceitável para o paciente nesse momento?

a) Início de bisoprolol e otimização de vasodilatadores orais.
b) Cineangiocoronariografia em decorrência da possibilidade de isquemia miocárdica como fator desencadeante da descompensação.
c) Passagem de balão intra-aórtico ou dispositivo de assistência circulatória paracorpórea e avaliação para transplante cardíaco.
d) Associação de levosimendana à dobutamina.

Respostas comentadas

1. **Resposta: B**

   Existem 4 tipos de peptídeos natriuréticos: peptídeo atrial natriurético (ANP), peptídeo natriurético do tipo B (BNP), peptídeo natriurético do tipo C (CNP) e peptídeo natriurético do tipo D (DNP). O ANP e o BNP são produzidos nos átrios e ventrículos do coração e agem de forma compensatória à distensão e ao aumento de pressão dessas câmaras com efeitos antagônicos da renina e aldosterona. Provocam vasodilatação sistêmica venosa e arterial, aumento da permeabilidade vascular, efeitos anti-inflamatórios, antiproliferativos e antifibróticos. Indiretamente, esses peptídeos inibem os efeitos vasoconstritores da angiotensina II, das catecolaminas e da endotelina. No rim, promovem vasodilatação renal, aumento da taxa de filtração glomerular e excreção de sódio e água por inibição da bomba Na^+-K^+-ATPase e dos canais de sódio epiteliais. Portanto, não produzem efeitos deletérios na IC e nem aceleram o processo de remodelamento miocárdico.

   A neprilisina é uma enzima responsável pela degradação do ANP, BNP, bradicina, peptídeo gene-relacionado à calcitonina, entre outros.

   Tanto o BNP quanto a molécula inativa NT-proBNP aumentam na IC com FEVE reduzida e preservada quando comparado com indivíduos normais. Entretanto, os níveis plasmáticos são geralmente maiores em pacientes com IC com FEVE reduzida e mesma classe funcional. Apesar disso, as diretrizes utilizam os mesmos valores para o diagnóstico das duas entidades.

2. **Resposta: C**

   Em pacientes ambulatoriais com IC crônica, a utilização de biomarcadores como BNP e NT-proBNP são úteis na avaliação prognóstica e de gravidade de doença.

   Pacientes em uso de sacubitril/valsartana, a monitorização com biomarcadores deve ser feita com NT-proBNP, visto que o sacubitril inibe a degradação do BNP, aumentando seus níveis plasmáticos.

   A diretriz de IC da American Heart Association (AHA) recomenda como grau de recomendação IIa a utilização de BNP e NT-proBNP no seguimento de pacientes ambulatoriais que estejam euvolêmicos para otimização de terapia medicamentosa.

   A atualização da diretriz de IC da Sociedade Brasileira de Cardiologia (SBC) não indica a utilização de peptídeos natriuréticos para guiar tratamento por um alvo a ser atingido.

Assim, a utilização rotineira para guiar terapia medicamentosa em pacientes com IC descompensada e a utilização para diminuição de hospitalização em pacientes com IC crônica não são bem estabelecidas.

O valor preditivo negativo para afastar o diagnóstico de IC é maior tanto em situações agudas como em quadros crônicos (0,94-0,98) quando comparado com os valores preditivos positivos. As diretrizes da European Society of Cardiology (ESC) sugerem valores diferentes para situações agudas (BNP < 100 pg/mL, NT-proBNP < 300 pg/mL) e crônicas (BNP < 35 pg/mL, NT-proBNP < 125 pg/mL). Dessa forma, os peptídeos natriuréticos têm maior valor na exclusão de IC do que na confirmação da doença.

3. **Resposta: A**

Reabilitação cardiovascular e exercícios aeróbicos apresentam grau de recomendação I nas diretrizes da SBC, ESC e AHA com objetivo de melhora da qualidade de vida e capacidade de exercício. Apesar da diretriz da SBC não contemplar a redução de hospitalização e mortalidade na IC crônica sintomática relacionada a reabilitação cardiovascular e exercícios aeróbicos, as diretrizes da ESC e da AHA recomendam essas modalidades para diminuição de hospitalização e mortalidade.

A diretriz de IC da SCB recomenda (I-C) o rastreamento inicial, clínico e por método de imagem, de familiares em primeiro grau de pacientes com miocardiopatias (incluindo hipertrófica, dilatada idiopática, cardiopatia arritmogênica de ventrículo direito, miocárdio não compactado e restritiva). O rastreamento periódico para familiares de primeiro grau pode ser realizado (grau de recomendação IIa-C).

A atualização da diretriz da SBC recomenda (IIa-B) que se evite ingesta excessiva de sódio (> 7 g de cloreto de sódio por dia) para todos pacientes com IC crônica. A diretriz da AHA recomenda a restrição de sódio na dieta em pacientes sintomáticos para diminuir sintomas de IC (IIa-C).

Recentemente alguns dispositivos de telemonitoramento para pacientes com IC crônica e internação recente mostraram benefícios na diminuição do risco de nova hospitalização por IC (ex.: monitorização sem fio de pressão de artéria pulmonar por dispositivo implantável – CardioMems™). Entretanto, as diretrizes da SBC, ESC e AHA não recomendam a utilização rotineira do telemonitoramento no manuseio de paciente com IC crônica.

4. **Resposta: D**

   A atualização da diretriz de IC da SCB, seguindo as recomendações das diretrizes americanas e europeias, incluiu a troca do IECA ou BRA pelo sacubitril/valsartana em pacientes com disfunção de VE sintomáticos em uso de doses otimizadas de betabloqueadores neuro-hormonais com o objetivo de redução de mortalidade e sintomas (I-B).

   As diretrizes da SBC, AHA e ESC recomendam (I-A) o uso de IECA para todos os pacientes com IC e FEVE reduzida independente da presença de sintomas, desde que não haja contraindicações, e recomendam a utilização de antagonista de aldosterona em pacientes com IC e FEVE reduzida que permanecem sintomáticos em uso de IECA e betabloqueador com objetivo de diminuição de mortalidade e hospitalização.

   A recomendação das diretrizes da SBC, AHA e ESC de utilização de ivabradina é IIa-B para pacientes com IC, FEVE ≤ 35% em ritmo sinusal com FC ≥ 70 bpm e classe funcional II-IV da NYHA em uso de IECA ou bloqueador do receptor da angiotensina (BRA) e betabloqueador em doses máximas toleradas.

5. **Resposta: C**

   Bloqueadores de canal de cálcio não mostraram nenhum benefício e possuem potencial malefício em pacientes com IC e FEVE reduzida, devendo ser evitados. Entretanto, as diretrizes da SBC e da AHA consideram o besilato de anlodipino como uma possibilidade terapêutica no tratamento de hipertensão arterial persistente e doença cardíaca isquêmica por ser mais bem tolerado e por apresentar resultados neutros em relação à mortalidade e morbidade em grandes estudos randomizados.

   A diretriz da SBC considera todas as recomendações de tratamento para pacientes chagásicos iguais para pacientes não chagásicos, apesar da mudança de nível de evidência para essas recomendações.

   As diretrizes da SBC, AHA e ESC de IC recomendam a utilização de BRA em pacientes com FEVE reduzida e intolerantes ao tratamento inicial ao IECA (exceto por insuficiência renal) com objetivo de diminuição de mortalidade e morbidade. Portanto, deve-se utilizar o BRA na IC caso haja intolerância ao tratamento inicial com IECA. Diferentemente do IECA, os BRA não apresentam inibição da quininase e são associados a menores taxas de angioedema e tosse. A associação de IECA e BRA não deve ser feita de forma rotineira, em decorrência do risco elevado de efeitos colaterais e deve ser reservada para pacientes com sintomas refratários e que não toleram antagonista da aldosterona com avaliação restrita de função renal e níveis séricos de potássio.

256 Treinamento em Diretrizes – Cardiologia

O papel da digoxina na IC com FEVE reduzida está relacionado com a diminuição de sintomas e hospitalização em pacientes otimizados de terapia medicamentosa e persistentemente sintomáticos, mesmo em ritmo sinusal. O grau de recomendação é diferente em cada diretriz – SBC: IIa-B; AHA: IIa-B; ESC: IIb-B.

6. Resposta: B

O paciente da questão tem indicação das 4 intervenções. Entretanto, pela diretriz de IC da SBC somente o início de hidralazina + nitrato apresenta grau de recomendação I-B (afrodescendentes em CF NYHA III em uso de terapêutica otimizada). A diretriz de IC da AHA também apresenta o grau de recomendação I-A, enquanto a diretriz da ESC apresenta grau de recomendação IIa-B para associação de hidralazina + nitrato nesse caso.

A recomendação das diretrizes da SBC, AHA e ESC de utilização de ivabradina é IIA para pacientes com IC, FEVE $\leq$ 35% em ritmo sinusal com FC $\geq$ 70 bpm e classe funcional II-IV da NYHA em uso de IECA ou BRA e betabloqueador em doses máximas toleradas.

A introdução de digoxina em pacientes persistentemente sintomáticos e otimizados de terapia medicamentosa mesmo em ritmo sinusal para diminuição de sintomas e hospitalização. Grau de recomendação das diretrizes SBC e AHA: IIa-B; ESC: IIb-B.

O grau de recomendação para a terapia de ressincronização para esse caso (FEVE $\leq$ 35% em ritmo sinusal, CF NYHA III, BRD e QRS 130 ms) é diferente em cada diretriz, não sendo indicado pela atualização da diretriz de IC da SBC:

- SBC: III-A.
- AHA: IIb-B.
- ESC: IIa-B.

7. Resposta: C

A combinação de sacubitril/valsartana é a primeira medicação da classe dos ARN liberada para uso em pacientes com IC. Não há evidência para sua utilização como monoterapia inicial em pacientes com IC. As diretrizes da SBC, AHA e ESC posicionaram-se de forma semelhante em relação à utilização de ARN:

- Grau de recomendação I, nível de evidência B: pacientes com IC crônica e FEVE reduzida, que toleraram tratamento inicial com IECA ou BRA e permanecem sintomáticos em CF NYHA II ou III mesmo em uso de IECA/BRA, betabloqueador e antagonista de aldosterona, a substituição do IECA ou BRA por ARN é recomendada para diminuição de mortalidade e morbidade.

Capítulo 13 Insuficiência cardíaca 257

- Grau de recomendação III, nível de evidência B: ARN não deve ser administrado concomitantemente com IECA ou em até 36 horas da última dose de IECA pelo risco de angioedema.
- Grau de recomendação III, nível de evidência B: ARN não deve ser administrado em pacientes com histórico de angioedema.

8. Resposta: B

Uma das complicações mais frequentes da utilização do ARN sacubitril/valsartana é a hipotensão arterial. No estudo PARADIGM, a hipotensão arterial ocorreu em 14% dos pacientes no grupo ARN contra 9,2% no grupo controle que utilizou enalapril (p < 0,001).

Iniciar a medicação em doses baixas (24/26 mg) é uma das medidas para se evitar hipotensão em pacientes que apresentam maior risco como: idosos, disfunção renal moderada (*clearance* de creatinina 30-60 mL/min/1,73 m2) e utilização prévia em IECA ou BRA em doses baixas. A dose alvo de enalapril é 20 mg 2X/dia e de valsartan 160 mg 12/12 horas. Portanto, em pacientes utilizando dose alvo de enalapril previamente, não há necessidade de se iniciar sacubitril/valsartana em doses baixas.

9. Resposta: B

A classificação de IC pelas principais diretrizes de acordo com a FEVE é descrita na Tabela 1.

Tabela 1

Diretriz	FEVE	Classificação
ESC 2016	FEVE ≥ 50%	IC FEVE preservada
	FEVE 40-49%	IC FEVE moderada (*mid-range ejection fraction*)
	FEVE < 40%	IC FEVE reduzida
AHA 2013	FEVE ≥ 50%	IC FEVE preservada
	FEVE 41-49%	IC FEVE preservada/limítrofe (*borderline*)
	FEVE ≤ 40%	IC FEVE reduzida
SBC 2012	FEVE ≥ 50%	IC FEVE preservada
	FEVE 41-49%	IC FEVE intermediária
	FEVE < 40%	IC FEVE reduzida

AHA: American Heart Association; ESC: European Society of Cardiology; FEVE: fração de ejeção de ventrículo esquerdo; IC: insuficiência cardíaca; SBC: Sociedade Brasileira de Cardiologia.

As recomendações da SBC para implante de CDI como profilaxia primária em pacientes com IC e FEVE reduzida são diferentes em relação à etiologia isquêmica ou não isquêmica:

- Grau de recomendação I, nível de evidência A: pacientes com FEVE ≤ 35%, CF NYHA II-III de etiologia isquêmica na vigência de tratamento clínico otimizado, pelo menos com 40 dias após infarto ou 90 dias após revascularização miocárdica, com boa expectativa de vida em um ano.
- Grau de recomendação IIa, nível de evidência A: pacientes com FEVE ≤ 35%, CF NYHA II-III de etiologia não isquêmica na vigência de tratamento clínico otimizado com mais de 6 meses de evolução.

As diretrizes da AHA e da ESC apresentam o mesmo grau de recomendação I para implante de CDI como profilaxia primária para IC de etiologia isquemia e não isquêmica. Entretanto, posteriormente à publicação dessas diretrizes, o estudo DANISH mostrou que pacientes com IC e FEVE reduzida sintomática de etiologia não isquêmica não apresentam diminuição de mortalidade a longo prazo. Assim, é possível que no futuro ocorra mudança nas recomendações de implante de CDI como profilaxia primária em pacientes com IC de etiologia não isquêmica.

A combinação de sacubitril/valsartana é a primeira medicação da classe dos ARN liberada para uso em pacientes com IC.

Diltiazem e verapamil são bloqueadores de canal de cálcio e contraindicados na IC com FEVE reduzida pelas diretrizes da SBC, AHA e ESC em decorrência do efeito inotrópico negativo.

10. Resposta: A

Em decorrência do risco de fetotoxicidade, recomenda-se a suspensão imediata de IECA e BRA em gestantes. Hidralazina e nitrato devem ser a alternativa em substituição ao IECA ou BRA. A utilização de betabloqueadores e diurético é permitida em gestantes.

Diabetes é uma comorbidade frequente na IC e sua presença está relacionada com piora de sintomas e aumento de mortalidade. A metformina é segura e eficaz no tratamento de diabetes em pacientes com IC, sendo a medicação de primeira linha no manejo dessa comorbidade. As sulfonilureias estão associadas com aumento do risco de piora de IC e seu uso deve ser realizado com cuidado. As tiazolidinedionas (glitazonas) aumentam a retenção de sódio e água e estão associadas a piora de sintomas de IC e hospitalização, não sendo recomendadas no tratamento de diabetes em pacientes com IC. Não há evidência em relação à segurança do uso de gliptinas e análogos de GLP-1 na IC.

A reposição de ferro endovenoso em pacientes com IC com FEVE reduzida sintomática e deficiência de ferro (ferritina < 100 µg/L ou ferritina entre 100 e 299 µg/L com saturação de transferrina < 20%) está relacionada com melhora de sintomas de IC, capacidade de exercício e qualidade de vida. A reposição intravenosa de ferro é recomendação IIa nas diretrizes da SBC e ESC.

Os inibidores do cotransportador 2 de sódio e glicose (SGLT2) vem ganhando destaque no tratamento de pacientes com IC. Além de apresentar um perfil de segurança em pacientes com IC, a empagliflozina reduziu mortalidade e hospitalização por IC em pacientes diabéticos e alto risco cardiovascular. A atualização da diretriz da SBC foi a primeira a incluir os inibidores de SGLT2 como recomendação de prevenção de IC em pacientes diabéticos sem IC prévia (recomendação IIa-B).

11. Resposta: D

A miocardiopatia dilatada por quimioterápicos corresponde a 1% de todas as causas de IC e a ocorrência de disfunção ventricular sistólica e diastólica assintomática ou sintomática varia de 5 a 30%. A cardiotoxicidade por quimioterápicos é mais frequente nos portadores de fatores de risco como: extremos de idade, disfunção ventricular prévia, hipertensão arterial, diabetes, associação de quimioterápicos, radioterapia mediastinal e suscetibilidade genética.

A cardiotoxicidade pode ser classificada em tipo I e tipo II e suas características estão descritas na Tabela 2.

Tabela 2   Tipos de cardiotoxicidade

Cardiotoxicidade	Drogas	Relação com dose cumulativa	Reversibilidade
Tipo I	Antracicilinas (doxorrubicina, ciclofosfamida)	Sim	Não
Tipo II	Trastuzumabe Sunitinibe Sorafenibe	Não	Sim (maioria dos casos)

A disfunção ventricular por quimioterápicos nem sempre se manifesta de maneira evidente. Dessa forma, recomenda-se monitorização cardiológica de rotina com realização seriada de ecocardiograma e dosagem de troponina e BNP séricos.

260 Treinamento em Diretrizes – Cardiologia

O trastuzumabe causa disfunção ventricular em até 28% dos casos. A disfunção geralmente é transitória e reversível dos miócitos, sem que haja relação com a dose, resultando em melhor prognóstico quando comparado com a disfunção causada pelas antraciclinas.

De forma geral, recomenda-se interrupção do tratamento com trastuzumabe se houver queda da FEVE > 15% do basal ou FEVE < 30%. Em pacientes assintomáticos com essa queda de FEVE recomenda-se início de tratamento com IECA e betabloqueador por 2-4 semanas e caso haja melhora de FEVE > 45% pode se reiniciar o trastuzumabe.

O dano das antraciclinas (doxorrubicina) é proporcional à maior dose cumulativa. Administrações repetidas das antraciclinas podem resultar em lesão dose-dependente de cardiomiócitos e dano no interstício, associadas com disfunção diastólica precoce e disfunção sistólica tardia, as quais são observadas tanto em modelos experimentais como na prática clínica. A diretriz de IC da SBC recomenda dexrazoxane rotineiramente com prevenção para cardiotoxicidade por antraciclina em mulheres portadoras de câncer de mama metastático cuja dose cumulativa ultrapasse 300 mg/m².

12. Resposta: A

As diretrizes de IC não recomendam o implante de CDI como profilaxia primária na fase aguda de IAM em pacientes que evoluam com disfunção ventricular (FE ≤ 35%) em decorrência da falta de evidência de benefício nesse contexto. O tempo mínimo após um IAM sugerido para implante de CDI como profilaxia primária é de 40 dias pelas diretrizes.

Outras contraindicações para o implante de CDI como profilaxia primária são: cardiomiopatia isquêmica com indicação de revascularização; cardiomiopatia com FEVE > 35%; baixa expectativa de vida em um ano; IC com CF NYHA IV e sintomas refratários apesar de terapia otimizada; pacientes com indicação de transplante cardíaco ou dispositivo de assistência ventricular.

A documentação de TVS em pacientes com IC ou doença cardíaca estrutural ou indução de arritmia ventricular sustentada em estudo eletrofisiológico em pacientes com IC e síncope são indicações de implante de CDI.

13. Resposta: B

A indicação de *upgrade* de marca-passo ou CDI para um dispositivo de TRC em pacientes com IC e FEVE reduzida depende da presença de sintomas com terapia medicamentosa otimizada e tem como objetivo a redução de morbidade, não apresentando evidências em relação à diminuição de mortalidade. Assim,

Capítulo 13 Insuficiência cardíaca 261

pacientes com marca-passo ou CDI com disfunção ventricular importante mas que estejam em CF NYHA I ou não evoluam com piora de sintomas não apresentam indicação de *upgrade* para TRC.

14. Resposta: B

As principais contraindicações para implante de DAV de longa permanência estão na Tabela 3.

Tabela 3   Contraindicações para implante de DAV de longa permanência

Absolutas	Relativas
Intolerância ao uso de cumarínicos	AVC com déficit motor parcial
Ausência de cuidadores capacitados	Desnutrição em grau avançado
Distúrbios psiquiátricos graves ou não adesão às recomendações da equipe	Doença vascular arterial periférica significativa
Doença neoplásica com prognóstico não favorável	
Doença pulmonar obstrutiva grave	
Disfunção hepática grave	
Infecção ativa	
Alterações hematológicas (Plaq. < 50.000 mm^3 e trombofilias)	
Disfunção do VD moderada a grave	
Doença renal crônica dialítica	
Diabetes de difícil controle	

AVC: acidente vascular cerebral; Plaq.: plaquetas; VD: ventrículo direito.

Os DAV necessitam de anticoagulação sistêmica para evitar o risco de eventos trombóticos. A disfunção de VD é uma complicação importante após o implante de DAV e está relacionada com aumento de até 6 vezes o risco de mortalidade e morbidade no pós-operatório. A presença prévia ao implante de disfunção importante de VD aumenta consideravelmente as taxas de complicação após o implante de DAV.

A presença de hipertensão pulmonar importante, apesar de ser uma contraindicação para o transplante cardíaco (TC), não é uma contraindicação para implante de DAV. Parte dos pacientes contraindicados ao TC por hipertensão pulmo-

262 Treinamento em Diretrizes – Cardiologia

nar importante que implantam um DAV evoluem com diminuição das pressões pulmonares a longo prazo.

15. Resposta: C

O paciente em questão apresenta IC com FEVE reduzida medicada e previamente assintomática evoluindo com BAVT sintomático. Apresenta indicação formal de implante de marca-passo (MP) com expectativa de alta porcentagem de estímulo ventricular artificial em decorrência do grau de bloqueio e da necessidade de utilização de betabloqueador pela disfunção ventricular esquerda.

A estimulação isolada do ventrículo direito de paciente com disfunção ventricular levará a dissincronia entre os ventrículos e possivelmente aparecimento ou piora de sintomas de IC. Dessa forma, existe a recomendação de implante de TRC com objetivo de diminuir morbidade em pacientes com IC e FEVE reduzida com indicação de MP e expectativa de estímulo ventricular elevado, independente da CF prévia (SBC: grau de recomendação: IIa-B; ESC: grau de recomendação: I-A; AHA: grau de recomendação: IIa-C).

16. Resposta: B

O paciente em questão apresenta disfunção ventricular, piora de sintomas de IC, sinais e sintomas de baixo débito cardíaco, disfunção orgânica (oligúria), hipotensão e sinais de hipervolemia, portanto com diagnóstico de choque cardiogênico.

O fato de apresentar sinais claros de hipervolemia sugere que não seja respondedor à prova de volume e a utilização de diurético endovenoso é necessária para melhorar os sintomas e a sobrecarga volêmica.

A presença de hipotensão e sinais e sintomas de baixo débito indicam o início de infusão de inotrópico como primeira linha de tratamento de choque cardiogênico. As diretrizes da SBC e ESC recomendam a associação de vasopressor (preferencialmente a noradrenalina) no choque cardiogênico se o paciente persistir com hipotensão após o início de inotrópico.

17. Reposta: D

As diretrizes de IC recomendam que, em pacientes com IC crônica, deve-se manter as medicações de uso ambulatorial que modificam a evolução da doença (IECA/BRA, betabloqueadores, antagonista da aldosterona) durante internação de uma descompensação cardíaca, desde que não haja instabilidade hemodinâmica ou contraindicação na manutenção das mesmas.

Em relação aos betabloqueadores na descompensação de IC crônica, a diretriz da SBC recomenda:

- Manter os BB nos pacientes sem evidência de hipotensão arterial ou de baixo débito cardíaco (grau de recomendação: I-A).
- Iniciar BB nos pacientes estáveis clinicamente e hemodinamicamente sem sinais de congestão (grau de recomendação: I-B).
- Reduzir a dose do BB em 50% ou suspender na admissão em pacientes com sinais de baixo débito (grau de recomendação: I-B).
- Reduzir a dose do BB em 50% nos pacientes com hipotensão arterial sem baixo débito (grau de recomendação: IIa-C).
- Suspender os BB em pacientes com choque cardiogênico ou séptico, estenose aórtica crítica, asma brônquica descompensada, bloqueio atrioventricular avançado (grau de recomendação: I-C).

Como o paciente apresenta o diagnóstico de choque cardiogênico com hipotensão e sinais de baixo débito, deve-se suspender as medicações de uso crônico.

18. Resposta: B

Os dispositivos de assistência ventricular (DAV) esquerda de longa permanência apresentaram uma evolução tecnológica importante nos últimos anos com aprimoramento nos princípios de propulsão, tipo de fluxo e redução de suas dimensões, tornando-se mais eficientes e com menores índices de complicações. Atualmente, utilizam-se os DAV de longa permanência de fluxo contínuo que se mostraram superiores em termos de sobrevida em 2 anos e diminuição de eventos trombóticos comparados com os dispositivos de fluxo pulsátil no estudo HeartMate II Trial.

O BIA é o dispositivo de curta permanência mais utilizado em todo o mundo em decorrência de sua disponibilidade e facilidade de implante. Entretanto, o ganho de suporte hemodinâmico no choque cardiogênico é modesto, com aumento de débito cardíaco na ordem de 15%. A maioria dos estudos com BIA foram no cenário de choque cardiogênico após infarto do miocárdio. O estudo IABP-SHOCK II Trial, que não mostrou diferença de mortalidade após 30 dias em pacientes com diagnóstico de choque cardiogênico após IAM tratados com BIA ou terapia usual, levou a uma diminuição do grau de recomendação da utilização desse dispositivo no contexto nas principais diretrizes europeias e americanas. Entretanto, em decorrência de alguns questionamentos sobre a conclusão desse estudo e por se tratar do dispositivo mais disponível no nosso meio e de fácil implante, as diretrizes de assistência circulatória mecânica da

SBC recomendam o implante de BIA no choque cardiogênico mesmo em situações após IAM (grau de recomendação IIa, nível de evidência B).

Por se tratar de dispositivo de contrapulsação aórtica, a presença de insuficiência aórtica importante é contraindicação para o implante de BIA. A insuficiência arterial periférica grave é uma contraindicação para todos os dispositivos de implante percutâneo periférico.

19. Resposta: B

No contexto da IC avançada, a classificação clínica da New York Heart Association deixa de ser útil em relação ao prognóstico e à indicação de terapias avançadas como DAV, visto que abrange uma variedade de situações clínicas como pacientes ambulatoriais estáveis até internados com choque cardiogênico refratário. Assim, com o objetivo de classificar mais adequadamente os pacientes com IC avançada, facilitando o entendimento do *status* hemodinâmico, predizendo o tempo em que a intervenção deve ser realizada e estratificando o risco do implante, a *Interagency Registry of Mechanically Assisted Circulatory Support* (INTERMACS) criou a classificação INTERMACS composta de 7 perfis clínicos (Figura 1).

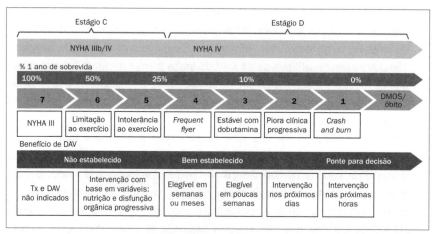

Figura 1 Classificação INTERMACS.
DAV: dispositivo de assistência ventricular; NYHA: New York Heart Association; Tx: transplante.

No caso em questão, o paciente apresenta uma piora progressiva de função orgânica, necessitando de aumento de doses de inotrópico nas últimas 48 horas, portanto INTERMACS 2.

Capítulo 13 Insuficiência cardíaca 265

20. Resposta: C

O paciente encontra-se com INTERMACS 2 com piora progressiva de função orgânica e aumento de dose de inotrópico. Nesse cenário, com o objetivo de atingir a estabilização hemodinâmica, diminuir a disfunção orgânica e propiciar suporte circulatório adequado até que se ofereça uma terapia avançada para a IC terminal (transplante cardíaco ou dispositivo de longa permanência), está indicado o implante de dispositivo de assistência circulatória paracorpórea ou BIA e avaliação para uma terapia avançada.

Betabloqueadores são contraindicados no contexto de choque cardiogênico.

Como o paciente já apresentava disfunção ventricular importante, CF NYHA III previamente à internação e não há referência de síndrome coronariana como fator de descompensação, a cineangiocoronariografia não deve mudar a evolução do choque cardiogênico nesse caso.

A levosimendana, por apresentar propriedades vasodilatadoras sistêmicas, deve ser evitada em pacientes hipotensos e em choque cardiogênico grave.

Referências bibliográficas

1. Comitê Coordenador da Diretriz de Insuficiência Cardíaca. Diretriz Brasileira de Insuficiência Cardíaca Crônica e Aguda. Arq Bras Cardiol. 2018;111(3):436-539.
2. Yancy CW, Jessup M, Bozkurt B, Butler J, Casey DE Jr, Drazner MH, et al. 2013 ACCF/AHA guideline for the management of heart failure: a report of the American College of Cardiology Foundation/American Heart Association Task Force on Practice Guidelines. J Am Coll Cardiol. 2013;62(16):e147-239.
3. Ponikowski P, Voors AA, Anker SD, Bueno H, Cleland JGF, Coats AJS, et al. 2016 ESC Guidelines for the diagnosis and treatment of acute and chronic heart failure: The Task Force for the diagnosis and treatment of acute and chronic heart failure of the European Society of Cardiology (ESC). Eur J Heart Fail. 2016;18(8):891-975.
4. Yancy CW, Jessup M, Bozkurt B, Butler J, Casey DE Jr, Colvin MM, et al. 2016 ACC/AHA/HFSA Focused Update on New Pharmacological Therapy for Heart Failure: An Update of the 2013 ACCF/AHA Guideline for the Management of Heart Failure: A Report of the American College of Cardiology/American Heart Association Task Force on Clinical Practice Guidelines and the Heart Failure Society of America. Circulation. 2016;134(13):e282-93.
5. McMurray JJ, Packer M, Desai AS, Gong J, Lefkowitz MP, Rizkala AR, et al. Angiotensin-neprilysin inhibition versus enalapril in heart failure. N Engl J Med. 2014;371(11):993-1004.
6. Køber L, Thune JJ, Nielsen JC, Haarbo J, Videbæk L, Korup E, et al. Defibrillator implantation in patients with nonischemic systolic heart failure. N Engl J Med. 2016;375(13):1221-30.
7. Kalil-Filho R, Hajjar LA, Bacal F, Hoff PM, Diz Mdel P, Galas FR, et al. I Diretriz Brasileira de Cardio-Oncologia da Sociedade Brasileira de Cardiologia. Arq Bras Cardiol. 2011;96(2 Suppl 1):1-52.
8. Ayub-Ferreira SM, Souza JD Neto, Almeida DR, Biselli B, Avila MS, Colafranceschi AS, et al. Diretriz de Assistência Circulatória Mecânica da Sociedade Brasileira de Cardiologia. Arq Bras Cardiol. 2016;107(2 Suppl 2):1-33.
9. Zinman B, Wanner C, Lachin JM, Fitchett D, Bluhmki E, Hantel S, et al. Empagliflozin, cardiovascular outcomes, and mortality in type 2 diabetes. N Engl J Med. 2015;373(22):2117-28.

Capítulo 14

Transplante cardíaco

Questões

1. Consistem em indicações de transplante cardíaco, exceto:
   a) Insuficiência cardíaca (IC) avançada e volume de oxigênio (VO$_2$) pico ≤ 14 mL/kg/min em pacientes intolerantes a betabloqueadores.
   b) Doença arterial coronariana com angina refratária sem possibilidade de revascularização.
   c) Fração de ejeção de ventrículo esquerdo (FEVE) ≤ 15% em pacientes classe funcional II com terapia medicamentosa otimizada.
   d) Arritmias ventriculares sintomáticas e refratárias ao manejo com fármacos, dispositivos e procedimentos de ablação.

2. São contraindicações absolutas para o transplante cardíaco, exceto:
   a) Painel imunológico > 10%.
   b) Uso de drogas ilícitas atual.
   c) Incompatibilidade ABO na prova cruzada prospectiva entre receptor e doador.
   d) História de má adesão à terapia medicamentosa em múltiplas ocasiões.

3. Uma paciente de 54 anos, sexo feminino, com cardiomiopatia dilatada em estágio D, classe funcional IV persistente, é referenciada para transplante cardíaco. É multípara com antecedente de quatro partos prévios e recebeu múltiplas transfusões sanguíneas em sua última internação hospitalar. O painel imunológico (PRA) inicial era de 93% e após dessensibilização com imunoglobulinas e rituximab caiu para 72%.

268 Treinamento em Diretrizes – Cardiologia

Um potencial doador foi encontrado e seus anticorpos contra antígenos leucocitários humanos (HLA) eram A1, B57, C35, DP2, DQ23, DR7.

No último painel da receptora foi utilizada técnica de citometria de fluxo para determinar a aptidão dos anticorpos encontrados (*mean fluorescense intensity* – MFI):

- MFI > 10.000: A2, A68, B57, B58, DR1, DR103, DQ2
- MFI > 7.500: A24, DR9, DR51
- MFI > 5.000: A11, DR10, DR53, DQ5, DQ6
- MFI < 500: A1, A3, A23, B56, DR7

Você decide rejeitar o órgão ofertado. Qual dos argumentos a seguir você utilizaria?

a) O paciente deveria ter um *crossmatch* prospectivo.

b) O *crossmatch* virtual é negativo.

c) O *crossmatch* virtual é positivo para um antígeno não aceitável.

d) O *crossmatch* virtual é positivo para múltiplos antígenos não aceitáveis.

4. Na avaliação da hemodinâmica pulmonar do potencial candidato a transplante cardíaco, o teste de vasorreatividade pulmonar está indicado em todas as opções, exceto:

a) Gradiente transpulmonar > 15 mmHg.

b) Resistência vascular pulmonar ≥ 3 Wood.

c) Pressão sistólica de artéria pulmonar ≥ 50 mmHg.

d) Pressão venosa central (PVC) > 18 mmHg.

5. São critérios de priorização em fila de transplante cardíaco, exceto:

a) Dependência de inotrópicos e/ou vasopressores.

b) Dependência de balão intra-aórtico ou outros dispositivos de assistência circulatória mecânica de curta duração.

c) Hemodiálise.

d) Ventilação mecânica.

6. Dos potenciais doadores de órgãos a seguir, qual poderia ser recomendado para transplante cardíaco?

a) Homem de 26 anos, previamente hígido, vítima de acidente de moto *vs.* auto, apresenta trauma cranioencefálico grave e choque hemorrágico secundário a fratura de fêmur. No momento em uso de noradrenalina 2,5 mcg/kg/min e vasopressina 0,08 UI/min.

b) Mulher de 18 anos, previamente hígida, apresentou parada cardíaca na academia por 10 minutos. Cineangiocoronariografia e ecocardiograma transtorácico normais.

c) Homem de 45 anos, previamente hígido, apresentou infarto com supra-ST anterior-extenso seguido de parada cardíaca em fibrilação ventricular por 20 minutos. Submetido a angioplastia de artéria descendente anterior proximal. Ecocardiograma sem disfunção ventricular.

d) Mulher de 32 anos, previamente hígida, apresentou hemorragia subaracnóidea aguda aneurismática. No momento, apresenta-se hipertensa em uso de nitroprussiato de sódio 2 mcg/kg/min.

7. Paciente de 62 anos, sexo masculino, com antecedentes de *diabetes mellitus* tipo 2 e cardiomiopatia isquêmica avançada foi submetido a transplante cardíaco quando se encontrava em INTERMACS 3 em uso de dobutamina. Painel imunológico = 0%.

O doador tinha 34 anos, era do sexo masculino, previamente hígido, vítima de trauma. Tempo de isquemia do órgão de 4 horas e 30 minutos. Crossmatch virtual negativo.

Após 18 horas do transplante bem-sucedido, evoluiu com piora hemodinâmica com necessidade de assistência circulatória mecânica com balão intra-aórtico e oxigenação por membrana extracorpórea (ECMO). Ao ecocardiograma, FEVE = 30%, sem derrame pericárdico. Cateter de artéria pulmonar no momento da descompensação evidenciou pressão venosa central (PVC) = 20 mmHg, pressão de oclusão arterial pulmonar (POAP) = 28 mmHg e índice cardíaco = 1,2 L/min/m². Realizada biópsia endomiocárdica sem evidência de infiltrado inflamatório. Crossmatch real retrospectivo negativo. Sem sangramentos. Sem sítio infeccioso aparente, hemoculturas negativas.

Dentre as opções a seguir, qual o provável diagnóstico?

a) Disfunção primária do enxerto.

b) Rejeição hiperaguda.

c) Rejeição tardia.

d) Doença vascular do enxerto.

8. O esquema de imunossupressão de manutenção no primeiro ano após o transplante cardíaco envolve mais comumente as classes de medicação a seguir, exceto:

a) Corticoesteroides.

b) Inibidores da calcineurina.

270 Treinamento em Diretrizes – Cardiologia

c) Inibidores do sinal de proliferação.

d) Antiproliferativos.

9. Na escolha do antiproliferativo para terapia de manutenção, qual alternativa contempla o uso de azatioprina preferível sobre o micofenolato?

a) Infecção por citomegalovírus, herpes simples e zoster de repetição.

b) Sintomas gastrointestinais.

c) Antecedente de doença de Chagas.

d) Todas estão corretas.

10. Os inibidores do sinal de proliferação (sirolimus e everolimus) devem ser evitados em:

a) Transplantados cardíacos com doença vascular do enxerto (DVE).

b) Pacientes submetidos a transplante cardíaco há menos de 30 dias.

c) Transplantados cardíacos com deterioração de função renal em uso de inibidor da calcineurina.

d) Transplantados cardíacos com infecção por citomegalovírus (CMV) recorrente.

11. Em relação ao manejo do CMV após o transplante cardíaco:

a) Antigenemia para CMV é o método de escolha para o diagnóstico; guiar tratamento preemptivo e monitorizar resposta terapêutica.

b) A profilaxia primária com valganciclovir via oral (VO) ou ganciclovir endovenoso (EV) está indicada em receptores soronegativos de doadores soropositivos por 3 a 6 meses.

c) Após o tratamento de uma rejeição, a terapia preemptiva ou profilaxia não está indicada.

d) A infecção por CMV está relacionada a maior incidência de doença vascular do enxerto, porém não tem relação com rejeição aguda.

12. Quanto à profilaxia primária para toxoplasmose todas estão corretas, exceto:

a) Está indicada para receptores soropositivos e soronegativos.

b) O uso de sulfametoxazol-trimetoprima (160-800 mg) diário ou 3x por semana é uma opção de profilaxia.

c) Pode ser realizada com pirimetamina isoladamente (25 mg/dia).

d) Contempla medidas de higiene como evitar ingesta de carnes mal cozidas e vegetais crus.

Capítulo 14 Transplante cardíaco 271

13. No tratamento das rejeições agudas é comum realizar pulsoterapia com corticoesteroides. Nesta situação, é importante adotar todas as profilaxias a seguir, exceto:
    a) Pesquisa de fezes para estrongiloides ou tratamento empírico com ivermectina 200 mcg/kg/dia por 2 dias.
    b) Sulfametoxazol-trimetoprima por 3 a 6 meses para profilaxia de *Pneumocystis jiroveci*.
    c) Valaciclovir ou aciclovir por 30 a 90 dias para profilaxia de herpes simplex.
    d) Vancomicina 1.000 mg endovenosa (EV) 12/12h por 3 dias para profilaxia de infecções bacterianas por Gram-positivos.

14. Sabe-se que a biópsia endomiocárdica (BEM) é o exame "padrão-ouro" para diagnóstico de rejeição celular e humoral após o transplante cardíaco, entretanto, não é procedimento isento de complicações. Sobre a BEM:
    a) Só deve ser realizada após 6 meses do transplante em decorrência do risco de perfuração do coração recém-transplantado.
    b) Só deve ser realizada se a cintilografia com gálio-67 for positiva.
    c) Só deve ser realizada em pacientes sintomáticos.
    d) Deve ser realizada de rotina em pacientes de alto risco para rejeição após o primeiro ano do transplante.

15. Quanto à pesquisa de anticorpo doador-específico (DSA: *donor specific antibody*) por meio do painel imunológico após o transplante cardíaco:
    a) Deve-se solicitar o painel imunológico somente na suspeita de rejeição mediada por anticorpos.
    b) Deve-se seriar o painel imunológico com 1, 3, 6 e 12 meses após transplante.
    c) Deve-se seriar o painel imunológico a cada 5 anos após o primeiro ano.
    d) O painel imunológico não muda o tratamento, portanto não deve ser solicitado após o transplante.

16. No manejo clínico de pacientes com anticorpo doador-específico (DSA: *donor specific antibody*) positivo após o transplante cardíaco:
    a) O painel imunológico após o transplante não influencia no tratamento.
    b) Deve-se avaliar disfunção do enxerto e histologia para indicação do tratamento específico.
    c) Na presença de disfunção o tratamento específico é contraindicado por risco de edema agudo de pulmão.

272 Treinamento em Diretrizes – Cardiologia

d) A presença de DSA positivo isolado define o diagnóstico de rejeição medida por anticorpos e, portanto, sempre indica o tratamento específico.

17. Paciente de 42 anos, masculino, submetido a transplante cardíaco há 4 meses por cardiomiopatia hipertrófica com disfunção ventricular esquerda, apresenta história de rejeição 2R tratada há 2 meses, atualmente em uso de ciclosporina, micofenolato e prednisona, dá entrada no pronto-socorro com quadro que se iniciou há 3 dias de náuseas, dor em andar superior do abdome e dispneia aos esforços classe funcional da New York Heart Association (NYHA) II.

No exame físico, regular estado geral, pressão arterial (PA) = 100 x 70 mmHg, frequência cardíaca = 120 bpm, sat. = 94%, perfusão periférica preservada, ausculta pulmonar com estertores crepitantes finos bilateralmente, ausculta cardíaca com presença de B3, sem outros achados.

Foi realizado ecocardiograma, que evidenciou hipocinesia difusa de ventrículo esquerdo (VE) com FEVE = 38%. Biópsia endomiocárdica com infiltrado inflamatório linfo-histiocitário multifocal com três focos de agressão dos cardiomiócitos. Nível sérico de ciclosporina = 250 ng/mL.

O grau de rejeição celular aguda segundo a classificação ISHLT 2005 e o tratamento recomendado, respectivamente, são:

a) Grau 2R, pulsoterapia com metilprednisolona 1 g/dia por 3 dias + timoglobulina por 5 a 7 dias guiada por CD3, linfócitos, CD4 e CD8 + ajuste de imunossupressão oral + pesquisa de rejeição humoral.

b) Grau 2R, pulsoterapia com metilprednisolona 1 g/dia por 3 dias + ajuste de imunossupressão oral.

c) Grau 3R, pulsoterapia com metilprednisolona 1 g/dia por 3 dias + timoglobulina por 5 a 7 dias guiada por CD3, linfócitos, CD4 e CD8 + ajuste de imunossupressão oral.

d) Grau 3R pulsoterapia com metilprednisolona 1 g/dia por 3 dias + ajuste de imunossupressão oral + pesquisa de rejeição humoral.

18. Frente às rejeições recorrentes no paciente da questão anterior, recomenda-se, no acompanhamento ambulatorial:

a) Modificar ciclosporina por tacrolimus.

b) Modificar micofenolato por azatioprina.

c) Modificar micofenolato por everolimus.

d) Timoglobulina profilática a cada 4 semanas.

Capítulo 14 Transplante cardíaco   273

19. A classe de medicações mais associada a disfunção renal crônica após o transplante cardíaco é:
    a) Inibidores da calcineurina.
    b) Inibidores do sinal de proliferação.
    c) Antiproliferativos.
    d) Corticoesteroides.

20. As estatinas em pacientes transplantados estão associadas a todas as funções a seguir, exceto:
    a) Prevenir episódios de rejeição fatais.
    b) Diminuir o risco de câncer terminal.
    c) Reduzir a incidência de doença vascular do enxerto.
    d) Melhorar a função ventricular do enxerto.

21. Sabendo-se que a doença vascular do enxerto é a principal causa de morbidade e mortalidade tardia em transplantados cardíacos, quais das medidas a seguir estão associadas à prevenção desta patologia?
    a) Estatina, inibidores do sinal de proliferação, diltiazem e inibidores da enzima conversora da angiotensina (IECA).
    b) Estatina, infecção prévia por CMV, controle de hipertensão arterial sistêmica (HAS) e *diabetes mellitus* (DM).
    c) Estatina, inibidor da calcineurina e betabloqueadores.
    d) Estatina, antiproliferativos (em especial o micofenolato) e antagonista da aldosterona.

22. Em relação ao transplante cardíaco em pacientes com cardiomiopatia chagásica, as afirmações a seguir estão corretas, exceto:
    a) A cardiomiopatia chagásica tem pior prognóstico quando comparada às demais etiologias, porém o resultado do transplante nesse subgrupo de pacientes é melhor do que nas outras etiologias.
    b) Na avaliação pré-transplante cardíaco deve-se atentar para a possibilidade de megaesôfago e megacólon que, dependendo da gravidade clínica, podem contraindicar o transplante.
    c) Por ser portador de infecção por *Trypanosoma cruzi* deve receber a menor intensidade de imunossupressão possível.
    d) A pesquisa de *T. cruzi* no sangue após o transplante cardíaco não tem utilidade pois o tratamento de reativação de Chagas não é recomendado.

274 Treinamento em Diretrizes – Cardiologia

Respostas comentadas

1. Resposta: **C**

O transplante cardíaco (TC) é mais comumente realizado em pacientes com IC avançada e em choque cardiogênico com dependência de drogas inotrópicas e/ou suporte circulatório mecânico (classe I, NE C). Entretanto, pode ser indicado para pacientes com IC avançada ambulatoriais em classe funcional III ou IV persistentes e fatores de mau prognóstico, ou após avaliação com teste ergoespirométrico com:

- VO_2 pico $\leq$ 12 mL/kg/min se em uso de betabloqueador (classe I, NE B);
- VO_2 pico $\leq$ 14 mL/kg/min se intolerante a betabloqueador (classe I, NE B);
- VO_2 pico $\leq$ 50% em pacientes com menos de 50 anos de idade ou mulheres (classe IIa, NE B);
- Equivalente ventilatório de gás carbônico (V_E/V_{CO2} *slope* > 35) se teste ergoespirométrico submáximo (RER < 1,05) (classe IIb, NE B).

O TC pode ser indicado ainda no contexto de arritmias ventriculares refratárias (classe I, NE C), angina refratária sem possibilidade de revascularização (classe IIa, NE C) e tumores cardíacos com potencial de cura após explante do coração (classe IIa, NE B); A disfunção sistólica isolada, como visto na alternativa C, não é por si só um critério para indicação de TC (classe III, NE C).

2. Resposta: **A**

A primeira etapa da avaliação imunológica do potencial receptor ao transplante cardíaco consiste no painel imunológico ou PRA (*panel-reactive antibodies*), que detecta anticorpos contra antígenos HLA (antígenos leucocitários humanos). Quanto mais elevado, maior a dificuldade para se encontrar um órgão compatível. O painel imunológico acima de 10% já foi contraindicação ao transplante cardíaco no passado. Atualmente, sabe-se que a detecção destes anticorpos não necessariamente implica reação. A orientação, portanto, é que esses pacientes sejam incluídos em fila e se realize uma segunda etapa na avaliação imunológica (a prova cruzada ou *crossmatch*), antes do transplante, assim que um possível doador estiver disponível.

Outras potenciais contraindicações para o transplante cardíaco estão na Tabela 1

Tabela 1 Contraindicações para transplante cardíaco

Idade > 70 anos	Baixo suporte social
Comorbidades com baixa expectativa de vida	DM com controle inadequado ou lesões em órgão alvo
Infecção sistêmica ativa	Embolia pulmonar recente
IMC > 35 kg/m²	Hipertensão pulmonar fixa (RVP) > 5 Wood
Doença cerebrovascular ou doença vascular periférica	Neoplasias
Doença hepática ou doença pulmonar avançadas	Insuficiência renal (TFG < 30 mL/min/1,73 m²)
Doença psiquiátrica grave	Tabagismo ativo
Síndromes demenciais	

IMC: índice de massa corpórea; DM: *diabetes mellitus*; RVP: resistência vascular pulmonar; TFG: taxa de filtração glomerular.

3. Resposta: **C**

O *crossmatch* virtual consiste em parear os perfis imunológicos do doador e receptor na busca de possíveis anticorpos presentes no receptor contra antígenos do doador antes do transplante cardíaco, evitando incompatibilidades. Quando um coração é ofertado, o complexo de histocompatibilidade HLA (antígenos leucocitários humanos) do doador é avaliado quanto a antígenos na superfície das células (MHC classe I: A, B e C) e antígenos presentes nos leucócitos (MHC classe II: DP, DQ e DR). O soro do receptor é avaliado por meio de uma técnica de citometria de fluxo, que permite não só a detecção e a caracterização dos anticorpos presentes, mas também a afinidade deles expressa em *mean fluorescense intensity* (MFI). Anticorpos que mostram maior afinidade *in vitro* são potencialmente mais citotóxicos *in vivo*. Em geral, valores de MFI > 10.000 são inaceitáveis para transplante por serem altamente citotóxicos.

No passado, apenas o *crossmatch* prospectivo ou real estava disponível. Este consiste na obtenção de tecido do baço ou linfonodos do doador que são testados contra o soro do receptor, processo longo, por volta de 6 horas, e que restringia a oferta de órgãos às proximidades do receptor. Atualmente, faz-se o *crossmatch* virtual assim que o órgão é ofertado e, uma vez que este é negativo, procede-se com o transplante. O *crossmatch* real também é realizado, porém seu resultado é retrospectivo, ou seja, após o transplante, e auxiliará no manejo da terapia de imunossupressão.

276 Treinamento em Diretrizes – Cardiologia

Nesta questão, o receptor tem anticorpos específicos para B57 (MFI > 10.000), DR7 e A1 (MFI < 500). Como os anticorpos para A1 e DR7 são fracamente positivos, não necessitariam ser evitados. Entretanto, como B57 é fortemente positivo, o transplante deve ser recusado por alto risco de rejeição hiperaguda.

4. Resposta: **D**

O cateterismo direito deve ser realizado em todos os pacientes candidatos a TC (classe I, NE C). Em pacientes ambulatoriais em fila de TC, a recomendação é repetir anualmente ou se houver mudança de quadro clínico. Ao se observar sinais de hipertensão pulmonar (HP): pressão sistólica de artéria pulmonar $\geq$ 50 mmHg ou gradiente transpulmonar $\geq$ 15 mmHg ou resistência vascular pulmonar $\geq$ 3 Wood, recomenda-se realizar o teste de vasorreatividade pulmonar com vasodilatador (nitroprussiato de sódio, sildenafil ou óxido nítrico) (classe I, NE C). Se houver queda destes parâmetros para valores aceitáveis para o TC, constata-se que a hipertensão pulmonar é reversível e a HP não é uma contraindicação para o procedimento. Se não houver queda, recomenda-se internação com monitorização hemodinâmica contínua, otimização do tratamento com diuréticos, vasodilatadores pulmonares, inotrópicos e reavaliação dos parâmetros em 24-48 horas (classe IIa, NE C). A International Society of Lung and Heart Transplantation (ISHLT) recomenda ainda que, mediante falha na redução dos parâmetros de hipertensão pulmonar com o tratamento clínico, deve-se empregar dispositivos de assistência circulatória mecânica com reavaliação em 3 a 6 meses para então firmar o diagnóstico concreto de hipertensão pulmonar irreversível e contraindicação para TC. A pressão venosa central elevada é marcador de hipervolemia e/ou disfunção ventricular direita e não é um sinal específico de hipertensão pulmonar importante.

5. Resposta: **C**

A realização de hemodiálise não é critério de priorização em fila de TC. Vale lembrar que pacientes com disfunção renal crônica podem ser considerados para transplante duplo coração-rim. No passado, a presença de doença renal concomitante era uma contraindicação para o TC.

Constituem critérios de priorização em fila de transplante:

- Dependência de inotrópicos e/ou vasopressores.
- Dependência de balão intra-aórtico ou outros dispositivos de assistência circulatória mecânica de curta duração.
- Ventilação mecânica.

Capítulo 14 Transplante cardíaco   277

- Determinação por câmara técnica da secretaria de transplantes (no caso de arritmias incessantes, por exemplo).

6. Resposta: **D**

O potencial doador de coração deve ter, idealmente, idade inferior a 50 anos, ausência de doença cardíaca prévia e ausência de neoplasia maligna, exceto tumor cerebral primário.

Doadores em uso de catecolaminas em altas doses (dopamina > 10 mcg/kg/min ou noradrenalina > 2 mcg/kg/min) por tempo prolongado, vítimas de parada cardíaca inexplicada e portadores de doença coronariana significativa são contraindicados para doação de coração, como observado respectivamente nos casos A, B e C.

Outras contraindicações para a doação de coração são:

- Malformação cardíaca significativa.
- Disfunção ventricular grave apesar de ressuscitação hormonal e hemodinâmica.
- Septicemia (infeção localizada não é contraindicação).
- Sorologia positiva para HIV, hepatite B, hepatite C ou HTLV I e II.
- Alcoolismo acentuado ou uso de drogas endovenosas.

7. Resposta: **A**

A disfunção primária do enxerto é definida por FEVE ≤ 40% detectada nas primeiras 24 horas após o transplante cardíaco levando à necessidade progressiva de drogas vasoativas ou dispositivos de assistência circulatória mecânica. Para o diagnóstico devem ser excluídas rejeição hiperaguda, sepse, disfunção ventricular direita secundária a hipertensão pulmonar e sangramento. O transplante em questão envolvia alto risco de disfunção primária do enxerto já que cinco fatores de risco estavam presentes. Os principais fatores de risco relacionados ao receptor são:

- PVC > 10 mmHg.
- Idade > 60 anos.
- Antecedente de diabetes.
- Dependência de inotrópicos.

Os principais fatores de risco relacionados ao doador são:

- Idade > 30 anos.
- Tempo de isquemia do órgão > 240 minutos.

278 Treinamento em Diretrizes – Cardiologia

8. **Resposta: C**
A maioria dos esquemas de imunossupressão de manutenção no primeiro ano de transplante cardíaco consiste no uso de três fármacos, sendo um corticoesteroide, um inibidor da calcineurina (ciclosporina ou tacrolimus) e um antiproliferativo (micofenolato ou azatioprina). Esquemas alternativos são empregados no caso de falha no esquema tríplice (rejeições frequentes), toxicidade medicamentosa ou necessidade de menor imunossupressão.

9. **Resposta: D**
Os antiproliferativos ou antimetabólicos (azatioprina e micofenolato) inibem a proliferação dos linfócitos T e B ao interferirem na síntese de ácidos nucleicos. O micofenolato é o antiproliferativo de escolha (classe I, NE A) já que está associado a menores taxas de óbito e rejeição quando comparado à azatioprina, além de apresentar possível efeito protetor à doença vascular do enxerto e neoplasias. Entretanto, um estudo brasileiro evidenciou que em pacientes chagásicos há menor taxa de reativação da doença de Chagas e óbito quando se emprega a azatioprina. O micofenolato também está associado a maior incidência de infecções oportunistas virais e importantes efeitos colaterais gástricos que podem impossibilitar o uso da medicação com necessidade de substituição pela azatioprina (classe I, NE C). O principal efeito colateral da azatioprina é a leucopenia, mas também está associada a hepatotoxicidade e pancreatite.

10. **Resposta: B**
A classe mais nova de imunossupressores utilizada em TC é a dos inibidores do sinal de proliferação ou inibidores da mTOR (*mammalian target of rapamycin*). Exercem seu efeito imunossupressor ao inibir a transdução de IL-2 e consequentemente bloquear a proliferação de linfócitos B e T.
São recomendados nas seguintes situações:
- Em associação ao inibidor da calcineurina em dose reduzida, visando redução da doença vascular do enxerto (classe IIa, NE B).
- Em substituição ao inibidor da calcineurina em pacientes com deterioração progressiva da função renal a despeito da redução na dose do inibidor de calcineurina (classe IIa, NE B).
- Em associação ao inibidor da calcineurina em dose baixa em pacientes com infeção por CMV recorrente (classe IIb, NE C).
- Desenvolvimento de neoplasias após TC.

Capítulo 14 Transplante cardíaco 279

O perfil de efeitos colaterais limita o uso do everolimus e sirolimus no esquema de imunossupressão inicial, já que estão associados a prolongamento do tempo de cicatrização e deiscência da ferida operatória e aumento na incidência de infecções bacterianas. Além disso, estão associados também a hiperlipidemia, ulcerações orais, edema de membros inferiores, leucopenia, trombocitopenia, anemia e raros casos de toxicidade pulmonar.

11. Resposta: **B**
O CMV é o agente oportunista mais frequente após o transplante cardíaco. Está associado a maior incidência de doença vascular do enxerto, rejeição aguda, infecções bacterianas e fúngicas e desenvolvimento de diabetes no pós-transplante. Recomenda-se a profilaxia primária com valganciclovir via oral (VO) ou ganciclovir VO no caso de receptores soronegativos de doadores soropositivos por 3 a 6 meses (classe I, NE B).
Nos demais casos, a profilaxia primária não se mostrou superior à terapia preemptiva, ou seja, àquela baseada na monitorização laboratorial regular da antigenemia para CMV (detecção do antígeno pp65) ou reação em cadeia da polimerase (PCR) quantitativo para CMV. A escolha entre profilaxia primária universal ou terapia preemptiva fica a critério do serviço de transplante.
O exame PCR quantitativo é o método de escolha para diagnosticar, guiar o tratamento preemptivo e monitorar a resposta ao tratamento (classe I, NE C), já que a antigenemia apresenta uma série de dificuldades metodológicas para sua realização.
Após o tratamento de uma rejeição, recomenda-se terapia preemptiva ou profilaxia por pelo menos 30 dias (classe IIa, NE C).

12. Resposta: **A**
A infecção por *Toxoplasma gondii* ocorre mais comumente nos primeiros 3 meses após o transplante e tem alta letalidade. A profilaxia primária está indicada por 6 meses em receptores soronegativos de doadores soropositivos. Pode ser realizada com sulfametoxazol-trimetoprima (160-800 mg) 3x por semana (classe I, NE B) ou com pirimetamina isoladamente (25 mg/dia) (classe IIa, NE C). Recomenda-se realizar sorologia mensal até o 6o mês. Medidas de higiene são recomendadas, como evitar ingesta de carnes malcozidas e vegetais crus. A profilaxia para *Pneumocystis jiroveci* é recomendada universalmente e envolve o uso de sulfametoxazol-trimetoprima (160-800 mg) 3x por semana por 6 meses (classe I, NE B).

280 Treinamento em Diretrizes – Cardiologia

13. Resposta: **D**

Ao realizar pulsoterapia com doses elevadas de corticoesteroides para o tratamento das rejeições agudas, recomendam-se as seguintes profilaxias:

- Pesquisa de fezes para estrongiloides ou tratamento empírico com ivermec-
tina 200 mcg/kg/dia por 2 dias.
- Sulfametoxazol-trimetoprima por 3 a 6 meses para profilaxia de *Pneumocystis jiroveci* (classe IIa, NE B).
- Valaciclovir ou aciclovir por 30 a 90 dias para profilaxia de *Herpes simplex*
(classe I, NE B).
- Terapia preemptiva ou profilática para citomegalovírus por pelo menos 30 dias
(classe IIa, NE C).

A profilaxia antibacteriana com antibiótico está recomendada apenas na indução anestésica para a realização do transplante cardíaco até no máximo 48
horas.

14. Resposta: **D**

A biópsia endomiocárdica (BEM) é indicada de rotina ao longo do primeiro ano
após o transplante com frequência definida conforme protocolos institucionais
(classe I, NE C). Após o primeiro ano é indicada de rotina apenas em pacientes
de risco elevado para rejeição tardia (classe IIa, NE C). Nos demais casos,
pode-se monitorizar sinais de rejeição por meio da clínica e exames como ecocardiograma e cintilografia com gálio-67 a cada 6 meses. Sempre que houver
suspeita de rejeição realizar nova BEM.

15. Resposta: **D**

Indivíduos sensibilizados pré-transplante apresentam maior risco de rejeição
humoral aguda e crônica. Porém, esta sensibilização pode ocorrer após o transplante com a formação de anticorpos *de novo* denominados doador-específicos
(DSA). Estes anticorpos estão associados a maior risco de desenvolvimento
de doença vascular do enxerto e, portanto, pior prognóstico a longo prazo.
Recomenda-se a monitorização do painel imunológico:

- 1, 3, 6 e 12 meses após o transplante (classe IIa, NE C) ou mais frequen-
temente em pacientes sensibilizados e de acordo com julgamento clínico.
- Anualmente a partir do primeiro ano após o transplante (classe IIa, NE C).
- Diante da suspeita de rejeição mediada por anticorpos (classe I, NE C).

16. Resposta: B

A presença de anticorpos doador-específicos (DSA) isoladamente não define o diagnóstico de rejeição humoral. Para isso, deve-se associar outras informações como quadro clínico, disfunção do enxerto, características do infiltrado inflamatório e deposição de complemento observados na biópsia (presença de C4d ou C3d). Recomenda-se não só a monitorização do painel imunológico de rotina, mas também a pesquisa imuno-histológica para rejeição humoral nas biópsias de rotina realizadas no primeiro ano (classe I, NE B). Os achados da biópsia são descritos como pAMR 0 a 3 (*pathologic antibody mediated rejection*).

Quando DSA estiver positivo isoladamente, recomenda-se monitorizar a função ventricular, a vigilância para doença vascular do enxerto e otimizar a terapia de manutenção. Uma vez que o paciente desenvolva, além do DSA positivo, disfunção ventricular ou alteração histológica, a terapia específica (corticoesteroide, plasmaferese, imunoglobulina, rituximab etc.) pode ser recomendada conforme sintomas e gravidade dos achados da biópsia. A rejeição humoral é classificada em hiperaguda (até 7 dias do TC), precoce (até 30 dias do TC) e tardia (após 30 dias do TC).

17. Resposta: A

A rejeição celular aguda (RCA) é caracterizada por resposta inflamatória predominantemente mediada por células T, com infiltrado de linfócitos e macrófagos. É mais frequente no primeiro ano após o transplante, porém pode ocorrer a qualquer momento. Por se tratar de um coração denervado, os sintomas iniciais de rejeição são comumente frustros. A triagem inicial na suspeita é realizada com o ecocardiograma, embora a disfunção ventricular seja uma manifestação tardia da rejeição. O principal método diagnóstico é a biópsia endomiocárdica (BEM), que deve sempre ser realizada na suspeita de RCA. A classificação histológica da ISHLT de 2005 divide a RCA em diferentes graus conforme a Tabela 2.

Tabela 2 Classificação de rejeição celular em enxerto cardíaco

Grau 0R	Ausência de infiltrado inflamatório
Grau 1R	Infiltrado inflamatório linfo-histiocitário perivascular ou intersticial sem dano celular ou com foco único de agressão aos cardiomiócitos
Grau 2R	Infiltrado inflamatório linfo-histiocitário multifocal com dois ou mais focos de agressão aos cardiomiócitos
Grau 3R	Infiltrado inflamatório linfo-histiocitário difuso com presença de polimorfonucleares e associado a múltiplos focos de agressão aos cardiomiócitos

282 Treinamento em Diretrizes – Cardiologia

O tratamento da RCA leva em consideração o grau da biópsia e a presença de disfunção ventricular (Tabela 3). No caso de rejeição 2R com disfunção de enxerto, a recomendação é metilprednisolona 1 g/dia, endovenosa, por 3 a 5 dias + timoglobulina por 5 a 7 dias + ajuste de imunossupressão oral. Sempre que houver disfunção ventricular recomenda-se a pesquisa de rejeição humoral concomitante.

Tabela 3   Recomendação de tratamento para rejeição celular aguda

Biópsia	Disfunção ventricular	
	Ausente	Presente
1R	Ajustar esquema imunossupressor oral	Pesquisar rejeição humoral e doença vascular do enxerto
2R	PO recente: metilprednisolona EV PO tardio: prednisolona VO	Metilprednisolona EV + timoglobulina
3R	Metilprednisolona EV + timoglobulina (se rejeição persistente)	Metilprednisolona EV + timoglobulina

EV: endovenoso; PO: pós-operatório; VO: via oral.

18. Resposta: A

Nos casos de rejeições recorrentes ou refratárias com doses ou nível sérico de imunossupressão de manutenção adequados, sugere-se inicialmente a conversão de ciclosporina para tacrolimus (classe I, NE B). Em pacientes em uso de azatioprina, sugere-se a conversão desta para micofenolato. Se o paciente estiver em uso de tacrolimus e micofenolato em doses otimizadas que persistam com rejeições celulares, pode-se substituir uma das drogas (preferencialmente o antiproliferativo) por um inibidor de sinal (sirolimus/everolimus), ou acrescentar ao regime metotrexato ou ciclofosfamida.

19. Resposta: A

Os inibidores da calcineurina (ciclosporina ou tacrolimus) são os maiores determinantes da disfunção renal crônica após o transplante cardíaco. Inicialmente, estas drogas aumentam a atividade simpática e a vasoconstrição por ativação do sistema renina-angiotensina, disfunção endotelial e aumento de endotelina. Tardiamente provocam lesões estruturais associadas a fibrose intersticial. A prevenção da insuficiência renal associada a estas drogas envolve uso de dores menores, evitar níveis séricos elevados e tratamento rigoroso da hipertensão arterial, diabetes e dislipidemia. Uma vez instalada a disfunção renal, a

Capítulo 14 Transplante cardíaco 283

conversão dos inibidores da calcineurina para um inibidor da mTOR (sirolimus ou everolimus) pode retardar ou atenuar o processo.

20. Resposta: **D**

As estatinas estão associadas a prevenção de episódios de rejeição fatais, redução do risco de câncer terminal e redução da incidência de doença vascular do enxerto. Recomenda-se que sejam introduzidas 1 a 2 semanas após o transplante independentemente dos níveis séricos de colesterol. Quando associadas aos inibidores de calcineurina aumentam o risco de rabdomiólise, portanto são preconizadas doses mais baixas da estatina (p. ex., dose máxima de sinvastatina = 20 mg).

21. Resposta: **A**

A doença vascular do enxerto (DVE) é decorrente de proliferação intimal difusa, concêntrica, que acomete todos os vasos epicárdicos e intramurais. Em contraste, a doença aterosclerótica em geral é focal, excêntrica e de acometimento proximal. A DVE tem etiologia multifatorial associada principalmente à rejeição celular ou humoral, hipercolesterolemia e infecção por CMV. Para a prevenção preconiza-se tratamento dos fatores de risco cardiovasculares (hipertensão arterial sistêmica, *diabetes mellitus*, obesidade, tabagismo) e profilaxia adequada para CMV. Além disso, recomenda-se o uso precoce de estatinas (classe I, NE A), diltiazem (classe I, NE B) e inibidores da enzima de conversão da angiotensina (classe IIb, NE B). Em relação à imunossupressão, micofenolato, sirolimus e everolimus mostraram redução na incidência e progressão da DVE. Recomenda-se a substituição do antiproliferativo por um inibidor do sinal de proliferação quando se diagnostica a DVE. O ácido acetilsalicílico (AAS) não foi bem estudado neste contexto, porém é recomendado empiricamente uma vez que se tenha o diagnóstico de DVE. Para a triagem, a recomendação é cineangiocoronariografia após o primeiro ano de transplante (classe I, NE C). A frequência de cineangiocoronariografias após é definida conforme protocolo de cada serviço, levando-se em consideração fatores individuais como a função renal do paciente em questão. O retransplante pode ser indicado em casos de DVE avançada com disfunção sistólica (classe IIa, NE C).

22. Resposta: **D**

Paciente com IC por cardiomiopatia chagásica tem pior prognóstico quando comparada às demais etiologias, porém o resultado do transplante nesse subgrupo é melhor do que nas outras etiologias em decorrência do perfil de pacientes mais jovens, com menos comorbidades, menores taxas de cirurgias cardíacas prévias e de hipertensão pulmonar grave. Na avaliação pré-transplante cardíaco é importante a investigação ativa de megaesôfago e megacólon, os quais, dependendo da gravidade de acometimento, podem contraindicar o transplante. Dado que o paciente é portador do *Trypanosoma cruzi*, deve-se utilizar a menor intensidade de imunossupressão possível (classe I, NE C) e o antiproliferativo de escolha é a azatioprina (classe IIa, NE C) por haver sugestão de que esta promove menores taxas de reativação chagásica quando comparada ao micofenolato. Recomenda-se o monitoramento pós-transplante com pesquisa de *T. cruzi* de rotina no sangue (classe I, NE C) e nas biópsias endomiocárdicas (classe I, NE C). Não há evidência para tratamento profilático, porém uma vez que se tenha suspeita de reativação, seja cardíaca ou extracardíaca, o tratamento é indicado com benzonidazol (classe I, NE C).

Referências bibliográficas

1. Mudge GH, Goldstein S, Addonizio LJ, Caplan A, Mancini D, Levine TB, et al. 24th Bethesda conference: cardiac transplantation. Task Force 3: Recipient guidelines/prioritization. J Am Coll Cardiol. 1993;22(1):21-31.
2. Mehra M, Kobashigawa J, Starling R, Russel S, Uber P, Parameshwar J, et al. Listing criteria for heart transplantation: International Society for Heart and Lung Transplantation guidelines for the care of cardiac transplant candidates – 2006. J Heart Lung Transplant. 2006;25(9):1024-42.
3. Bacal F, Marcondes-Braga FG, Rohde LEP, Xavier Júnior JL, de Souza Brito F, Moura LZ, et al. 3a Diretriz Brasileira de Transplante Cardíaco. Arq Bras Cardiol. 2018; 111(2):230-289.
4. Costanzo MR, Costanzo MR, Dipchand A, Starling R, Anderson A, Chan M, et al. The International Society of Heart and Lung Transplantation guidelines for the care of heart transplant recipients. J Heart Lung Transplant. 2010;29(8):914-56.
5. Davis MK, Hunt SA. State of the art: cardiac transplantation. Trends in Cardiovascular Medicine. 2014;24(8):341-9.
6. Fang JC, Ewald GA, Allen LA, Butler J, Westlake Canary CA, Colvin-Adams M, et al. Advanced (stage D) heart failure: a statement from the Heart Failure Society of America Guidelines Committee. J Card Fail. 2015;21(6):519-34.
7. Mehra MR, Canter CE, Hannan MM, Semigran MJ, Uber PA, Baran DA, et al. The 2016 International Society for Heart Lung Transplantation listing criteria for heart transplantation: a 10-year update. J Heart Lung Transplant. 2016;35(1):1-23.
8. Kobashigawa J. Clinical trials in heart transplantation: the evolution of evidence in immunosuppression. J Heart Lung Transplant [Internet]. 2017;36(12):1286-90.
9. Stehlik J, Kobashigawa J, Hunt SA, Reichenspurner H, Kirklin JK. Honoring 50 years of clinical heart transplantation. Circulation. 2017;137(1):71-87.
10. Kobashigawa J, Colvin M, Potena L, Dragun D, Crespo-Leiro MG, Delgado JF, et al. The management of antibodies in heart transplantation: An ISHLT consensus document. J Heart and Lung Transplant. 2018;37:537-47.

Capítulo 15

Taquiarritmias

Questões

1. Há uma clara associação entre a presença de fibrilação atrial (FA) e o risco de desenvolver acidente vascular cerebral (AVC) durante a vida. A anticoagulação pode reduzir muito as taxas desses eventos em populações específicas. O escore de risco preferencial para avaliação desses pacientes é o CHA_2DS_2-VASc, que leva em conta, exceto:
   a) Insuficiência cardíaca.
   b) Dislipidemia.
   c) AVC prévio.
   d) Doença arterial periférica.

2. Na FA de alta resposta ventricular com estabilidade hemodinâmica quando há via acessória (VA) associada, com o objetivo de reduzir o risco de degeneração para fibrilação ventricular (FV), a droga de escolha para tratamento é:
   a) Diltiazem endovenoso.
   b) Amiodarona endovenosa.
   c) Metoprolol endovenoso.
   d) Digoxina.

286 Treinamento em Diretrizes – Cardiologia

3. A decisão acerca da anticoagulação ou não da FA ou do *flutter* atrial deve levar em conta características individuais e personalizadas do indivíduo. Dessa forma, pacientes com alto risco de sangramento podem não se beneficiar com os efeitos da anticoagulação. O escore HAS-BLED é o mais utilizado para a avaliação do risco de sangramento em portadores dessas arritmias. Assinale a seguir a condição clínica que de acordo com o escore não está relacionada a riscos aumentados de sangramento:
a) Etilismo.
b) Insuficiência cardíaca.
c) AVC prévio.
d) Alteração de função hepática.

4. Em pacientes portadores de FA não valvar em que a anticoagulação é recomendada e que possuem contraindicação para anticoagulação oral com varfarina e com novos anticoagulantes orais (NOAC), pode-se optar pela seguinte terapêutica a fim de reduzir ao máximo o risco de eventos tromboembólicos:
a) Ticagrelor.
b) Ácido acetilsalicílico (AAS).
c) Clopidogrel.
d) AAS + clopidogrel.

5. Qual o anticoagulante de escolha para pacientes portadores de FA não valvar com indicação de anticoagulação oral e que sejam portadores de insuficiência renal, visando um menor risco de sangramento?
a) Edoxaban.
b) Apixabana.
c) Varfarina.
d) Dabigatrana.

6. Para pacientes que se apresentam no departamento de emergência com FA aguda (menos de 48 horas) em que se opta pela cardioversão elétrica sincronizada (CVE), a segurança do procedimento é fundamental. O uso de anticoagulantes previamente à CVE reduz a chance de eventos cerebrovasculares em diversas análises em pacientes com alto risco de eventos trombóticos. Qual das seguintes é a alternativa correta?

a) A escolha de anticoagulante previamente à CVE nesse caso é livre, podendo-se escolher entre heparinas de baixo peso ou não fracionada, varfarina ou NOAC.

b) A droga de escolha nessas situações deve ser a enoxaparina endovenosa.

c) A droga de escolha nessas situações deve ser um dos NOAC.

d) As pesquisas avaliando o papel dos NOAC na cardioversão elétrica ainda são escassas e novos estudos são necessários antes de sua recomendação para esses casos.

7. Quanto à oclusão percutânea do apêndice atrial esquerdo (AAE) para pacientes portadores de FA, podemos afirmar que:

a) Os agentes anticoagulantes orais ainda são a principal escolha para prevenção de fenômenos embólicos.

b) Para pacientes com alto risco de fenômenos tromboembólicos e contraindicação ao uso de anticoagulantes, a oclusão pode ser o tratamento de escolha.

c) Após a oclusão do AAE, ainda se faz necessária a utilização de dupla antiagregação plaquetária por alguns meses após o procedimento.

d) Todas as alternativas estão corretas.

8. Em relação ao uso de antiarrítmicos na FA qual é a alternativa correta?

a) FA episódica associada à ingesta excessiva de álcool ou crise tireotóxica após a reversão para ritmo sinusal não necessita de uso de antiarrítmicos por longo prazo.

b) O sotalol é um fármaco com resultados significativos na reversão aguda da arritmia.

c) Ablação do nó atrioventricular (AV) pode ser utilizada como primeira linha de tratamento em pacientes sintomáticos.

d) Digoxina é uma opção efetiva para controle de resposta ventricular em pacientes com via acessória e FA de alta resposta.

9. Em pacientes portadores de FA paroxística sintomática recorrente sem uso prévio de medicação antiarrítmica:

a) A ablação do nó AV com implante de marca-passo definitivo é opção inicial, pesando-se riscos e benefícios.

b) Procedimentos percutâneos não são a primeira opção para pacientes que nunca receberam terapia antiarrítmica oral.

c) A anticoagulação não é necessária nesses casos.

288 Treinamento em Diretrizes – Cardiologia

d) A ablação por cateter da fibrilação atrial para manutenção do ritmo sinusal pode ser a opção inicial, pesando-se riscos e benefícios.

10. Ainda sobre a ablação por cateter da FA para manutenção do ritmo sinusal, podemos afirmar que:
a) Normalmente pode ser utilizada tanto para controle de ritmo como para controle de frequência ventricular.
b) A despeito da eficácia, a ablação da FA é um procedimento de alta complexidade, com risco de complicações maiores em torno de 4,5%.
c) A ablação de FA pode não ser curativa e recorrências são comuns.
d) Todas as anteriores.

11. Em relação ao tratamento ideal das taquicardias supraventriculares tipo reentrada nodal (TRN), sem instabilidade hemodinâmica, podemos dizer que:
a) A manobra vagal deve ser evitada e vem caindo em desuso, em decorrência principalmente de sua baixa eficácia.
b) Uma dose inicial de adenosina 12 mg pode ser utilizada.
c) A manobra vagal modificada é mais efetiva do que a manobra vagal tradicional, no entanto, a maior possibilidade é que não se obtenha reversão para o ritmo sinusal.
d) O uso de betabloqueadores ou bloqueadores de canal de cálcio é indicado para reversão ao ritmo sinusal.

12. Sobre a manobra vagal, pode-se dizer que:
a) Deve ser realizada apenas por profissionais médicos.
b) Tem alta eficácia mesmo fora do ambiente hospitalar.
c) Familiares e pacientes podem ser instruídos a realizar a manobra em determinadas situações.
d) É segura em pacientes idosos com sopro carotídeo ao exame físico.

13. Sobre a taquicardia atrial multifocal:
a) A cardioversão elétrica (CVE) na emergência não deve ser realizada pelo risco de embolização em território cerebral.
b) O emprego de adenosina endovenosa não tem utilidade nessa arritmia.
c) A ablação por cateter é uma opção alternativa à terapia farmacológica para esses pacientes.
d) Diltiazem deve ser evitado por contribuir para a piora do mecanismo gerador dessa arritmia.

14. Em pacientes portadores de via acessória, caracterizando síndrome de Wolff-Parkinson-White, podemos dizer que:

a) A ablação por cateter tem pouca eficácia na remoção da via acessória.

b) O estudo eletrofisiológico pode ser considerado em pacientes assintomáticos para estratificação inicial de risco de arritmias.

c) Ablação ainda não é um procedimento com níveis razoáveis de segurança para essa população.

d) O uso de antiarrítmicos não tem papel no tratamento desses pacientes.

15. O risco de pacientes com pré-excitação desenvolverem arritmias malignas está diretamente relacionado à capacidade da via acessória em conduzir o estímulo elétrico. Dessa forma, selecione a alternativa que melhor indica um achado de exame complementar relacionado à menor chance de arritmia maligna nesses pacientes:

a) Presença de múltiplas vias acessórias.

b) Intervalo R-R menor que 250 ms entre dois complexos pré-excitados durante episódio de FA.

c) Período refratário da via acessória menor que 240 ms.

d) Perda intermitente de condução pela via acessória durante teste de esforço ou Holter de 24 horas.

16. Entre as medidas que podem ser consideradas para redução do risco de morte súbita cardíaca (MSC) em pacientes com fração de ejeção de ventrículo esquerdo igual ou inferior a 40%, estão:

a) Inibidores da enzima de conversão da angiotensina (IECA) ou bloqueador do receptor da angiotensina (BRA).

b) Betabloqueadores.

c) Antagonista da aldosterona.

d) Todas as anteriores.

17. Em pacientes portadores de miocardiopatia isquêmica, podemos dizer que:

a) Aqueles com registro de taquicardia ventricular (TV) sustentada devem ser submetidos à revascularização miocárdica.

b) Tem indicação imediata de uso de cardiodesfibrilador implatável (CDI).

c) Estudo eletrofisiológico e ablação por cateter não tem benefício nesta população.

d) Betabloqueadores, amiodarona e sotalol são opções para evitar novos episódios de TV.

18. Selecione a seguir a alternativa que melhor descreve condutas emprega-das a fim de se reduzir o risco de morte súbita cardíaca (MSC) na miocar-diopatia hipertrófica (MCH):

a) Evitar prática de esportes competitivos.

b) Implante de cardiodesfibrilador implantável (CDI) em pacientes sobreviven-tes de parada cardiorrespiratória em taquicardia ventricular (TV).

c) Rastrear parentes de primeiro grau de pacientes portadores da doença com eletrocardiograma e ecocardiograma.

d) Todas as anteriores.

19. Sobre a displasia arritmogênica de ventrículo direito (DAVD), está incorreto afirmar:

a) A prática de atividade física competitiva deve ser evitada.

b) A primeira linha de tratamento para prevenção de arritmias malignas deve ser com betabloqueadores na maior dose recomendada.

c) O implante de CDI está indicado para pacientes que apresentam taquicar-dia ventricular não sustentada (TVNS) no Holter de 24 horas.

d) Amiodarona pode ser considerada para melhora de sintomas.

20. Sobre a síndrome de Brugada, qual a alternativa correta?

a) O diagnóstico normalmente é feito com uso do eletrocardiograma de alta resolução.

b) Deve-se evitar uso de medicações específicas, consumo de álcool e tratar prontamente febre.

c) O implante de CDI raramente se faz necessário e traz pouco benefício na redução de morte súbita cardíaca (MSC).

d) O uso de quinidina e procainamida é proscrito.

Respostas comentadas

1. **Resposta: B**
    As diretrizes da Sociedade Brasileira de Cardiologia (SBC), da European Society of Cardiology (ESC) e da American Heart Association (AHA) que tratam de FA adotam o CHA_2DS_2-VASc como escore para avaliação de risco para fenômenos tromboembólicos. Conforme observado na Tabela 1, dislipidemia não faz parte desse escore.

Tabela 1   Escore de CHA_2DS_2-VASc

CHA_2DS_2-VASc	Pontuação
Congestive heart failure (insuficiência cardíaca congestiva)	1
Hipertensão arterial sistêmica	1
Age (idade) ≥ 75 anos	2
Diabetes mellitus	1
Stroke (histórico de acidente vascular cerebral) prévio	2
Vascular disease (doença vascular aterosclerótica)	1
Age (idade) 65-74 anos	1
Sexo feminino	1

2. **Resposta: B**
    A diretriz da SBC contraindica o uso de betabloqueadores, digoxina e bloqueadores de canal de cálcio no contexto de FA com via acessória por serem drogas que podem aumentar a condução pela via anômala. Assim, a droga de escolha nessas situações deve ser a amiodarona endovenosa. Por outro lado, a diretriz da AHA de FA contraindica o uso de amiodarona endovenosa para esses casos, sugerindo o uso de ibutiride ou procainamida, drogas que não são padronizadas no Brasil.
    Lembrando que casos instáveis devem ser tratados com cardioversão elétrica sincronizada e que mesmo o paciente estável pode evoluir a qualquer momento com instabilidade ou fibrilação ventricular, necessitando de terapia elétrica.

3. **Resposta: B**
    Tanto a diretriz brasileira quanto a americana para manejo da FA são categóricas em reforçar o benefício da anticoagulação para grande parcela dos casos. Ambas as diretrizes também preconizam que o risco de sangramento deve ser

292 Treinamento em Diretrizes – Cardiologia

individualizado e muitas vezes pode contraindicar a anticoagulação. Especialmente em pacientes com escore de risco para eventos trombóticos CHADS-VASc igual a 1, o escore HAS-BLED (descrito na Tabela 2) deve ser considerado para a tomada de decisão. Vale lembrar que a diretriz americana reforça que as evidências para a aplicação prática desse escore ainda são fracas. Entre as variáveis levadas em consideração, a insuficiência cardíaca não é uma delas.

Tabela 2   Escore HAS-BLED

Risco HAS-BLED	Pontuação
Hipertensão arterial sistêmica	1
Alteração de função renal ou hepática (1 ponto para cada)	1 ou 2
Stroke (histórico de acidente vascular cerebral prévio)	1
Bleeding (sangramento prévio)	1
Labilidade de INR	1
Elderly (idade > 65 anos)	1
Drogas ou álcool (1 ponto para cada)	1 ou 2

INR: razão normalizada internacional do tempo de protrombina.

4. Resposta: **D**

A Diretriz da SBC traz a recomendação do esquema ácido acetilsalicílico (AAS) + clopidogrel (grau de recomendação IIa, nível de evidência B) como opção à anticoagulação oral em pacientes portadores de FA não valvar.

Por outro lado, a diretriz americana pondera que essa associação está relacionada em alguns estudos a riscos muito aumentados de sangramento, especialmente em grupos de pacientes que não podem receber anticoagulante oral. Dessa forma, adotando a diretriz brasileira a recomendação é a dupla antiagregação plaquetária, mas deve-se sempre ponderar e individualizar o tratamento a fim de se reduzir ao máximo os riscos de malefício.

5. Resposta: **C**

A função renal deve ser sempre avaliada em pacientes antes do início da anticoagulação. A diretriz brasileira recomenda que pacientes com disfunção renal (sem especificar níveis específicos de *clearance* de creatinina) não devem receber NOAC, sendo varfarina a melhor opção. Na diretriz americana, o uso dos NOAC não é contraindicado em pacientes com insuficiência renal, sendo apenas necessário o ajuste da dose de acordo com o *clearance* de creatinina.

Capítulo 15 Taquiarritmias 293

No entanto, levando-se em conta ainda a presença de antagonistas disponíveis em serviços de emergência, quando a dose de varfarina é adequadamente ajustada e o paciente é bem acompanhado, esta ainda é a opção mais segura para pacientes com alto risco de sangramento, especialmente para os portadores de insuficiência renal. Dessa forma, a recomendação da diretriz brasileira prevalece em nossa prática.

6. Resposta: **D**

Embora a diretriz americana incorpore nas suas recomendações a possibilidade de uso de NOAC nessa situação, a diretriz brasileira enfatiza que ainda não há evidências claras para o uso dessas drogas para a situação de cardioversão elétrica (CVE) na emergência. É importante lembrar que pacientes com FA aguda situacional, com fator determinado e reversível, não tem indicação para a anticoagulação oral ou parenteral, especialmente se possuírem baixo risco de eventos cardioembólicos.

7. Resposta: **D**

Ambas as diretrizes citam artigos mencionando a não inferioridade da oclusão percutânea do apêndice atrial esquerdo (AAE) quando comparado à anticoagulação com varfarina, especialmente em pacientes de alto risco para eventos trombóticos e de sangramento. No entanto, vale lembrar que apesar de eliminar a necessidade de anticoagulação, a diretriz brasileira recomenda que após o uso dos dispositivos percutâneos são necessários 3 a 6 meses de dupla antiagregação plaquetária, o que pode contribuir para uma taxa de até 10% de eventos adversos nesse grupo de pacientes, incluindo sangramentos graves.

8. Resposta: **A**

A diretriz brasileira não recomenda o uso rotineiro de medicações antiarrítmicas após reversão para ritmo sinusal em pacientes portadores de FA episódica, ou seja, cuja etiologia é potencialmente reversível e não há risco alto de recorrência. De acordo com a mesma diretriz, o sotalol não possui potencial para reversão do episódio agudo de FA, mas pode ser usado como droga para manutenção de ritmo sinusal e para controle de frequência em longo prazo com segurança razoável. Já a ablação AV, segundo as diretrizes americana e brasileira, é uma escolha apenas para pacientes com intolerância a medicações antiarrítmicas ou quando o controle de frequência não é adequadamente alcançado. Por fim, as diretrizes americana e brasileira são enfáticas em contraindicar

294 Treinamento em Diretrizes – Cardiologia

o uso de digoxina em pacientes com via acessória, pelo risco aumentado de evolução para fibrilação ventricular.

9. Resposta: **D**

O controle do ritmo com drogas antiarrítmicas (AA) é o tratamento de escolha na maioria dos pacientes com FA. No entanto, em decorrência da baixa eficácia e dos efeitos adversos desses fármacos, a ablação AV para controle da frequência cardíaca (FC) se estabeleceu como estratégia terapêutica aceitável em certos grupos de pacientes, principalmente nos idosos (mais que 65 anos), no entanto, deve ser evitada em pacientes que nunca foram submetidos a terapia com AA, segundo as diretrizes brasileira e americana.

A anticoagulação para esses casos segue regras semelhantes à de pacientes com FA permanente ou persistente e deve ser individualizada em cada caso, pesando-se o risco de eventos trombóticos e o risco de sangramento.

Por fim, ambas as diretrizes apontam que a ablação por cateter da FA para manutenção do ritmo sinusal pode ser a primeira escolha em pacientes virgens de tratamento com drogas AA, desde que a decisão seja tomada em conjunto com o paciente e pesando-se riscos e benefícios do procedimento (grau de recomendação IIa-B).

10. Resposta: **D**

As recomendações quanto à ablação por cateter são semelhantes nas duas diretrizes. O procedimento pode ser indicado para FA paroxística ou persistente, refratária a drogas antiarrítmicas (AA), para controle de ritmo ou frequência e até como primeira terapia em alguns casos, como já abordado. No entanto trata-se de procedimento complexo, com riscos de complicação, com necessidade de serviços de excelência e equipados para sua realização. Ainda assim, as chances de recorrência ou persistência da arritmia são grandes e os pacientes devem estar cientes da chance de insucesso.

11. Resposta: **C**

As diretrizes da AHA e da ESC trazem a manobra vagal como primeira intervenção no manejo das arritmias supraventriculares tipo reentrada nodal (TRN), sendo essa a primeira opção para seu adequado manejo na emergência quando não há sinais de instabilidade hemodinâmica. No entanto, mesmo utilizando a manobra modificada, as chances de reversão ainda são por volta de 35 a 40% somente. Em caso de persistência da arritmia, uma dose inicial de adenosina 6 mg endovenosa deve ser utilizada. O uso de betabloqueadores ou bloqueadores de canal de cálcio só deve ser opção para controle de frequência cardíaca em casos refratários.

12. Resposta: **C**
A diretriz da AHA traz a recomendação de se instruir pacientes e familiares a realizarem a manobra em casa em casos de diagnóstico já sabido e como medida para controle das crises.

13. Resposta: **C**
As taquicardias atriais multifocais, de acordo com as diretrizes da AHA, da ESC e da SBC podem ser manejadas com cardioversão elétrica (CVE) na emergência, especialmente se associadas à instabilidade hemodinâmica. O emprego de adenosina pode ser considerado para auxiliar no diagnóstico em casos de difícil interpretação eletrocardiográfica. A ablação por cateter é segura e efetiva para esses pacientes e pode ser considerada como alternativa ao controle com antiarrítmicos. Por fim, o uso de betabloqueadores e bloqueadores de canais de cálcio, conforme as diretrizes, pode ser empregado para o controle de sintomas de frequência cardíaca nessa arritmia.

14. Resposta: **B**
A ablação por cateter da via acessória tem altas taxas de sucesso e boa segurança clínica nesses pacientes e é recomendada nas diretrizes da AHA e da ESC principalmente para pacientes com arritmias manifestas e sintomáticos. As recomendações trazem ainda a proposta de realização de estudo eletrofisiológico para auxiliar na estratificação de risco em pacientes assintomáticos, uma vez que o risco de arritmias malignas se relaciona mais com as propriedades anatômicas da via acessória do que com a presença ou não de sintomas. No entanto, alguns pacientes podem ser manejados apenas com o uso de antiarrítmicos inicialmente, sem necessidade de procedimentos invasivos.

15. Resposta: **D**
Em pacientes portadores de via acessória, é importante determinar o risco de evolução para arritmias malignas que aumentam a chance de morte súbita. A diretriz americana enfatiza que os achados anatômicos e funcionais durante o estudo eletrofisiológico são de grande importância para essa avaliação e, como já vimos, podem justificar o estudo de pacientes assintomáticos. No entanto, exames menos invasivos como o Holter de 24 horas e o teste ergométrico podem fornecer informações prognósticas valiosas. A evidência de perda de

296 Treinamento em Diretrizes – Cardiologia

condução intermitente pela via acessória durante o esforço físico ou durante a monitorização ambulatorial correlaciona-se com baixa chance de condução rápida pelo feixe e menores chances de arritmias malignas.

16. Resposta: D

Conforme recomendações específicas nas diretrizes brasileira, americana e europeia, e com base em diversos estudos na literatura, a utilização das três classes medicamentosas, e não somente dos betabloqueadores, em pacientes com disfunção ventricular está associada à diminuição de eventos cardiovasculares maiores, incluindo redução de morte súbita cardíaca (MSC).

17. Resposta: D

A diretriz americana sobre prevenção de morte súbita e arritmias ventriculares conclui que a terapia de revascularização, seja cirúrgica ou percutânea, isoladamente não é efetiva para controle de arritmias ventriculares. Esses pacientes muitas vezes têm indicação de implante de cardiodesfibrilador implantável (CDI), no entanto, deve-se primeiramente controlar os episódios de arritmia de forma medicamentosa (uso de betabloqueadores, amiodarona e sotalol são opções razoáveis) ou por meio de estudo eletrofisiológico com ablação por cateter, com o objetivo de se evitar terapias elétricas desnecessárias e recorrentes do CDI.

18. Resposta: D

Evitar morte súbita cardíaca (MSC) em pacientes portadores de miocardiopatia hipertrófica (MCH) é de fundamental importância. Ambas as diretrizes americana e europeia preconizam o uso de escores de gravidade no que diz respeito ao risco de MSC, devendo guiar entre outras terapêuticas o implante do cardiodesfibrilador implantável (CDI) para prevenção primária ou secundária. Evitar prática de esportes competitivos é consensual nas diretrizes. A investigação de parentes de primeiro grau é recomendada nas diretrizes.

19. Resposta: C

A displasia arritmogênica de ventrículo direito (DAVD) vem sendo abordada nas diretrizes mais recentes americana e europeia como doença diretamente relacionada a arritmias ventriculares, morte súbita e insuficiência cardíaca. Nesse grupo de pacientes, e conforme recomendações concordantes das diretrizes, a atividade física competitiva deve ser evitada. O uso de betabloqueadores é consensual e está relacionado à redução da taxa de morte súbita cardíaca (MSC), sendo a dose--alvo a mais alta possível e tolerada pelo paciente. A amiodarona pode ser consi-

Capítulo 15 Taquiarritmias 297

derada em caso de intolerância ao betabloqueador ou de sintomas ocasionados por arritmias ventriculares a despeito do uso dessa classe. No entanto, o implante de cardiodesfibrilador implantável (CDI) é indicado para pacientes sobreviventes de MSC e com histórico de taquicardia ventricular (TV) bem tolerada ou não. A presença de TV não sustentada (TVNS) não indica como regra o implante do dispositivo.

20. Resposta: B

A síndrome de Brugada tem origem genética, sendo comuns casos em uma mesma família. O diagnóstico da forma mais comum, tipo 1, conforme orientado pela diretriz americana, faz-se com o uso do eletrocardiograma de 12 derivações na maioria das vezes. Os pacientes portadores da síndrome devem evitar medicamentos que interagem com a repolarização ventricular (há listas disponíveis na internet em http://www.brugadadrugs.org), evitar consumo excessivo de álcool e tratar prontamente febres. O implante de cardiodesfibrilador implantável (CDI) se faz necessário em pacientes vítimas de parada cardiorrespiratória (PCR), síncope ou taquicardia ventricular (TV) documentada. O uso de quinidina é recomendado na diretriz americana para tratamento de arritmias ventriculares ou supraventriculares. Já a procainamida pode ser usada para o diagnóstico, na forma de teste provocativo.

Referências bibliográficas

1. Magalhães LP, Figueiredo MJO, Cintra FD, Saad EB, Kuniyishi RR, Teixeira RA, et al. II Diretrizes brasileiras de fibrilação atrial. Arq Bras Cardiol. 2016;106(4Supl.2):1-22.
2. January CT, Wann LS, Alpert JS, Calkins H, Cigarroa JE, Cleveland JC Jr, et al. 2014 AHA/ACC/HRS Guideline for the management of patients with atrial fibrillation. Circulation. 2014;130(23):2071-104.
3. Scanavacca MI, Brito FS, Maia I, Hachul D, Gizzi J, Lorga A, et al. Diretrizes para avaliação e tratamento de pacientes com arritmias cardíacas. Arq Bras Cardiol. 2002;79(Suppl5):1-50.
4. Al-Khatib SM, Stevenson WG, Ackerman MJ, Gillis AM, Bryant WJ, Hlatky MA, et al. 2017 AHA/ACC/HRS Guideline for management of patients with ventricular arrhythmias and the prevention of sudden cardiac death. Heart Rhythm. 2017;pii: S1547-5271(17)31250-X.
5. Page RL, Joglar JA, Caldwell MA, Calkins H, Conti JB, et al. 2015 ACC/AHA/HRS Guideline for the management of adult patients with supraventricular tachycardia. J Am Coll Cardiol. 2016;67(13):e27-e115.
6. Priori SG, Blomström-Lundqvist C, Mazzanti A, Blom N, Borggrefe M, Camm J, et al. 2015 ESC Guidelines for the management of patients with ventricular arrhythmias and the prevention of sudden cardiac death. Eur Heart J. 2015;36(41):2793-867.

Capítulo 16

Doença arterial coronariana crônica

Questões

1. Paciente do sexo feminino, 54 anos, hipertensa e dislipidêmica, portadora de angina estável CCS (Canadian Cardiovascular Society) III, em uso regular de aspirina, inibidor da enzima conversora de angiotensina (IECA) e sinvastatina, apresenta ao exame físico pressão arterial (PA) = 140 × 70 mmHg, frequência cardíaca (FC) = 76 bpm. Ritmo cardíaco regular e presença de quarta bulha. Eletrocardiograma (ECG) normal. Ecocardiograma transtorácico: septo de 13 mm, parede posterior de 14 mm, átrio esquerdo de 48 mm, ventrículo esquerdo (VE) de 58 × 48 mm, fração de ejeção do ventrículo esquerdo (FEVE) de 62%, sem alterações segmentares. Exames bioquímicos: LDL = 102 mg/dL; HDL = 45 mg/dL; glicose = 112 mg/dL; triglicérides = 163 mg/dL; creatinina = 1,2 mg/dL. Optado pela realização de cateterismo cardíaco que evidenciou lesão no terço distal do tronco de coronária esquerda de 80% e lesão em terço médio de artéria coronária direita de 70%. Com base nessas informações, qual é a melhor conduta para esse paciente?

   a) Intervenção coronariana percutânea com *stent* convencional.
   b) Cirurgia de revascularização do miocárdio.
   c) Intervenção coronariana percutânea com *stent* farmacológico.
   d) Adequar o tratamento clínico e reavaliar em 6 meses.

300 Treinamento em Diretrizes – Cardiologia

2. Homem, 53 anos, encaminhado para a realização de teste ergométrico para avaliação de rotina, por história familiar de doença arterial coronariana (DAC). Assintomático do ponto de vista cardiovascular. Portador de dislipidemia familiar, com LDL colesterol em torno de 210 mg/dL, sem outras comorbidades. No quinto minuto do protocolo de Ellestad, apresenta infradesnivelamento descendente do segmento ST de 4,0 mm no ponto Y, em D2, D3, aVF, V5, V6 e CM5, assintomático. A melhor conduta nesse caso é:
   a) Liberar o paciente, porque o exame é falso-positivo.
   b) Solicitar uma cintilografia de perfusão miocárdica.
   c) Encaminhar para cineangiocoronariografia.
   d) Solicitar angiotomografia coronárias.

3. Assinale a alternativa que não representa uma recomendação para utilização de ecocardiograma transtorácico para o diagnóstico da doença arterial coronariana estável:
   a) Avaliação inicial da função do ventrículo esquerdo.
   b) Avaliação da função do ventrículo esquerdo quando há sinais de insuficiência cardíaca ou com mudança do quadro clínico ou exame físico.
   c) Suspeita de complicações, como pseudoaneurisma, aneurismas e insuficiência mitral.
   d) Avaliação inicial de assintomáticos com baixa probabilidade de DAC.

4. Assinale a alternativa correta quanto a intervenção coronariana percutânea (ICP) em pacientes com DAC:
   a) ICP é contraindicada em pacientes com DAC multiarterial, syntax *score* > 22 e impossibilidade de revascularização completa.
   b) Paciente do sexo masculino, 50 anos, assintomático, tem cintilografia de perfusão miocárdica evidenciando defeito reversível de captação de pequena extensão na parede inferior. Nega fatores de risco para DAC. A coronariografia deve ser realizada uma vez que a probabilidade de DAC é alta e a ICP pode reduzir o risco de morte e infarto agudo do miocárdio (IAM) do paciente.
   c) A ICP deve ser realizada com a intenção de melhorar a sobrevida de paciente com DAC estável e lesão em artéria descendente anterior (ADA) de 80% mesmo que a estenose coronariana não seja anatômica e mesmo que o paciente não apresente isquemia em teste não invasivo.
   d) ICP com *stent* farmacológico necessita de dupla antiagregação por período superior a 1 ano.

Capítulo 16 Doença arterial coronariana crônica 301

5. Homem de 54 anos de idade, hipertenso, diabético, dislipidêmico, tabagista, chega ao consultório com história de dor torácica opressiva ao subir ladeira há 6 meses, que dura cerca de 5 minutos e alivia com repouso, sem outros sintomas associados, exceto por dispneia que ficou mais intensa aos esforços. Está em uso de enalapril 10 mg, 2 x/dia, metformina 850 mg, 3 x/dia, e sinvastatina 20 mg à noite. Ao exame físico: bom estado geral, eupneico, anictérico, acianótico, orientado. PA = 150 × 90 mmHg, FC = 88 bpm. Murmúrios vesiculares presentes sem ruídos adventícios. Exame cardiovascular: ritmo cardíaco regular com presença de quarta bulha, com sopro sistólico de regurgitação mitral (+2/+6); presença de sopro carotídeo à direita. Abdome: globoso, flácido, sem visceromegalias, ruído hidroaéreo presente; extremidades sem edemas e com pulsos pediosos diminuídos. Quais medicamentos deveriam ser associados nessa consulta?

a) Ácido acetilsalicílico (AAS), metoprolol e mononitrato de isossorbida.

b) Clopidogrel, verapamil e espironolactona.

c) AAS, trimetazidina e espironolactona.

d) AAS, clopidogrel, metoprolol.

6. Em relação à doença cardiovascular nos pacientes com *diabetes mellitus* (DM), assinale a alternativa correta:

a) Recomenda-se a solicitação de angiotomografia de artérias coronárias em pacientes com DM para avaliação de risco cardiovascular em pacientes assintomáticos.

b) Não se recomenda a solicitação de escore de cálcio das artérias coronárias para avaliação de risco cardiovascular em paciente com idade superior a 40 anos.

c) Não se deve solicitar a pesquisa de estenose carotídea em pacientes com DM assintomáticos mesmo sem histórico de acidente vascular cerebral (AVC).

d) Na população de pacientes multiarteriais com indicação de intervenção, a cirurgia deve ser preferida sobre a angioplastia para redução de eventos cardiovasculares maiores.

7. Sobre o tratamento da DAC estável, assinale a alternativa incorreta:

a) Os betabloqueadores reduzem a mortalidade cardiovascular mesmo nos pacientes que nunca apresentaram infarto do miocárdio.

b) Não há benefício comprovado na associação rotineira entre AAS e clopidogrel nos pacientes com angina crônica estável.

c) Os anticoagulantes podem ser usados como alternativa aos antiplaquetários na presença de total intolerância a essas medicações.

d) Recomenda-se o uso de inibidor da enzima conversora de angiotensina (IECA) ou bloqueador do receptor da angiotensina (BRA) em todos os pacientes com DAC, mesmo naqueles sem disfunção do ventrículo esquerdo.

8. Um homem de 75 anos com insuficiência hepática crônica (CHILD A) procura um cardiologista para avaliação. Ele apresenta dor precordial aos esforços extra-habituais há 6 meses (subir mais de 10 lances de escada) que melhora com o repouso. Faz uso de metoprolol 50 mg, 2 x/dia, sinvastatina 20 mg, 2 x/dia, e aspirina 100 mg, 1 x/dia. Nega hipertensão arterial sistêmica (HAS), DM e outras comorbidades. Na consulta com PA = 112 × 78 mmHg e FC = 52 bpm. A cintilografia de perfusão miocárdica com dipiridamol revelou isquemia reversível de moderada intensidade na parede anterior e função ventricular esquerda de 54%. A cineangiocoronariografia revelou uma longa oclusão da artéria descendente anterior (ADA) esquerda em seu segmento médio com perfusão colateral para o vaso distal a partir da artéria ventricular posterior direita e descendente posterior direita (figura a seguir).

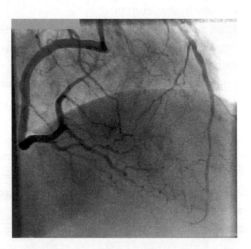

Qual das afirmações a seguir está correta?
a) O paciente tem indicação absoluta de intervenção coronariana percutânea da ADA uma vez que apresenta angina e teste isquêmico positivo.

b) O paciente tem indicação absoluta de cirurgia de revascularização miocárdica uma vez que apresenta angina e teste isquêmico positivo e a artéria acometida é a ADA.
c) A trimetazidina oferece benefício antianginoso para pacientes que já utilizam betabloqueadores, nitratos de longa duração ou bloqueadores de canal de cálcio.
d) Ivabradina seria uma opção para esse paciente uma vez que ele apresenta angina mesmo em vigência de duas medicações antianginosas.

9. Homem, 64 anos, com antecedente de HAS e tabagismo, apresenta há meses episódios de dores epigástricas em queimação de duração variável (minutos a horas) pós-prandiais, noturnas e às vezes ao repouso. Sem outras queixas. Exame físico sem alterações significativas. Eletrocardiograma dentro dos limites da normalidade. Realizou o índice de cálcio coronário a seguir. Qual a alternativa correta?

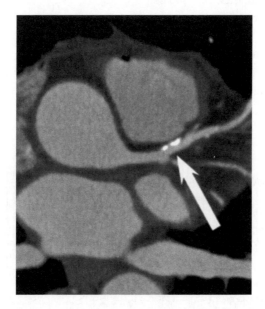

a) Esse paciente não tinha indicação para realização de escore de cálcio, uma vez que ele é sintomático para doença arterial coronariana.
b) O paciente pode apresentar dispepsia, porém tem risco elevado de eventos cardiovasculares futuros.

c) O paciente tem lesão obstrutiva coronária e deve ser estratificado com cineangiocoronariografia.

d) O paciente tem lesão obstrutiva coronária, dispensando-se avaliação com cineangiocoronariografia.

10. Um paciente do sexo masculino, 60 anos, procura atendimento médico em seu consultório, pois está preocupado com sua saúde. Paciente está assintomático, exceto pela presença de tosse seca há muitos anos. É fumante desde os 30 anos e hipertenso em tratamento irregular com losartana 50 mg/dia há mais de 2 anos. Não faz acompanhamento médico. Exame físico:
   - PA = 164 × 102 mmHg;
   - Frequência cardíaca = 78 bpm;
   - Peso = 94 kg; altura = 1,76 m; índice de massa corporal (IMC) = 30,3 kg/m^2;
   - Bulhas rítmicas, sem sopros;
   - Murmúrios vesiculares presentes bilateralmente, com raros sibilos inspiratórios;
   - Presença de sopro carotídeo bilateral;
   - Pulsos periféricos simétricos;
   - Restante do exame físico sem alterações.

   Eletrocardiograma a seguir:

   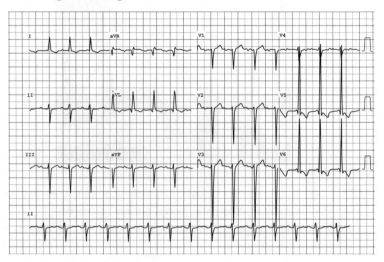

Radiografia de tórax a seguir:

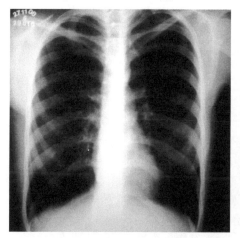
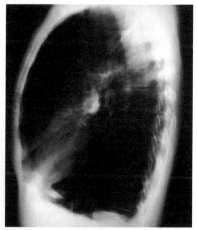

Traz consigo exames laboratoriais realizados há 1 semana:
- CT = 278 mg/dL;
- LDL = 178 mg/dL;
- HDL = 36 mg/dL;
- Glicose jejum = 116 mg/dL;
- HbA1c = 7,2%;
- Hemograma e função renal normais.

Orientado a fazer atividade física (> 5x semana com > 30 min), dieta (rica em vegetais, grãos e alimentos integrais), cessar o tabagismo, além de usar metformina e estatina. Orientado uso correto do losartana 50 mg 2x/dia. Após 3 meses, o paciente o procura novamente, pois começou a apresentar dor retroesternal em aperto, sem irradiação, desencadeada por esforço físico moderado, com duração de 20 minutos e alívio com repouso há 20 dias. Nega dispneia, síncope, palpitações. Em uso regular das medicações prescritas. Sem fumar há 2 meses. PA = 120 × 82 mmHg; FC = 56 bpm. Diante desse cenário, você decide solicitar cintilografia de perfusão miocárdica com estresse farmacológico com dobutamina, pois o paciente apresenta sobrecarga ventricular esquerda (SVE) no eletrocardiograma de repouso e suspeita de doença pulmonar obstrutiva crônica (DPOC). A seguir, pode-se visualizar as imagens da cintilografia de perfusão do miocárdio.

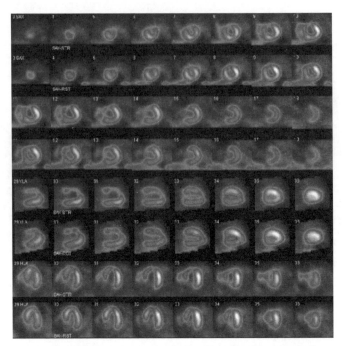

Com base nas imagens da cintilografia de perfusão miocárdica, podemos concluir a presença de:
a) Hipocaptação persistente em paredes anterior, inferior e apical.
b) Hipocaptação persistente em paredes anterior, inferior, septal e apical.
c) Hipocaptação transitória em paredes anterior e inferior.
d) Hipocaptação transitória em paredes anterior, septal e apical.

11. Com base nos achados do exame cintilográfico, você decide pela solicitação de um cateterismo cardíaco. Veja as imagens a seguir.

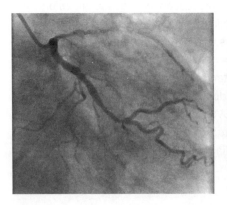
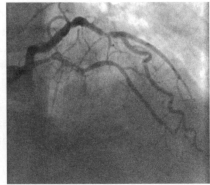

Capítulo 16 Doença arterial coronariana crônica 307

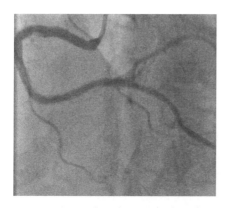
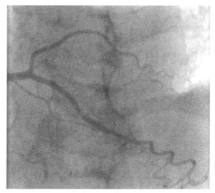

Com base nos achados do cateterismo cardíaco e da cintilografia miocárdica e, levando-se em conta as comorbidades e a sintomatologia do paciente, qual o melhor tratamento para a coronariopatia desse paciente?
a) Cirurgia de revascularização do miocárdio.
b) Tratamento clínico otimizado.
c) Angioplastia de artéria descendente anterior (ADA), artéria circunflexa (ACX) e artéria coronária direita (ACD) ou seus ramos.
d) Angioplastia de ADA e ACD ou seus ramos.

12. Em relação à terapia antiplaquetária após implante de *stents* coronarianos, assinale a alternativa incorreta:
    a) Recomenda-se o pré-tratamento com clopidogrel na dose de ataque de 600 mg, se for administrado com menos de 6 horas antes do procedimento.
    b) Recomenda-se a dupla antiagregação plaquetária com AAS e clopidogrel por pelo menos 3 meses em pacientes tratados com *stents* farmacológicos com elevado risco de sangramento.
    c) A manutenção da dupla antiagregação plaquetária com AAS e clopidogrel por mais de 12 meses pode ser realizada em pacientes tratados com *stents* farmacológicos com elevado risco de eventos isquêmicos e baixo risco de sangramento.
    d) Recomenda-se a dupla antiagregação plaquetária com AAS e clopidogrel por 6 meses após implante de *stents* bioabsorvíveis.

13. Em relação aos novos métodos de avaliação invasiva da doença aterosclerótica coronariana, assinale a alternativa incorreta:
    a) Reserva de fluxo fracionado (do inglês FFR – *fractional flow reserve*) e relação onda-livre instantânea (do inglês iFR – *instantaneous wave-free ratio*)

308 Treinamento em Diretrizes – Cardiologia

são utilizadas para guiar procedimentos de intervenção coronariana percutânea (ICP) em pacientes com DAC multiarterial estável, em estenoses entre 50 e 90% à angiografia coronariana.

b) A ultrassonografia intracoronária pode ser utilizada para determinar o mecanismo de falência dos *stents* (reestenose e trombose), auxiliando na decisão sobre a melhor terapêutica a ser instituída.

c) A tomografia de coerência óptica (OCT) pode ser utilizada, em casos selecionados, para guiar e otimizar o implante de *stents* metálicos.

d) Não se indica a realização de FFR e iFR para avaliar o significado funcional e indicar a necessidade de revascularização de estenoses em tronco de coronária esquerda (TCE), por já se tratar de uma anatomia de alto risco.

14. Paciente de 66 anos, tabagista, assintomático, em avaliação pré-operatória de correção de aneurisma de aorta abdominal é submetido a teste ergométrico com resultado positivo para isquemia (teste positivo sem critérios de alto risco). A cinecoronariografia mostra obstrução de 70% na artéria coronária direta. O ecocardiograma mostra função cardíaca normal. A melhor recomendação para esse paciente é:

a) Intervenção coronariana percutânea com *stent* convencional antes da operação.

b) b) Intervenção coronariana percutânea com *stent* farmacológico antes da operação.

c) c) Intervenção coronariana percutânea com *stent* farmacológico após a operação.

d) d) Manter tratamento clínico com AAS, sinvastatina e propranolol durante perioperatório.

15. Assinale a alternativa que inclui a afirmação correta quanto aos critérios de indicação de cinecoronariografia em pacientes com DAC estável:

a) Paciente masculino, com 65 anos, tabagista, com antecedente de amputação de perna direita por doença arterial periférica, inicia quadro de dor torácica em pontada, sem irradiação e sintomas associados, desencadeado durante o banho, cedendo cerca de 15 a 20 minutos após espontaneamente. Tem função renal normal e faz uso de sinvastatina e AAS. Deve fazer coronariografia para estratificação invasiva em razão da alta probabilidade de doença coronariana.

b) Paciente do sexo masculino de 60 anos, hipertenso e dislipidêmico, com dor torácica aos mínimos esforços, sem irradiação e sintomas associados,

Capítulo 16 Doença arterial coronariana crônica 309

com melhora ao repouso. Deve fazer coronariografia uma vez que a probabilidade pré-teste da doença é alta.

c) Paciente do sexo feminino, de 50 anos, hipertensa e tabagista, iniciou quadro de dor torácica em aos esforços extra-habituais, sem irradiação e sintomas associados e com melhora ao repouso. Relata que o pai dela teve infarto do miocárdio aos 70 anos. Faz uso apenas de captopril 25 mg, 2 x/dia. Deve fazer coronariografia por tratar-se de angina de início recente com alta chance de evolução rápida para infarto agudo do miocárdio (IAM)/morte.

d) Paciente do sexo masculino 60 anos, diabético e tabagista, assintomático, tem cintilografia de perfusão miocárdica evidenciando defeito reversível de captação de pequena extensão na parede lateral. Nega fatores de risco para DAC. A coronariografia deve ser realizada uma vez que a chance de doença é alta e o tratamento pode reduzir o risco de morte e IAM do paciente.

16. Sobre a DAC estável, é correto afirmar:

I. Em pacientes de alta probabilidade clínica de doença e sintomáticos, o uso do escore e cálcio pela tomografia coronária representa uma alternativa ao cateterismo cardíaco.

II. ICP em pacientes uniarteriais não apresenta benefícios em relação à mortalidade e ao controle da angina nos pacientes sintomáticos já em tratamento clínico otimizado.

III. ICP com uso de *stents* farmacológicos, em pacientes sintomáticos com lesão significativa em tronco de coronária esquerda (> 50%), com baixa complexidade anatômica (lesões em óstio e corpo), pode ser uma alternativa à cirurgia de revascularização, especialmente em pacientes de alto risco cirúrgico.

a) Apenas I está correta.
b) Apenas I e II estão corretas.
c) Apenas III está correta.
d) Apenas I e III estão corretas.

17. Uma mulher de 38 anos, assintomática e sem comorbidades conhecidas, matriculou-se em uma academia com o objetivo de praticar atividade física. Porém, o estabelecimento exigiu a realização de um teste ergométrico antes de aceitar sua adesão. A candidata, então, foi submetida ao exame, e o laudo mostrou: exame interrompido com 13 METS pelo protocolo de Bruce em decorrência de exaustão. Não houve relato de sintomas, arritmias ou

310 Treinamento em Diretrizes – Cardiologia

alterações na pressão arterial, porém apresentou um infradesnível do segmento ST retificado de 2 mm de V1-V4 com 7 METS, que voltou à linha de base com 1 minuto de recuperação. Considerando as informações acima, a melhor conduta a ser tomada é:

a) Complementar a avaliação com uma cintilografia miocárdica, pois, se esta for positiva, a probabilidade de doença arterial coronariana é alta.

b) Liberar a paciente para realizar atividade física de acordo com a sua tolerância, pois provavelmente o teste é um falso-positivo, com uma probabilidade pós-teste para DAC baixa.

c) Complementar a avaliação com uma angiotomografia de coronárias, pois, se for visualizada alguma lesão, pode-se confirmar o diagnóstico de doença coronariana com um valor preditivo positivo acima de 80%.

d) Indicar uma coronariografia para confirmar se a alteração no teste ergométrico é um resultado falso-positivo ou falso-negativo para doença coronariana.

18. Um homem de 40 anos, assintomático e sem comorbidades conhecidas é atendido em um exame periódico na sua empresa. Nega tabagismo e etilismo. Pratica atividade física (corrida) cerca de 3 vezes por semana durante 30 minutos. Não utiliza qualquer medicamento regularmente. Seu pai faleceu de infarto agudo do miocárdio aos 50 anos. Exame físico sem alterações. Frequência cardíaca = 62 bpm; pressão arterial = 122 × 78 mmHg; índice de massa corporal (IMC) = 21,5 kg/m^2. Eletrocardiograma no momento da consulta: sem alterações; laboratório: glicemia jejum = 98 mg/dL; LDL = 66 mg/dL; creatinina = 1,2 mg/dL; K = 4,5 mEq/L e hemograma normal. Preocupado com a história familiar do paciente, o médico responsável pelo atendimento solicitou ecocardiograma transtorácico, teste ergométrico e angiotomografia de coronárias. Os dois primeiros exames foram normais (alcançou 12 METS sem sintomas ou alterações no eletrocardiograma), mas o segundo mostrou uma lesão de 70% no terço médio da artéria descendente anterior (ADA). Com base no caso anterior, qual seria a melhor estratégia de tratamento para esse paciente?

a) Manter o paciente em tratamento clínico, estimular atividade física regular e associar aspirina e estatina.

b) Solicitar uma cintilografia de perfusão miocárdica e, caso seja positiva, realizar angioplastia de ADA.

c) Solicitar FFR e, caso se evidencie uma estenose hemodinamicamente significativa, realizar angioplastia de ADA.

Capítulo 16 Doença arterial coronariana crônica 311

d) Manter o paciente em tratamento clínico, contraindicar atividade física, associar aspirina, inibidor da enzima conversora da angiotensina (IECA) e betabloqueador.

19. Paciente de 55 anos, masculino, vem ao consultório para uma consulta médica. Apresenta antecedentes de DM-2, HAS e DAC com angioplastia de artéria descendente anterior (ADA) há 2 anos. Em uso de aspirina 100 mg/dia, metformina 850 mg, 2 x/dia, enalapril 20 mg, 2 x/dia. Diz que há 1 mês fez exames de rotina que revelaram colesterol elevado. Pratica atividade física aeróbica durante 30 minutos, 4 vezes por semana e está seguindo rigorosamente a dieta indicada pela nutricionista. Exame físico sem alterações e PA: 136 × 80 mmHg. Paciente trouxe os exames que revelaram: colesterol total: 188 mg/dL; HDL: 35 mg/dL; LDL: 145 mg/dL; triglicérides: 232 mg/dL; glicemia de jejum: 98 mg/dL. Considerando a necessidade de se instituir tratamento para dislipidemia, qual seria a melhor estratégia para esse paciente e a meta lipídica?
   a) Estatina e LDL < 70 mg/dL.
   b) Fibrato e LDL < 70 mg/dL.
   c) Estatina e LDL < 50 mg/dL.
   d) Fibrato e LDL < 100 mg/dL.

20. Paciente de 75 anos, masculino, com antecedentes de HAS, DM, DLP e cirurgia de revascularização do miocárdio há 5 anos, procura atendimento de rotina em seu consultório. Nega qualquer queixa. Em uso de atenolol 25 mg, 1 x/dia, aspirina 100 mg, 1 x/dia, atorvastatina 40 mg, 1 x/dia, e metformina 850 mg, 2 x/dia. Exame físico sem alterações. PA = 162 × 68 mmHg e FC = 54 bpm. ECG: sobrecarga ventricular esquerda + ritmo sinusal. Exames laboratoriais: colesterol total = 166 mg/dL; LDL = 72 mg/dL; creatinina = 1,6 mg/dL; potássio = 4,1 mEq/L; glicemia de jejum = 89 mg/dL e HbA1c = 7,2%. Em relação ao tratamento anti-hipertensivo desse paciente, assinale a alternativa que contempla a melhor estratégia medicamentosa e a meta pressórica:
   a) Enalapril; PA < 130 × 80 mmHg.
   b) Losartana; PA < 140 × 90 mmHg.
   c) Anlodipino; PA < 135 × 80 mmHg.
   d) Captopril; PA < 140 × 90 mmHg.

21. Uma mulher de 66 anos, tabagista, hipertensa e diabética, em uso de clopidogrel 75 mg/dia, sinvastatina 40 mg/dia, atenolol 100 mg/dia, losartana 100 mg/dia e metformina 1.500 mg/dia, queixa-se de dor precordial em aperto, que aparece quando sobe a ladeira de sua rua e alivia ao repouso, e é acompanhada por sensação de cansaço. No exame físico, apresenta IMC = 32 kg/m², pressão arterial = 182 × 110 mmHg e FC = 55 bpm; o restante do exame, incluindo ausculta cardíaca e pulmonar, está normal. Eletrocardiograma de repouso a seguir. Entre as opções a seguir, a conduta mais apropriada é:

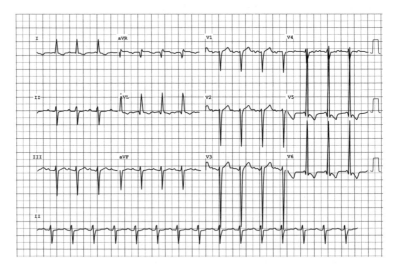

a) Solicitar coronariografia para definir anatomia e auxiliar na decisão de estratificação de risco. Associar mononitrato de isossorbida 40 mg/dia e anlodipino para controle da pressão arterial.
b) Associar ivabradina 5 mg/dia e mononitrato de isossorbida 40 mg/dia. Solicitar ressonância magnética do coração em repouso e estresse, incluindo estudo da anatomia coronariana.
c) Associar clonidina 0,4 mg/dia para controle da pressão arterial. Solicitar um teste ergométrico e, se houver critérios de alto risco, solicitar coronariografia.
d) Iniciar anlodipino 10 mg/dia para controle da pressão arterial e mononitrato de isossorbida 40 mg/dia. Se mesmo assim a dor persistir, solicitar ecocardiograma de estresse com dobutamina e, se houver critérios de alto risco, solicitar coronariografia.

Respostas comentadas

1. Resposta: **B**

O tratamento de escolha para as lesões de tronco de coronária esquerda (TCE) é a revascularização cirúrgica do miocárdio, podendo, em casos selecionados, optar-se pela intervenção coronariana percutânea. No caso em questão, temos uma paciente com lesão biarterial e a lesão no TCE é distal, portanto, na bifurcação com a artéria descendente anterior (ADA) e a artéria circunflexa (ACx), o que denota uma complexidade angiográfica maior. Nesses casos, a cirurgia tem indicação IA pela diretriz brasileira (estenose $\geq$ 50% em TCE ou na situação de tronco equivalente – ADA e ACx no óstio ou antes da saída de ramos importantes). Já nos casos em que o escore *Syntax* é < 32 ou há a presença de lesão de TCE com bifurcação, a decisão entre ICP e cirurgia de revascularização do miocárdio (CRM) deve ser discutida por uma equipe médica (*heart team*). Nesses casos, a recomendação é IIb, com nível de evidência B.

Tabela 1

Características angiográficas	Diretriz SBC		Diretriz ESC		Diretriz AHA/ACC	
	CRM	ICP	CRM	ICP	CRM	ICP
TCE + Syntax $\leq$ 22	IA	IIa, B	IB	IB	IB	IIa, B
Lesão isolada no óstio do TCE	IA	IIa, B	IB	-	IB	IIa, B
Lesão isolada no corpo do TCE	IA	IIa, B	IB	-	IB	IIa, B
TCE + STS score $\geq$ 5%	IA	IIa, B	IB	-	IB	IIa, B
TCE + Syntax 23-32	IA	IIb, B	IB	IIa, B	IB	IIb, B
TCE + lesão em bifurcação	IA	IIb, B	IB	-	IB	IIb, B
TCE + STS score > 2%	IA	IIb, B	IB	-	IB	IIb, B
TCE + DPOC moderado-grave, sequela de AVC ou CRM prévia	IA	-	IB	-	IB	IIb, B
TCE + Syntax > 32	IA	IIIB	IB	IIIB	IB	IIIB

AHA/ACC: American Heart Association/American College of Cardiology; AVC: acidente vascular cerebral; CRM: cirurgia de revascularização miocárdica; DPOC: doença pulmonar obstrutiva crônica; ESC: European Society of Cardiology; ICP: intervenção coronária percutânea; SBC: Sociedade Brasileira de Cardiologia; TCE: tronco de coronária esquerda.

314 Treinamento em Diretrizes – Cardiologia

2. Resposta: C

O cateterismo cardíaco é a conduta mais adequada nesse caso, pois o paciente em questão apresenta um teste não invasivo de alto risco (infradesnivelamento descendente do segmento ST de mais de 2,0 mm).

Tabela 2

Recomen-dação	Diretrizes		
	SBC	ESC	ACC/AHA
I	• Angina estável (CCS III ou IV) a despeito do tratamento clínico (B) • Alto risco em testes não invasivos, independentemente da angina (B) • Angina e sobreviventes de PCR ou arritmia ventricular grave (B) • Angina e sintomas/ sinais de insuficiência cardíaca (IC) (C)	• Pacientes com angina CCS III ou de alto risco clínico, principalmente aqueles com sintomas mal controlados com tratamento clínico (C) • Pacientes com sintomas leves ou sem sintomas com tratamento clínico com testes não invasivos de alto risco e a revascularização é considerada para melhorar o prognóstico (C)	• Pacientes sobreviventes de parada cardiorrespiratória ou arritmia ventricular (B) • Pacientes com angina com sinais e sintomas de IC (B) • Pacientes com testes não invasivos de alto risco e os benefícios superam os riscos (C)
IIa	• Diagnóstico incerto após testes não invasivos, nos quais o benefício de um diagnóstico preciso supera os riscos e os custos da cinecoronariografia (C) • Impossibilidade de se submeter a testes não invasivos por incapacidade física, doença ou obesidade (C) • Profissões de risco, que requerem um diagnóstico preciso (C) • Pacientes com informações prognósticas inadequadas após testes não invasivos (C)	• Pacientes com testes não invasivos inconclusivos (C)	• Pacientes com FEVE < 50% e testes não invasivos de risco moderado (C) • Pacientes com teste não invasivo inconclusivo ou com testes não invasivos contraindicados ou inadequados (C) • Pacientes com baixa qualidade de vida em razão da angina, FEVE > 50% e risco moderado no teste não invasivo (C)

(continua)

Capítulo 16 Doença arterial coronariana crônica 315

Tabela 2 *(continuação)*

Recomen-dação	Diretrizes		
	SBC	ESC	ACC/AHA
IIb	• Múltiplas internações por dor torácica, em que o diagnóstico definitivo é julgado necessário (C)	-	• ICP para estenose de uma artéria com envolvimento de DA proximal (B)
III	• Comorbidades significativas, em que o risco da angiografia supera os benefícios do procedimento (C) • Angina estável (CCS I ou II) que responde ao tratamento medicamentoso e sem evidências de isquemia em testes não invasivos (C) • Preferência por evitar a revascularização (C)	-	• Pacientes não candidatos a revascularização (B) • Pacientes com FEVE > 50% e teste não invasivo de baixo risco (B) • Pacientes com baixa probabilidade de DAC e não submetidos a teste não invasivo (C) • Pacientes assintomáticos sem evidência de isquemia nos testes não invasivos (C)

AHA/ACC: American Heart Association/American College of Cardiology; DAC: doença arterial coronariana; ESC: European Society of Cardiology; FEVE: fração de ejeção do ventrículo esquerdo; IC: insuficiência cardíaca; ICP: intervenção coronária percutânea; PCR: parada cardiorrespiratória; SBC: Sociedade Brasileira de Cardiologia.

3. Resposta: **D**

A função da ecocardiografia de repouso em pacientes com DAC conhecida ou suspeita é bastante limitada. As principais indicações são em pacientes com sinais e sintomas de insuficiência cardíaca (IC) e na avaliação inicial da função do ventrículo esquerdo. No acompanhamento, a principal indicação é para aqueles pacientes que desenvolvem sinais e sintomas de IC. Seu uso rotineiro no acompanhamento de pacientes com DAC crônica não é recomendado.

316 Treinamento em Diretrizes – Cardiologia

Tabela 3

Recomen-dação	Diretrizes		
	SBC	ESC	ACC/AHA
I	• Avaliação inicial da função do VE • Avaliação da função do VE quando há sinais de IC ou com mudança do quadro clínico ou exame físico • Suspeita de complicações, como pseudoaneurisma, aneurismas e insuficiência mitral	• Exclusão de causas alternativas de angina (B) • Identificação de alterações regionais da parede ventricular sugestiva de DAC (B) • Avaliação da função do VE para estratificação de risco (B) • Avaliação da função diastólica do VE (B)	• Avaliação da função do VE e anormalidades do miocárdio, válvulas e pericárdio em pacientes com DAC conhecida ou suspeita ou infarto prévio ou sinais e sintomas de IC ou presença de arritmias ventriculares complexas (B)
IIa	-	-	-
IIb	-	-	• Avaliação da função do VE em pacientes com HAS ou DM e ECG anormal (C)
III	• Avaliação inicial de assintomáticos com baixa probabilidade de DAC • Reavaliação periódica rotineira de pacientes estáveis sem mudança na terapia	-	• Avaliação da função do VE em pacientes com ECG normal, nenhuma história de IAM prévio, nenhum sinal ou sintoma de IC e nenhuma arritmia ventricular complexa (C)

AHA/ACC: American Heart Association/American College of Cardiology; DAC: doença arterial coronariana; DM: *diabetes mellitus*; ECG: eletrocardiograma; ESC: European Society of Cardiology; HAS: hipertensão arterial sistêmica; IAM: infarto agudo do miocárdio; IC: insuficiência cardíaca; SBC: Sociedade Brasileira de Cardiologia; VE: ventrículo esquerdo.

4. Resposta: **A**

Em relação à alternativa *A*, as diretrizes deixam clara a recomendação de não se realizar ICP em pacientes com DAC multiarterial, *Syntax score* alto e anatomia não favorável.

Capítulo 16 Doença arterial coronariana crônica 317

Tabela 4

Recomen-dação	Diretrizes		
	SBC	ESC	ACC/AHA
I	-	Pacientes triarteriais, com escore Syntax ≤ 22 (B)	-
IIa	-	-	-
IIb	Pacientes triarteriais, com anatomia favorável, escore Syntax ≤ 22 e possibilidade de revascularização completa (B)	-	Pacientes triarteriais, com anatomia favorável, escore Syntax ≤ 22 (B)
III	Pacientes triarteriais com escore Syntax > 22 e impossibilidade de revascularização completa (A)	Pacientes triarteriais com escore Syntax > 22 (B)	-

AHA/ACC: American Heart Association/American College of Cardiology; ESC: European Society of Cardiology; SBC: Sociedade Brasileira de Cardiologia.

A alternativa *B* mostra um paciente assintomático, com baixa probabilidade pré-teste de DAC e um teste isquêmico positivo, porém, de pequena extensão. Nesses casos, os pacientes devem ser mantidos em tratamento clínico, pois não há evidências na literatura de que a intervenção reduz o risco de morte ou infarto agudo do miocárdio (IAM). Chama a atenção a discrepância entre as recomendações da European Society of Cardiology (ESC) em relação àquelas propostas pela Sociedade Brasileira de Cardiologia (SBC) e pela American Heart Association/American College of Cardiology (AHA/ACC).

Tabela 5

Recomen-dação	Diretrizes		
	SBC	ESC	ACC/AHA
I	ICP é benéfica em sobreviventes de morte súbita cardíaca com suspeita de taquicardia ventricular isquêmica presumidamente causada por estenose significativa (≥ 70%) em artéria coronária principal (C)	-	ICP é benéfica em sobreviventes de morte súbita cardíaca com suspeita de taquicardia ventricular isquêmica presumidamente causada por estenose significativa (≥ 70%) em artéria coronária principal (C)

(continua)

318 Treinamento em Diretrizes – Cardiologia

Tabela 5 *(continuação)*

Recomen-dação	Diretrizes		
	SBC	ESC	ACC/AHA
IIa	-	-	-
IIb	Utilidade da ICP é incerta em pacientes com DAC uniarterial (DA proximal) (B)	-	Utilidade da ICP é incerta em pacientes com DAC bi ou triarterial (com ou sem envolvimento de DA proximal) ou uniarterial com DA proximal (B) Utilidade da ICP é incerta em pacientes com CRM prévia e isquemia anterior extensa em testes não invasivos (B)
III	ICP não deve ser realizada com a intenção de melhorar a sobrevida de paciente com DAC estável e estenose coronariana que não é anatômica ou funcionalmente significativa em DAC apenas na artéria circunflexa ou coronária direita, ou apenas em uma pequena área de miocárdio viável (B)	-	ICP não deve ser realizada com a intenção de melhorar a sobrevida de paciente com DAC estável com 1 ou mais estenoses que não anatomicamente ou funcionalmente significativas, envolvimento apenas da ACx ou ACD ou apenas uma pequena área de miocárdio viável (B)

ACD: artéria coronária direita; ACx: artéria circunflexa; AHA/ACC: American Heart Association/American College of Cardiology; CRM: cirurgia de revascularização miocárdica; DA: artéria descendente anterior; DAC: doença arterial coronariana; ESC: European Society of Cardiology; ICP: intervenção coronária percutânea; SBC: Sociedade Brasileira de Cardiologia.

A alternativa *C* está incorreta, pelos motivos expostos na tabela anterior: a dupla antiagregação plaquetária após implante de *stent* farmacológico é realizada por pelo menos 6 meses, e não 1 ano.

Tabela 6

Diretriz	Recomendação			
	I	IIa	IIb	III
SBC	• Pré-tratamento com clopidogrel na dose de ataque de 300 mg, se administrado > 6 horas antes do procedimento (A) • Pré-tratamento com clopidogrel na dose de ataque de 600 mg, se administrado < 6 horas antes do procedimento (B) • DAP com AAS e agente tienopiridínico pós-ICP (A) • DAP com AAS e clopidogrel por 1 mês pós implante de *stents* não farmacológicos (A) • DAP com AAS e clopidogrel por 6 a 12 meses pós-implante de *stents* farmacológicos (A) • DAP com AAS e clopidogrel por 1 mês em pacientes com elevado risco de sangramento tratados com *stents* farmacológicos não poliméricos liberadores de biolimus (B) • AAS apenas indefinidamente pós-ICP (A)	• DAP com AAS e clopidogrel por no mínimo 3 meses em pacientes tratados com *stents* farmacológicos com elevado risco de sangramento (A) • DAP com AAS e clopidogrel por 12 meses pós-implante de *stents* bioabsorvíveis (C)	• DAP com AAS e clopidogrel ≥ 12 meses em pacientes tratados com *stents* farmacológicos com elevado risco de eventos isquêmicos e baixo risco de sangramento (B)	-
ESC	• DAP por pelo menos 1 mês após implante de *stent* convencional (A) • DAP por 6 meses após implante de *stent* farmacológico (B)	-	• Curta duração de DAP (< 6 meses) após implante de *stent* farmacológico em pacientes com alto risco de sangramento (A)	-

(continua)

320 Treinamento em Diretrizes – Cardiologia

Tabela 6 *(continuação)*

Diretriz	Recomendação			
	I	IIa	IIb	III
ESC	• Terapia antiplaquetária única ao longo da vida, geralmente com aspirina (A)	-	• DAP por mais de 6 meses em pacientes com alto risco isquêmico e baixo risco de sangramento (C)	-
AHA/ ACC	• DAP por pelo menos 1 mês após implante de *stent* convencional (A) • DAP por 6 meses após implante de *stent* farmacológico (B) • Terapia antiplaquetária única ao longo da vida, geralmente com aspirina (A)	-	• Pacientes tratados com DAP após *stent* convencional ou farmacológico, que têm boa tolerância à dupla antiagregação sem sangramento e que não têm alto risco de sangramento, a continuação da dupla antiagregação com clopidogrel por mais do que 1 mês em pacientes tratados com *stents* convencionais ou mais do que 6 meses em pacientes tratados com *stents* farmacológicos pode ser factível (A) • Curta duração de DAP (< 6 meses) após implante de *stent* farmacológico em pacientes com alto risco de sangramento (C)	-

AHA/ACC: American Heart Association/American College of Cardiology; DAP: dupla antiagregação plaquetária; ESC: European Society of Cardiology; ICP: intervenção coronária percutânea; SBC: Sociedade Brasileira de Cardiologia.

5. Resposta: **A**

Trata-se de um paciente com angina estável, medicado apenas com um anti--hipertensivo, um hipoglicemiante oral e um hipolipemiante, mantendo pressão arterial e frequência cardíaca inadequadamente controladas. Para controle anginoso seria importante o controle do duplo produto (PA e FC), que poderia ser atingido com a introdução de um betabloqueador e a introdução de um antianginoso como um nitrato. Além disso, é fundamental a associação de um antiplaquetário para prevenção secundária.

Tabela 7

Diretriz	Recomendação			
	I	IIa	IIb	III
SBC	• Aspirina está indicada em todos os pacientes com DAC (A) • Tienopiridínicos, na contraindicação absoluta do uso de aspirina (B) • Estatinas como primeira opção medicamentosa nas prevenções primária e secundária (A) • Uso de fibratos em monoterapia ou em associação à estatina para prevenção de doenças microvasculares em diabéticos tipo 2 (A)	• Associação de ezetimiba ou resinas às estatinas quando a meta de LDL-c não é alcançada (C) • BCC como agentes de primeira linha para alívio sintomático em pacientes com angina vasoespástica (B) • Nitrato de longa ação como agente de terceira linha em pacientes com angina estável ainda sintomáticos após o uso de outros agentes antianginosos (B)	• Ivabradina em pacientes com angina estável sintomática intolerantes aos BB, isoladamente ou associado a outro agente antianginoso (B) • Alopurinol em pacientes com angina estável sintomática e terapia antianginosa maximamente tolerada (B) • Nitrato de longa ação para alívio sintomático em pacientes com angina vasoespástica após o uso de BCC (B)	• BB para alívio sintomático em pacientes com angina vasoespástica (C) • BCC não di--idropiridínicos em pacientes com angina estável sintomática em uso de betabloqueadores (B) • Nitrato de longa ação como agente de primeira linha em pacientes com angina estável (B)

(continua)

322 Treinamento em Diretrizes – Cardiologia

Tabela 7 *(continuação)*

Diretriz	Recomendação			
	I	IIa	IIb	III
SBC	• BB como agente de primeira linha em pacientes com angina estável sem infarto do miocárdio prévio e/ou disfunção de VE (B) • BCC di-idropiridínicos em pacientes com angina estável sintomática em uso de BB (B) • BCC (preferencialmente verapamil ou diltiazem) em pacientes com angina estável e contraindicação ao uso de BB (B) • Nitrato de ação rápida para alívio sintomático das crises agudas de angina (B)	• Trimetazidina em pacientes com angina estável sintomática em uso de BB isoladamente ou associados a outros agentes antianginosos (B) • Trimetazidina em pacientes com angina estável e disfunção de VE associado a terapia clínica otimizada (B) • Ivabradina em pacientes com angina estável sintomática em uso de BB, isoladamente ou associados a outros agentes antianginosos e FC > 60 bpm (B) • Ivabradina em pacientes com angina estável, disfunção do VE e FC > 70 bpm em terapia clínica otimizada (B)		

(continua)

Capítulo 16 Doença arterial coronariana crônica 323

Tabela 7 *(continuação)*

Diretriz	Recomendação			
	I	IIa	IIb	III
ESC	• Baixa dose de aspirina em todos os pacientes com DAC (A) • Clopidogrel em pacientes com intolerância à aspirina (B) • Estatinas em todos os pacientes com DAC (A) • IECA ou BRA na presença de outras condições (HAS, DM ou IC) (A) • Nitratos de curta ação para alívio da angina (B) • BB e/ou BCC como primeira linha de tratamento da angina e controle de FC (A)	• Nitrato de longa ação, ivabradina, nicorandil ou ranolazina como tratamento de segunda linha da angina de acordo com a FC, a PA e a tolerância (B) • BB em pacientes assintomáticos com área isquêmica > 10% (C) • BCC e nitratos em pacientes com angina vasoespástica (B)	• Trimetazidina para tratamento de segunda linha (B)	• BB para alívio sintomático em pacientes com angina vasoespástica (B)
AHA/ ACC	• Estatinas em dose moderada ou alta em todos os pacientes com DAC (A) • Anti-hipertensivos em pacientes com DAC e PA > 140 × 90 mmHg (A)	• Sequestradores de ácidos biliares ou niacina ou ambos em pacientes intolerantes às estatinas (B) • IECA em pacientes com DAC e outra doença vascular (B)	• Início do tratamento farmacológico de DM para atingir o alvo de HbA1c (A) • Aspirina em baixa dose e clopidogrel em pacientes com DAC de alto risco (B)	• Rosiglitazona em pacientes com DAC (C) • Dipiridamol em pacientes com DAC (B)

(continua)

324 Treinamento em Diretrizes – Cardiologia

Tabela 7 *(continuação)*

Diretriz	Recomendação			
	I	IIa	IIb	III
AHA/ ACC	• Baixa dose de aspirina em todos os pacientes com DAC (A) • Clopidogrel em pacientes com intolerância à aspirina (B) • BB deveriam ser iniciados e continuados por 3 anos em todos os pacientes com FEVE normal após IAM ou SCA (B) • BB em pacientes com disfunção de VE a menos que contraindicado (A) • IECA ou BRA na presença de outras condições (HAS, DM ou IC) (A) • Estatinas em BB para alívio da angina (A) • BCC ou nitrato de longa ação para alívio dos sintomas se BB contraindicados (B)	• BCC não di--idropiridínico (diltiazem ou verapamil) em vez de BB como terapia inicial para alívio da angina em pacientes com DAC (B) • Ranolazina em substituição aos BB para alívio da angina em pacientes com DAC se houver intolerância ou contraindicação aos BB (B) • Ranolazina em combinação com BB para alívio dos sintomas quando o tratamento com BB não tem sucesso em pacientes com DAC (A)	• BB como terapia crônica em todos os pacientes com DAC (C)	• Estrógeno em mulheres na pós--menopausa com DAC com a intenção de reduzir morte CV ou melhorar desfechos clínicos (A)

(continua)

Capítulo 16 Doença arterial coronariana crônica 325

Tabela 7 *(continuação)*

Diretriz	Recomendação			
	I	IIa	IIb	III
AHA/ ACC	• Nitroglicerina sublingual ou *spray* para alívio imediato da angina em pacientes com DAC (B)			

AHA/ACC: American Heart Association/American College of Cardiology; BB: betabloqueador; BCC: bloqueador de canal de cálcio; BRA: bloqueador do receptor da angiotensina; CV: cardiovascular; DAC: doença arterial coronariana; DM: *diabetes mellitus*; ESC: European Society of Cardiology; FC: frequência cardíaca; FEVE: fração de ejeção de ventrículo esquerdo; HAS: hipertensão arterial sistêmica; IAM: infarto agudo do miocárdio; IC: insuficiência cardíaca; IECA: inibidor da enzima conversora de angiotensina; PA: pressão arterial; SBC: Sociedade Brasileira de Cardiologia; SCA: síndrome coronariana aguda; VE: ventrículo esquerdo.

6. **Resposta: D**

As alternativas *A* e *B* estão incorretas. A angiotomografia de artérias coronárias é contraindicada em pacientes assintomáticos. Já o escore de cálcio, que avalia apenas a presença ou não de calcificação coronariana deve ser solicitada em pacientes assintomáticos sem histórico de DAC estabelecida para estratificação do risco cardiovascular. Embora as evidências sejam fracas, há recomendação para realização de ultrassonografia Doppler carótidas em pacientes diabéticos, mesmo sem evento cerebrovascular prévio, com intuito de reestratificação do risco cardiovascular. Portanto, a alternativa está incorreta. A alternativa *D* é a correta. A ICP pode ser realizada em pacientes com DAC multiarterial sintomáticos com o objetivo de aliviar os sintomas, mas preferencialmente o tratamento cirúrgico deve ser a opção, especialmente em pacientes com DM, lesão de tronco de coronária esquerda (TCE), disfunção ventricular esquerda e *Syntax score* moderado a alto (ou seja, acima de 22).

326 Treinamento em Diretrizes – Cardiologia

Tabela 8 Diretriz da SBC

Diretriz SBC	Recomendação			
	I	IIa	IIb	III
Alternativa A	-	-	-	▪ AngioTC de coronárias não deve ser usada de rotina em pacientes com DM assintomáticos (B)
Alternativa B	▪ Escore de cálcio em pacientes assintomáticos de risco cardiovascular intermediário (A)	▪ Escore de cálcio em pacientes assintomáticos com risco cardiovascular baixo (B)	▪ Escore de cálcio em pacientes com suspeita de SCA de baixo risco (B)	▪ Escore de cálcio em pacientes assintomáticos com alto risco cardiovascular ou DAC já conhecida (B) ▪ Escore de cálcio para acompanhamento da calcificação coronariana (B) ▪ Escore de cálcio em pacientes com angina (B)
Alternativa C	-	-	▪ Pesquisa de estenose carotídea em pacientes com DM como marcadores de risco cardiovascular e de reclassificação em pacientes de risco intermediário em alto risco (B)	-

(continua)

Capítulo 16 Doença arterial coronariana crônica 327

Tabela 8 Diretriz da SBC *(continuação)*

Diretriz SBC	Recomendação			
	I	IIa	IIb	III
Alternativa D	• CRM: estenoses proximais (> 70%) nos três vasos principais, com ou sem envolvimento de DA proximal, principalmente nos pacientes com FE < 50% ou com prova funcional mostrando isquemia moderada a grave (B)	• CRM: pacientes com DAC multiarterial complexa (por exemplo, escore Syntax > 22), com ou sem comprometimento de DA proximal (B) • Realização de CRM em detrimento de ICP para pacientes com DAC multivascular e *diabetes mellitus*, particularmente com utilização de enxerto arterial de mamária esquerda para DA proximal (B)	• ICP: pacientes triarteriais, com ou sem doença proximal da artéria DA, com anatomia favorável, escore Syntax ≤ 22 e possibilidade de revascularização completa (B)	• ICP: pacientes triarteriais com escore Syntax > 22 e impossibilidade de revascularização completa (A)

328 Treinamento em Diretrizes – Cardiologia

Tabela 9 Diretriz da ESC

Diretriz ESC	Recomendação			
	I	IIa	IIb	III
Alternativa A	-	AngioTC de coronárias pode ser razoável em pacientes com probabilidade pré-teste intermediária de DAC e com funcionalidade prejudicada ou com contraindicações ao teste de estresse (C)	-	-
Alternativa B	-	-	-	Escore de cálcio em pacientes assintomáticos sem suspeita clínica de DAC (C)
Alternativa C	-	Pesquisa de estenose carotídea em pacientes com DM como marcadores de risco cardiovascular e de reclassificação em pacientes de risco intermediário em alto risco (B)	-	-
Alternativa D	CRM: estenoses proximais (> 70%) nos três vasos principais, com ou sem envolvimento de DA proximal ou DA proximal mais uma outra artéria coronária epicárdica (B)	CRM: pacientes com DAC multiarterial complexa (por exemplo, escore Syntax > 22), com ou sem comprometimento de DA proximal (B)	▪ ICP: pacientes triarteriais, com ou sem doença proximal da artéria DA (B)	ICP: pacientes triarteriais sem critérios anatômicos ou funcionais para revascularização (C)

Capítulo 16 Doença arterial coronariana crônica **329**

Tabela 10 Diretriz da AHA/ACC

Diretriz AHA/ACC	Recomendação			
	I	IIa	IIb	III
Alternativa A	-	-	AngioTC de coronárias pode ser razoável em pacientes com probabilidade pré-teste intermediária de DAC e com funcionalidade prejudicada (B)	-
Alternativa B	-	-	Escore de cálcio em pacientes com baixa probabilidade pré-teste de DAC (C)	-
Alternativa C	Pesquisa de doença arterial periférica em pacientes com DM (C)	-	-	-
Alternativa D	CRM: pacientes com DAC multiarterial e risco cirúrgico aceitável é preferível sobre a ICP (A)	CRM: pacientes com DAC multiarterial e Syntax score < 22, ICP é alternativa à CRM (B)	-	-

AHA/ACC: American Heart Association/American College of Cardiology; angioTC: angiotomografia; CRM: cirurgia de revascularização miocárdica; DA: artéria descendente anterior; DAC: doença arterial coronariana; DM: *diabetes mellitus*; ESC: European Society of Cardiology; ICP: intervenção coronária percutânea; SBC: Sociedade Brasileira de Cardiologia; SCA: síndrome coronariana aguda.

7. Resposta: **A**

Importante lembrar que os betabloqueadores não reduzem a mortalidade em pacientes com DAC estável. Eles são usados apenas para controle dos sintomas de angina. Portanto, a alternativa está *A* está incorreta. A associação de rotineira de AAS e outro antiagregante plaquetário não tem comprovação científica. Apenas a diretriz americana cita essa associação, mas ainda assim a coloca como grau de recomendação IIb, nível de evidência B. Os anticoagulantes no contexto da DAC crônica não entram nas recomendações das diretrizes americana e europeia. Já a diretriz brasileira contempla essa recomendação,

330 Treinamento em Diretrizes – Cardiologia

demonstrada mais recentemente pelo estudo COMPASS. A diretriz brasileira recomenda o uso de anticoagulação oral em pacientes com DAC estável em duas situações: em pacientes com alto risco trombótico juntamente com aspirina, especialmente após infarto agudo do miocárdio (IAM) (IA); como alternativa à completa intolerância à aspirina (IIa, A). A recomendação de inibidor da enzima conversora da angiotensina (IECA) ou bloqueador de receptor da angiotensina (BRA) em pacientes com DAC crônica, mesmo na ausência de disfunção ventricular esquerda, é fortemente recomendada.

Tabela 11

Diretriz	Recomendação			
	I	IIa	IIb	III
SBC	• Aspirina está indicada para todos os pacientes com DAC (A) • Tienopiridínicos, na contraindicação absoluta do uso de aspirina (B) • BB como agente de primeira linha em pacientes com angina estável sem infarto do miocárdio prévio e/ou disfunção de VE (B) • Anticoagulantes em pacientes com alto risco trombótico juntamente com aspirina, especialmente após IAM (A)	• Anticoagulantes como alternativa à completa intolerância a aspirina (A) • IECA ou BRA de rotina em todos os pacientes com DAC (B)	-	• BB para alívio sintomático em pacientes com angina vasoespástica (C)

(continua)

Capítulo 16 Doença arterial coronariana crônica 331

Tabela 11 *(continuação)*

Diretriz	Recomendação			
	I	IIa	IIb	III
SBC	▪ IECA ou BRA quando há disfunção do VE, IC ou DM (A)			
ESC	▪ Baixa dose de aspirina em todos os pacientes com DAC (A) ▪ Clopidogrel em pacientes com intolerância a aspirina (B) ▪ IECA ou BRA na presença de outras condições (HAS, DM ou IC) (A) ▪ BB e/ou BCC como primeira linha de tratamento da angina e controle de FC (A)	▪ BB em pacientes assintomáticos com área isquêmica > 10% (C)	-	▪ BB para alívio sintomático em pacientes com angina vasoespástica (B)
AHA/ ACC	▪ Baixa dose de aspirina em todos os pacientes com DAC (A) ▪ Clopidogrel em pacientes com intolerância a aspirina (B) ▪ BB por 3 anos em todos os pacientes com FEVE normal após IAM ou SCA (B)	▪ IECA em pacientes com DAC e outra doença vascular (B)	▪ Aspirina em baixa dose e clopidogrel em pacientes com DAC de alto risco (B) ▪ BB como terapia crônica em todos os pacientes com DAC (C)	-

(continua)

332 Treinamento em Diretrizes – Cardiologia

Tabela 11 *(continuação)*

Diretriz	Recomendação			
	I	IIa	IIb	III
AHA/ ACC	• BB em pacientes com disfunção de VE, a menos que contrain-dicado (A) • IECA ou BRA na presença de outras con-dições (HAS, DM ou IC) (A) • BB para alívio da angina (A)			-

AHA/ACC: American Heart Association/American College of Cardiology; BB: betabloqueador; BCC: bloqueador de canal de cálcio; BRA: bloqueador do receptor de angiotensina; DAC: doença arterial coronariana; DM: *diabetes mellitus*; ESC: European Society of Cardiology; HAS: hipertensão arterial sistêmica; IAM: infarto agudo do miocárdio; IC: insuficiência cardíaca; IECA: inibidor da enzima conversora de angiotensina; SBC: Sociedade Brasileira de Cardiologia; VE: ventrículo esquerdo.

8. Resposta: **C**

Trata-se de um paciente idoso, oligossintomático (AE CCS I), com função ven-tricular esquerda preservada, teste não invasivo com área isquêmica pequena (< 10%) em parede anterior e cateterismo cardíaco com oclusão crônica total de artéria descendente anterior (ADA). Esse paciente tem indicação de trata-mento clínico, uma vez que a intervenção nesses casos só teria benefício no alívio dos sintomas e o paciente, como já dito, é oligossintomático. Portanto, as alternativas A e B estão incorretas. A ivabradina seria uma opção, porém, o paciente apresenta FC < 60 bpm, o que contraindica o uso dessa medicação. Uma opção para alívio da angina, caso necessário, seria a trimetazidina, desde que o tratamento antianginoso com betabloqueadores (BB), BCA e nitrato já estejam otimizados.

Capítulo 16 Doença arterial coronariana crônica 333

Tabela 12

Diretriz	Recomendação			
	I	IIa	IIb	III
SBC	• BB como agente de primeira linha em pacientes com angina estável sem infarto do miocárdio prévio e/ou disfunção de VE (B) • BCC di-idropiridínicos em pacientes com angina estável sintomática em uso de betabloquea-dores (B) • BCC (preferencial-mente verapamil ou diltiazem) em pacientes com angina estável e contraindica-ção ao uso de betabloquea-dores (B) • Nitrato de ação rápida para alívio sin-tomático das crises agudas de angina (B)	• Nitrato de lon-ga ação como agente de terceira linha em pacientes com angina estável ainda sintomáticos após o uso de outros agentes antianginosos (B) • Trimetazidina em pacientes com angina estável sinto-mática em uso de BB isoladamente ou associados a outros agen-tes antiagi-nosos (B) • Trimetazidina em pacientes com angina estável e dis-função de VE associada a terapia clínica otimizada (B) • Ivabradina em pacientes com angina estável sin-tomática em uso de BB, isoladamente ou associados a outros agen-tes antiangi-nosos e FC > 60 bpm (B)	• Ivabradina em pacientes com angina estável sintomática intolerantes aos BB, isoladamente ou associados a outro agente antianginoso (B) • Alopurinol em pacientes com angina estável sintomática e terapia antianginosa maximamente tolerada (B)	• BCC não di--idropiridínicos em pacientes com angi-na estável sintomática em uso de betabloquea-dores (B) • Nitrato de lon-ga ação como agente de primeira linha em pacientes com angina estável (B)

(continua)

334 Treinamento em Diretrizes – Cardiologia

Tabela 12 *(continuação)*

Diretriz	Recomendação			
	I	IIa	IIb	III
SBC		• Ivabradina em pacientes com angina estável, disfunção do VE e FC > 70 bpm em terapia clínica otimizada (B)		
ESC	• Nitratos de curta ação para alívio da angina (B) • BB e/ou BCC como primeira linha de tratamento da angina e controle de FC (A)	• Nitrato de longa ação ou ivabradina ou nicorandil ou ranolazina como tratamento de segunda linha da angina de acordo com a FC, a PA e a tolerância (B) • Betabloqueadores em pacientes assintomáticos com área isquêmica > 10% (C)	• Trimetazidina para tratamento de segunda linha (B)	-
AHA/ ACC	• BB deveriam ser iniciados e continuados por 3 anos em todos os pacientes com FEVE normal após IAM ou SCA (B)	• BCC não di-idropiridínico (diltiazem ou verapamil) em vez de BB como terapia inicial para alívio da angina em pacientes com DAC (B)	-	-

(continua)

Capítulo 16 Doença arterial coronariana crônica 335

Tabela 12 *(continuação)*

Diretriz	Recomendação			
	I	IIa	IIb	III
AHA/ ACC	• BB em pacientes com disfunção de VE, a menos que contraindicado (A) • BCC ou nitrato de longa ação para alívio dos sintomas, se BB contraindicados (B) • BCC ou nitrato de longa ação em combinação com BB para alívio dos sintomas (B) • Nitroglicerina sublingual ou *spray* para alívio imediato da angina em pacientes com DAC (B)	• Ranolazina em substituição aos BB para alívio da angina em pacientes com DAC se contraindicação aos BB (B) • BB para alívio da angina (A) • Ranolazina em combinação com BB para alívio dos sintomas quando o tratamento com BB não tem sucesso em pacientes com DAC (A)	• BB como terapia crônica para todos os pacientes com DAC (C)	-

AHA/ACC: American Heart Association/American College of Cardiology; BB: betabloqueador; BCC: bloqueador de canal de cálcio; DAC: doença arterial coronariana; ESC: European Society of Cardiology; FC: frequência cardíaca; FEVE: fração de ejeção do ventrículo esquerdo; IAM: infarto agudo do miocárdio; SBC: Sociedade Brasileira de Cardiologia; SCA: síndrome coronariana aguda; VE: ventrículo esquerdo.

336 Treinamento em Diretrizes – Cardiologia

Tabela 13 Indicações de revascularização do miocárdio

Diretriz	Recomendação
SBC	▪ Para melhorar prognóstico: ausência de sintomas limitantes com TCO em lesões outras que não tronco da coronária esquerda ou DA proximal ou lesão remanescente isolada ou lesão responsável por área de isquemia < 10% do miocárdio ou com ≥ 0,80 (III, A) ▪ Para melhorar sintomas: ausência de sintomas limitantes com TCO em lesões outras que não tronco da coronária esquerda ou DA proximal ou lesão remanescente isolada ou lesão responsável por área de isquemia < 10% do miocárdio ou com FFR ≥ 0,80 (III, C)
ESC	▪ ICP de oclusão crônica total pode ser considerada em pacientes com esperada redução de isquemia em território miocárdico correspondente e/ou para alívio de angina (IIa,B) ▪ ICP retrógrada de oclusão crônica total pode ser considerada após fracasso do procedimento anterógrado ou como abordagem primária em pacientes selecionados (IIb, C)
AHA/ACC	▪ ICP ou CRM para pacientes uniarteriais sem envolvimento de DA proximal, oligossintomáticos e função ventricular esquerda preservada (III, B)

AHA/ACC: American Heart Association/American College of Cardiology; CRM: cirurgia de revascularização miocárdica; DA: artéria descendente anterior; ESC: European Society of Cardiology; ICP: intervenção coronária percutânea; SBC: Sociedade Brasileira de Cardiologia; TCO: tratamento clínico otimizado.

9. Resposta: **B**

Trata-se de um paciente com sintomas dispépticos, escore de risco de Framingham provavelmente intermediário e com presença de calcificação importante em terço proximal da artéria descendente anterior (ADA), visualizada pela tomografia. Importante lembrar que a presença de calcificação coronariana não indica a presença de DAC obstrutiva. No entanto, a presença de calcificação coronariana confirma a presença de DAC.

Capítulo 16 Doença arterial coronariana crônica **337**

Tabela 14 Realização do escore de cálcio

Diretriz	Recomendação			
	I	IIa	IIb	III
SBC	▪ Pacientes assintomáticos de risco intermediário pelo ERF (10-20% em 10 anos) ou pelo escore de risco global (homens: 5-20%; mulheres: 5-10% em 10 anos) (A)	▪ Pacientes assintomáticos de baixo risco pelo ERF (< 10% em 10 anos) ou pelo ER global (homens ou mulheres: < 5% em 10 anos) e com antecedente familiar de DAC precoce (B) ▪ Pacientes diabéticos assintomáticos de baixo risco (como triagem para pesquisa de isquemia miocárdica) (B)	▪ Pacientes com suspeita de SCA de baixo risco (B)	▪ Pacientes assintomáticos de baixo risco sem antecedente familiar de DAC precoce (B) ▪ Pacientes assintomáticos de alto risco pelo ERF (> 20% em 10 anos) ou pelo ER global (homens: > 20%; mulheres: >10% em 10 anos) ou DAC já conhecida (B) ▪ Pacientes sintomáticos (B)
ESC	-	▪ Pacientes assintomáticos de risco intermediário (B)	▪ Pacientes diabéticos assintomáticos, com mais de 40 anos (B)	▪ Pacientes com estenose coronariana identificada (B)
AHA/ ACC	-	▪ Pacientes assintomáticos de risco intermediário (B)	▪ Pacientes assintomáticos de risco baixo a intermediário (B)	▪ Pacientes assintomáticos de baixo risco (B)

AHA/ACC: American Heart Association/American College of Cardiology; DAC: doença arterial coronariana; ER: escore de risco; ERF: escore de risco de Framingham; ESC: European Society of Cardiology; SBC: Sociedade Brasileira de Cardiologia; SCA: síndrome coronariana aguda.

338 Treinamento em Diretrizes – Cardiologia

10. Resposta: D

Trata-se de uma imagem de cintilografia miocárdica em que, nas 4 primeiras linhas, visualizam-se as imagens em eixo curto. Na 5ª e na 6ª linha vêm-se as imagens em eixo longo vertical e na 7ª e na 8ª linha, em eixo longo horizontal. Na figura, vêm-se:

- Hipocaptação transitória com componente de hipocaptação persistente associado na parede anterior (segmento apical, médio, basal).
- Hipocaptação transitória com componente de hipocaptação persistente associado na parede apical.
- Discreta hipocaptação transitória de parede septal (segmento apical).
- Hipocaptação transitória de parede anterosseptal (segmento médio, basal).

11. Resposta: A

Trata-se de um paciente com DAC triarterial, com artéria descendente anterior (ADA) fechada no terço médio, cintilografia mostrando extensa área isquêmica e paciente sintomático apesar do tratamento clínico otimizado. Nesse caso, a melhor opção é o tratamento cirúrgico da DAC.

12. Resposta: D

Tabela 15

Diretriz	Recomendação			
	I	IIa	IIb	III
SBC	• Pré -tratamento com clopidogrel na dose de ataque de 300 mg, se administrado > 6 horas antes do procedimento (A) • Pré-tratamento com clopidogrel na dose de ataque de 600 mg, se administrado < 6 horas antes do procedimento (B)	• DAP com AAS e clopidogrel por no mínimo 3 meses em pacientes tratados com *stents* farmacológicos com elevado risco de sangramento (A) • DAP com AAS e clopidogrel por 12 meses pós-implante de *stents* bioabsorvíveis (C)	• DAP com AAS e clopidogrel ≥ 12 meses em pacientes tratados com *stents* farmacológicos com elevado risco de eventos isquêmicos e baixo risco de sangramento (B)	-

(continua)

Capítulo 16 Doença arterial coronariana crônica 339

Tabela 15 *(continuação)*

Diretriz	Recomendação			
	I	IIa	IIb	III
SBC	• DAP com AAS e agente tienopiridínico pós-ICP (A) • DAP com AAS e clopidogrel por 1 mês pós-implante de *stents* não farmacológicos (A) • DAP com AAS e clopidogrel por 6 a 12 meses pós implante de *stents* farmacológicos (A) • DAP com AAS e clopidogrel por 1 mês em pacientes com elevado risco de sangramento tratados com *stents* farmacológicos não poliméricos liberadores de biolimus (B) • AAS apenas indefinidamente pós-ICP (A)			

(continua)

340 Treinamento em Diretrizes – Cardiologia

Tabela 15 *(continuação)*

Diretriz	Recomendação			
	I	IIa	IIb	III
ESC	• Clopidogrel (600 mg de ataque seguido do de 75 mg/dia de manutenção) em associação à aspirina é recomendado em pacientes com DAC estável submetidos a ICP (A) • Em pacientes com DAC tratados com ICP, DAP é recomendado por 6 meses, a despeito do tipo de *stent* (A)	• Em pacientes com DAP com alto risco de sangramento, DAP por 3 meses (B) • Em pacientes com DAC estável tratados com balão • farmacológico, DAP por 6 meses (B) • Pacientes com DAC estável tratados com *stents* bioabsorvíveis, DAP por pelo menos 12 meses (C)	• Em pacientes com DAC estável, pré--tratamento com clopido--grel pode ser considerado em pacientes submetidos à ICP (C) • Ticagrelor ou prasugrel em associação à aspirina pode ser considerado em vez do clopidogrel em pacientes com DAC estável submetidos a ICP (C) • Em pacientes com DAC está--vel intoleran-tes a DAP sem complicações hemorrágicas, mas com alto risco trombó-tico, DAP com clopidogrel por 6 a 30 meses pode ser considerada (A) • Em pacientes com DAC com alto risco de sangramento, DAP por 1 mês pode ser consi--derada (C)	-

(continua)

Capítulo 16 Doença arterial coronariana crônica 341

Tabela 15 *(continuação)*

Diretriz	Recomendação			
	I	IIa	IIb	III
AHA/ ACC	▪ Em pacientes com DAC estável trata-dos com DAP após *stent* convencional, clopidogrel deveria ser administrado por no mínimo 1 mês (A) ▪ Em pacientes com DAC es-tável tratados com DAP após *stent* farmaco-lógico, clopi-dogrel deveria ser dado por pelo menos 6 meses (B)	-	▪ Em pacientes com DAC após BMS ou DES tolerantes a DAP sem complicação hemorrágica e que não são de alto risco para sangra-mento, DAP com clopido-grel por mais de 1 mês em pacien-tes tratados com BMS ou mais do que 6 meses em pacientes tratados com DES pode ser razoável (A) ▪ Em pacientes com DAC com DAP após DES que são de alto risco para sangramento, desconti-nuação do tratamento com inibidor P2Y12 após 3 meses pode ser razoável (C)	-

AHA/ACC: American Heart Association/American College of Cardiology; BMS: *stent* convencional; DAC: doença arterial coronariana; DAP: dupla antiagregação plaquetária; DES: *stent* farmacológico; ESC: European Society of Cardiology; ICP: intervenção coronária percutânea; SBC: Sociedade Brasileira de Cardiologia.

13. Resposta: D

A estimativa de obstrução angiográfica guarda ainda grande variabilidade intra e interobservador. Nesse contexto, o emprego de métodos adjuntos, como o ultrassom intracoronário (USIC), a tomografia de coerência óptica (OCT) e a reserva de fluxo fracional (FFR), pode ser necessário para a determinação da gravidade de obstruções em tronco de coronária esquerda (TCE). As recomendações das diretrizes encontram-se sumarizadas a seguir. Não há recomendações quanto ao emprego da OCT disponíveis nas diretrizes americanas.

Tabela 16

Recomenda- ção	Diretrizes		
	SBC	ESC	ACC/AHA
I	• FFR e iFR são recomendados como ferramentas acuradas para identificar estenoses coronárias hemodinamicamente significativas em pacientes sem evidência de isquemia por métodos não invasivos ou em casos em que esses métodos sejam inconclusivos, indisponíveis ou discordantes (A) • FFR e iFR para guiar procedimentos de ICP em pacientes com DAC multiarterial estável, em estenoses entre 50% e 90% à angiografia (A)	• FFR é recomendada para identificar lesão coronariana hemodinamicamente relevante quando a evidência de isquemia não estiver disponível (A)	-

(continua)

Capítulo 16 Doença arterial coronariana crônica 343

Tabela 16 *(continuação)*

Recomendação	Diretrizes		
	SBC	ESC	ACC/AHA
IIa	• FFR e iFR para avaliar o significado funcional e indicar a necessidade de revascularização de estenoses em TCE (B) • USIC pode ser utilizada para avaliar lesões intermediárias/ambíguas em TCE e para guiar seu tratamento (B) • USIC pode ser utilizada, em casos selecionados, para guiar implante de *stents* coronários (B) • USIC pode ser utilizada para determinar o mecanismo de falência dos *stents* (reestenose e trombose), auxiliando na decisão sobre a melhor terapêutica a ser instituída (C) • USIC pode ser utilizada para avaliar precocemente (entre 4 semanas e 12 meses) a presença de doença vascular do enxerto em pacientes submetidos a transplante cardíaco (B) • OCT pode ser utilizada, em casos selecionados, para guiar e otimizar o implante de *stents* metálicos (B)	-	• FFR para avaliar lesões coronarianas intermediárias (50-70%) e pode ser útil para guiar a decisão quanto a revascularização (A) • USIC para avaliar lesão de TCE angiograficamente indeterminada (B) • USIC 4-6 semanas e 1 ano após transplante cardíado para excluir doença vascular do enxerto (B) • USIC para determinar o mecanismo de reestenose do *stent* (C)

(continua)

Tabela 16 *(continuação)*

Recomenda-ção	Diretrizes		
	SBC	ESC	ACC/AHA
IIa	• OCT pode ser utilizada, em casos selecionados, para guiar e otimizar o implante de suportes vasculares biorreabsorvíveis (C) • OCT pode ser utilizada para determinar o mecanismo de falência (reestenose e trombose de *stent*) de *stents* metálicos e suportes vasculares biorreabsorvíveis, assim como a integridade estrutural dos suportes biorreabsorvíveis após o implante e a longo prazo (B)		
IIb	• USIC pode ser utilizada para avaliar lesões intermediárias (40-70%) em coronárias nativas, à exceção do TCE (B) • OCT pode ser utilizada para estimar o significado funcional de lesões angiograficamente intermediárias (40-70%) em coronárias nativas, à exceção do TCE (B)	• USIC ou OCT pode ser considerado para melhorar o implante do *stent* (B) • USIC ou OCT pode ser considerado para caracterizar as lesões coronarianas (B)	• USIC para avaliar artérias coronárias, que não seja TCE, com estenoses angiograficamente intermediárias (50-70%) (B) • USIC para guiar implante de *stent* particularmente em casos de TCE (B) • USIC para determinar o mecanismo da trombose de *stent* (C)

(continua)

Capítulo 16 Doença arterial coronariana crônica 345

Tabela 16 *(continuação)*

Recomenda-ção	Diretrizes		
	SBC	ESC	ACC/AHA
III	-	-	• USIC de rotina para avaliar lesões coronarianas em pacientes nos quais o tratamento intervencionista não está sendo cogitado (C)

AHA/ACC: American Heart Association/American College of Cardiology; ESC: European Society of Cardiology; FFR: reserva de fluxo fracional; OCT: tomografia de coerência óptica; SBC: Sociedade Brasileira de Cardiologia; TCE: tronco de coronária esquerda; USIC: ultrassom intracoronário.

14. Resposta: D

Trata-se de um paciente com teste isquêmico positivo (de baixo risco), assintomático, função ventricular normal e anatomia coronariana de baixo risco (lesão uniarterial não tronco de coronária esquerda e não artéria descendente anterior proximal). Esse paciente não tem indicação de ser submetido ao tratamento intervencionista, uma vez que a intervenção não agrega redução de eventos cardiovasculares nem melhora a qualidade de vida, uma vez que o paciente é assintomático. A seguir estão as indicações de intervenções em pacientes com DAC uniarterial.

Tabela 17

Recomendação	Diretrizes		
	SBC	ESC	ACC / AHA*
I	• Estenose > 50% em TCE (A – melhorar prognóstico; A – melhorar sintomas) • Estenose > 50% em DA proximal (A – melhorar prognóstico; A – melhorar sintomas)	• Estenose > 50% em TCE (A – melhorar prognóstico) • Estenose > 50% em DA proximal (A – melhorar prognóstico) • Estenose > 50% em vaso derradeiro (C – melhorar prognóstico)	• Estenose > 50% e angina limitante a despeito de tratamento clínico otimizado (A – melhorar sintomas)

(continua)

346 Treinamento em Diretrizes – Cardiologia

Tabela 17 *(continuação)*

Recomendação	Diretrizes		
	SBC	ESC	ACC / AHA*
I	• Estenose > 50% em vaso derradeiro (C – melhorar prognóstico; A – melhorar sintomas) • Área isquêmica no VE > 10% (B – melhorar prognóstico; B – melhorar sintomas) • Estenose > 50% e angina limitante a despeito de tratamento clínico otimizado (A – melhorar sintomas)	• Área isquêmica no VE > 10% (B – melhorar prognóstico) • Estenose > 50% e angina limitante a despeito de tratamento clínico otimizado (A – melhorar sintomas)	
IIa	• Estenose > 50% relacionada com isquemia/ viabilidade > 10% e sinais de IC (B – melhorar sintomas)	-	• CRM para estenose de uma artéria com envolvimento de DA proximal (B)
IIb	• Estenose > 50% relacionada com isquemia/viabilidade > 10% e sinais de IC (B – melhorar prognóstico)	-	• ICP para estenose de uma artéria com envolvimento de DA proximal (B)
III	-	-	• Estenose de uma artéria sem envolvimento de DA proximal (B)

AHA/ACC: American Heart Association/American College of Cardiology; CRM: cirurgia de revascularização miocárdica; DA: artéria descendente anterior; ESC: European Society of Cardiology; IC: insuficiência cardíaca; ICP: intervenção coronária percutânea; SBC: Sociedade Brasileira de Cardiologia; TCE: tronco de coronária esquerda; VE: ventrículo esquerdo.

Capítulo 16 Doença arterial coronariana crônica 347

15. Resposta: B

Na alternativa *A*, há um paciente com alta probabilidade pré-teste de DAC, mas que teve um episódio isolado de dor torácica de características não anginosas. Nesse caso, não há indicação para coronariografia. A alternativa *B* está correta. Paciente com alta probabilidade pré-teste de DAC e angina CCS 3. Na alternativa *C*, há uma paciente com angina CCS 1, a princípio não medicada. Não há recomendação para coronariografia. Na alternativa *D*, temos um paciente com alta probabilidade pré-teste de DAC, porém assintomático com teste não invasivo de baixo risco. Não há indicação para coronariografia.

Tabela 18

Recomendação	Diretrizes		
	SBC	ESC	ACC/AHA
I	▪ Angina estável (CCS III ou IV) a despeito do tratamento clínico (B) ▪ Alto risco em testes não invasivos (B) ▪ Angina em sobreviventes de parada cardíaca ou arritmia ventricular grave (B) ▪ Angina e sintomas/sinais de IC (C)	▪ Angina estável (CCS III ou IV) a despeito do tratamento clínico (C) ▪ Alto risco em testes não invasivos (C)	▪ Alto risco em testes não invasivos (C) ▪ Angina e sobreviventes de parada cardíaca ou arritmia ventricular grave (B) ▪ Angina e sintomas/sinais de IC (B)
IIa	▪ Diagnóstico incerto após testes não invasivos, nos quais o benefício de um diagnóstico preciso supera os riscos e custos da cinecoronariografia (C) ▪ Impossibilidade de se submeter a testes não invasivos por incapacidade física, doença ou obesidade (C)	▪ Diagnóstico incerto após testes não invasivos ou testes não invasivos conflitantes (C)	▪ Pacientes com DAC com FEVE < 50% e moderado risco em testes não invasivos que demonstram isquemia (C) ▪ Diagnóstico incerto após testes não invasivos ou em pacientes para os quais os testes não invasivos são contraindicados ou inadequados (C)

(continua)

348 Treinamento em Diretrizes – Cardiologia

Tabela 18 *(continuação)*

Recomendação	Diretrizes		
	SBC	ESC	ACC/AHA
IIa	• Profissões de risco, que requerem um diagnóstico preciso (C) • Pacientes com informações prognósticas inadequadas após testes não invasivos (C)		• Pacientes com qualidade de vida prejudicada pela angina, FEVE > 50% e risco intermediário em testes não invasivos (C)
IIb	• Múltiplas internações por dor torácica, em que o diagnóstico definitivo é julgado necessário (C)	-	-
III	• Comorbidades significativas, em que o risco da angiografia supera os benefícios do procedimento (C) • Angina estável (CCS I ou II) que responde ao tratamento	-	• Pacientes com DAC não elegíveis para revascularização ou que não são candidatos a revascularização em razão de comorbidades ou preferência do paciente (B)
III	medicamentoso e sem evidências de isquemia em testes não invasivos (C) • Preferência por evitar a revascularização (C)	-	• Pacientes de baixo risco e que não foram submetidos a testes não invasivos (C) • Avaliar risco em pacientes assintomáticos sem evidência de isquemia em teste não invasivo (C)

AHA/ACC: American Heart Association/American College of Cardiology; DAC: doença arterial coronariana; ESC: European Society of Cardiology; FEVE: fração de ejeção do ventrículo esquerdo; IC: insuficiência cardíaca; SBC: Sociedade Brasileira de Cardiologia.

Capítulo 16 Doença arterial coronariana crônica **349**

16. Resposta: C

A assertiva I está incorreta. As diretrizes contraindicam o uso do escore de cálcio em pacientes com alta suspeita de DAC. A grande utilidade do escore de cálcio é na reestratificação de risco cardiovascular em pacientes com baixo a intermediário risco pelos escores de risco (escore de risco global, escore de risco de Framingham). A assertiva II está incorreta. As diretrizes não recomendam a ICP em pacientes uniarteriais assintomáticos com tratamento clínico otimizado. Não há qualquer benefício em termos de redução de eventos cardiovasculares maiores com essa conduta. A assertiva III está correta. A ICP de tronco de coronária esquerda (TCE) é factível desde que a anatomia coronariana não seja complexa e pode ser uma alternativa à CRM especialmente em pacientes com alto risco cirúrgico. Tanto a diretriz brasileira quanto as diretrizes americana e europeia apresentam grau de recomendação I, com nível de evidência A.

17. Resposta: B

A paciente em questão apresenta probabilidade pré-teste de DAC baixa (mulher, jovem, assintomática) (veja a tabela a seguir – classificação Diamond/ Forrester). Além disso, não apresenta fatores de risco para DCV. O teste ergométrico não apresenta critérios de alto risco (veja a tabela a seguir – critérios de alto risco no teste ergométrico). Em relação à alternativa *D*, as diretrizes não são claras quanto à indicação ou não em pacientes assintomáticos, com baixa probabilidade pré-teste de DAC e testes positivos de isquemia, porém, com alta suspeita de falso-positivo. A ideia seria usar o bom senso e manter o acompanhamento do paciente. A diretriz brasileira considera como IIa, C a realização da coronariografia em pacientes com diagnóstico incerto após testes não invasivos, nos quais o benefício de um diagnóstico preciso supera os riscos e os custos da cinecoronariografia. Porém, não é o caso, uma vez que o risco e os custos da coronariografia nesse caso superam os benefícios do diagnóstico preciso. Portanto, a paciente não apresenta nenhuma indicação para realização de um outro teste não invasivo e nem mesmo de uma coronariografia.

350 Treinamento em Diretrizes – Cardiologia

Tabela 19 Probabilidade pré-teste de DAC em pacientes com sintomas de dor torácica estáveis

Idade	Angina típica		Angina atípica		Dor não anginosa	
	Homem	Mulher	Homem	Mulher	Homem	Mulher
30-39	59	28	29	10	18	5
40-49	69	37	38	14	25	8
50-59	77	47	49	20	34	12
60-69	84	58	59	28	44	17
70-79	89	68	69	37	54	24
> 80	93	76	78	47	65	32

Legenda:

Cinza escuro	Probabilidade pré-teste de DAC > 85%.
Cinza claro	Probabilidade pré-teste de DAC 66-85%.
Branco	Probabilidade pré-teste de DAC 15-65%.
Preto	Probabilidade pré-teste de DAC < 15%.

Critérios de alto risco no teste ergométrico

- Incapacidade de realizar exercício com gasto energético estimado de pelo menos 5 MET.
- Incapacidade de se atingir pressão arterial sistólica (PAS) ≥ 120 mmHg.
- Infra ST com morfologia descendente > 2 mm, com duração ≥ 5 minutos na recuperação, em ≥ 5 derivações, em indivíduo com capacidade funcional < 6 MET.
- Hipotensão ≥ 10 mmHg em relação aos níveis de repouso.
- Elevação de segmento ST, na ausência de infarto prévio.
- Sintoma de angina típica limitante.
- TVS (> 30 segundos), reprodutível ou sintomática.

18. Resposta: A

Paciente de baixo risco, assintomático e baixa probabilidade pré-teste de DAC. A primeira observação a ser feita é quanto a indicação de testes cardiovasculares em pacientes com esse perfil clínico. Todas as diretrizes contraindicam a realização de ecocardiograma transtorácico, teste ergométrico e angiotomografia de coronárias em indivíduos assintomáticos com baixa probabilidade de DAC. Portanto, a indicação desses exames foi inadequada.

Uma vez tendo sido submetido aos exames, descobriu-se uma lesão única em artéria descendente anterior, com ecocardiograma e teste ergométrico normais. A indicação de intervenção coronariana ou cirúrgica nesses pacientes, conforme as diretrizes, são:

Tabela 20

Recomenda-ção	Diretrizes		
	SBC	ESC	ACC / AHA*
I	• Estenose > 50% em TCE (A – melhorar prognóstico; A – melhorar sintomas) • Estenose > 50% em DA proximal (A – melhorar prognóstico; A – melhorar sintomas) • Estenose > 50% em vaso derradeiro (C – melhorar prognóstico; A – melhorar sintomas) • Área isquêmica no VE > 10% (B – melhorar prognóstico; B – melhorar sintomas) • Estenose > 50% e angina limitante a despeito de tratamento clínico otimizado (A – melhorar sintomas)	• Estenose > 50% em TCE (A – melhorar prognóstico) • Estenose > 50% em DA proximal (A – melhorar prognóstico) • Estenose > 50% em vaso derradeiro (C – melhorar prognóstico) • Área isquêmica no VE > 10% (B – melhorar prognóstico) • Estenose > 50% e angina limitante a despeito de tratamento clínico otimizado (A – melhorar sintomas)	• Estenose > 50% e angina limitante a despeito de tratamento clínico otimizado (A – melhorar sintomas)
IIa	• Estenose > 50% relacionada com isquemia/viabilidade > 10% e sinais de IC (B – melhorar sintomas)	-	• CRM para estenose de uma artéria com envolvimento de DA proximal (B)

(continua)

352 Treinamento em Diretrizes – Cardiologia

Tabela 20 (continuação)

Recomenda-ção	Diretrizes		
	SBC	ESC	ACC / AHA*
IIb	• Estenose > 50% relacionada com isquemia/viabilidade > 10% e sinais de IC (B – melhorar prognóstico)	-	• ICP para estenose de uma artéria com envolvimento de DA proximal (B)
III	-	-	• Estenose de uma artéria sem envolvimento de DA proximal (B)

AHA/ACC: American Heart Association/American College of Cardiology; CRM: cirurgia de revascularização miocárdica; DA: artéria descendente anterior; ESC: European Society of Cardiology; ICP: intervenção coronária percutânea; SBC: Sociedade Brasileira de Cardiologia; TCE: tronco de coronária esquerda; VE: ventrículo esquerdo.

A indicação de reserva de fluxo fracional (FFR) poderia até ser aventada, mas não mudaria a conduta mesmo que evidenciasse uma estenose hemodinamicamente significativa, uma vez que a intervenção não teria benefício para melhora de prognóstico e muito menos para melhora dos sintomas, uma vez que o paciente é assintomático.

Portanto, como o paciente é assintomático, tem teste isquêmico negativo, função ventricular esquerda normal e envolvimento de apenas uma única artéria (que não é tronco da coronária esquerda nem artéria descendente anterior proximal), o paciente deve ser mantido em tratamento clínico, com aspirina e estatina e manutenção das atividades físicas regulares.

19. Resposta: C

Paciente com DAC estabelecida é considerado de muito alto risco cardiovascular. De acordo com a nova diretriz de dislipidemia e prevenção de aterosclerose da SBC, a meta de LDL para esses pacientes é de 50 mg/dL e a medicação de escolha é a estatina.

Capítulo 16 Doença arterial coronariana crônica   353

Tabela 21

Recomenda-ção	Diretrizes		
	SBC	ESC	ACC/AHA
I	• Indivíduos de muito alto risco cardiovascular, o LDL-c deve ser reduzido para < 50 mg/dL e o não HDL-c < 80 mg/dL (B) • Indivíduos de alto risco cardiovascular, o LDL-c deve ser reduzido para < 70 mg/dL e o não HDL-c < 100 mg/dL (A) • Para indivíduos de alto e muito alto risco cardiovascular, sempre que possível e tolerado, deve-se dar preferência para o uso de estatina de alta intensidade ou ezetimiba associada à estatina (sinvastatina 40 mg ou outra estatina com potência pelo menos equivalente) (A) • Indivíduos de risco cardiovascular intermediário, o LDL-c deve ser reduzido para < 100 mg/dL e o não HDL-c < 130 mg/dL (A) • Indivíduos de risco cardiovascular intermediário, sempre que possível e tole-rado, deve-se dar preferência para o uso de estatina de intensidade pelo menos moderada (A)	• Indivíduos de muito alto risco cardiovascular, o LDL-c deve ser reduzido para < 70 mg/dL ou uma redução de ao menos 50% se o LDL-c de base estiver entre 70-135 mg/dL (B) • Indivíduos de alto risco cardiovascular, o LDL-c deve ser reduzido para < 100 mg/dL ou uma redução de ao menos 50% se o LDL-c de base estiver entre 100-200 mg/dL (B)	• Moderada a altas doses de estatina na ausência de contraindicações (A)

(continua)

354 Treinamento em Diretrizes – Cardiologia

Tabela 21 *(continuação)*

Recomenda-ção	Diretrizes		
	SBC	ESC	ACC/AHA
I	• Indivíduos de baixo risco cardiovas-cular, a meta de LDL-c deve ser < 130 mg/dL e o não HDL-c < 160 mg/dL (A)		
IIa	-	• Indivíduos de baixo a moderado risco cardiovas-cular, a meta de LDL-c deve ser < 115 mg/dL (C)	• Para pacientes que não toleram estatinas, ácidos sequestradores de sais biliares, niacina ou ambos são razoáveis (B)
IIb	-	-	-
III	• Não se recomenda tratamento medica-mentoso visando à elevação dos níveis de HDL-c (A)	-	-

AHA/ACC: American Heart Association/American College of Cardiology; ESC: European Society of Cardiology; SBC: Sociedade Brasileira de Cardiologia.

20. Resposta: A

Trata-se de um paciente idoso, com múltiplos fatores de risco para doença cardiovascular, incluindo DM, DAC estabelecida e PA aferida de 162 × 68 mmHg, já em uso de atenolol com frequência cardíaca controlada. Pela estratificação de risco da diretriz da SBC, o paciente encontra-se com HAS estágio 2 (PAS = 160-179 ou PAD = 100-109 mmHg) com risco cardiovascular muito alto. Nesses casos, a meta pressórica é de < 130 × 80 mmHg (IA).Os anti-hipertensivos de escolha são: betabloqueadores (paciente já em uso), inibidores da enzima conversora da angiotensina (IECA) ou bloqueadores dos receptores da angiotensina (BRA) (IA). Medicamentos adicionais para atingir a meta (PA < 130/80 mmHg) são bloqueadores do canal de cálcio (BCC) e diuréticos tiazídicos (IIa, B). Portanto, a alternativa correta é a *A*.

Capítulo 16 Doença arterial coronariana crônica 355

Tabela 22

Recomenda-ção	Diretrizes		
	SBC	ESC	ACC/AHA
I	• Hipertensos estágios 1 e 2, com risco CV baixo e moderado e HAS estágio 3, o alvo de < 140 × 90 mmHg é recomendado (A) • Hipertensos estágios 1 e 2 com risco CV alto, o alvo de PA < 130 × 80 mmHg é recomendado (A)	• PAS < 140 mmHg é recomendada em pacientes com baixo-moderado risco CV (B) • PAS < 140 mmHg é recomendada em pacientes com DM (A)	• Para adultos com HAS e DCV conhecida ou risco de evento CV em 10 anos de 10% ou mais, o alvo de PA deve ser < 130 × 80 mmHg (B)
IIa	-	• PAS < 140 mmHg é recomendada em pacientes com AVC ou AIT prévio (B) • PAS < 140 mmHg deveria ser considerada em pacientes com DAC (B) • PAS < 140 mmHg deveria ser considerada em pacientes com doença renal crônica com ou sem DM (B)	-
IIb	-	-	• Para adultos com HAS, sem marcadores adicionais de risco CV aumentados, um alvo de PA < 130 × 80 mmHg pode ser razoável (B)
III	-	-	-

AIT: acidente isquêmico transitório; AHA/ACC: American Heart Association/American College of Cardiology; AVC: acidente vascular cerebral; CV: cardiovascular; DAC: doença arterial coronariana; DCV: doença cardiovascular; DM: diabetes mellitus; ESC: European Society of Cardiology; HAS: hipertensão arterial sistêmica; PA: pressão arterial; PAS: pressão arterial sistólica; SBC: Sociedade Brasileira de Cardiologia.

356 Treinamento em Diretrizes – Cardiologia

21. Resposta: A

A alternativa *A* está correta. Trata-se de uma paciente com alta probabilidade pré-teste de DAC. Além disso, nitratos e bloqueadores do canal de cálcio (BCC) são os antianginosos recomendados pelas diretrizes com recomendação I, nível de evidência B. Observe que a paciente já faz uso de BB e encontra-se com FC controlada. A alternativa *B* não está incorreta. A ivabradina, nesse caso, está contraindicada uma vez que a FC está abaixo de 60 bpm. Em relação à ressonância magnética (RM) de coração, a diretriz não deixa clara sua real recomendação. Apenas diz que é recomendação I, nível de evidência A para detecção de isquemia. A alternativa *C* está incorreta. Embora até esteja correto associar clonidina visando o controle de PA (o mais adequado seria associar um BCC que além do controle de PA poderia controlar os sintomas anginosos), o paciente tem contraindicação formal à realização do teste ergométrico: presença de SVE no eletrocardiograma (ECG) de repouso. A alternativa *D* está incorreta. Não é a melhor alternativa. Seria um teste não invasivo bem indicado para avaliação de isquemia, uma vez que o paciente apresenta contraindicação ao teste ergométrico. No entanto, como o paciente apresenta alta probabilidade pré-teste de DAC, ele apresenta recomendação IIb para o diagnóstico de isquemia miocárdica em pacientes com alta probabilidade pré-teste.

Tabela 23   Diretriz da SBC

Diretriz SBC	Recomendação			
	I	IIa	IIb	III
Alternativa A Recomendações de cateterismo cardíaco	▪ Angina estável (CCS III ou IV) a despeito do tratamento clínico (B) ▪ Alto risco em testes não invasivos, independentemente da angina (B)	▪ Diagnóstico incerto após testes não invasivos, nos quais o benefício de um diagnóstico preciso supera os riscos e custos da cinecoro-nariografia (C)	▪ Múltiplas internações por dor torácica, em que o diagnóstico definitivo é julgado necessário (C)	▪ Comorbidades significativas, em que o risco da angiografia supera os benefícios do procedimento (C)

(continua)

Capítulo 16 Doença arterial coronariana crônica 357

Tabela 23 Diretriz da SBC *(continuação)*

Diretriz SBC	Recomendação			
	I	IIa	IIb	III
Alternativa A Recomendações de cateterismo cardíaco	• Angina e sobreviventes de PCR ou arritmia ventricular grave (B) • Angina e sintomas/sinais de IC (C)	• Impossibilidade de se submeter a testes não invasivos por incapacidade física, doença ou obesidade (C) • Profissões de risco, que requerem um diagnóstico preciso (C) • Pacientes com informações prognósticas inadequadas após testes não invasivos (C)		• Angina estável (CCS I ou II) que responde ao tratamento medicamentoso e sem evidências de isquemia em testes não invasivos (C) • Preferência por evitar a revascularização (C)
Alternativa B Recomendações de antianginosos e RM coração	• BB como agente de primeira linha em pacientes com angina estável sem infarto do miocárdio prévio e/ou disfunção de VE (B) • BCC di-idropiridínicos em pacientes com angina estável sintomática em uso de BB (B)	• BCC como agentes de primeira linha para alívio sintomático em pacientes com angina vasoespástica (B) • Nitrato de longa ação como agente de terceira linha em pacientes com angina estável ainda sintomáticos após o uso de outros agentes antianginosos (B)	• Ivabradina em pacientes com angina estável sintomática intolerantes aos BB, isoladamente ou associado a outro agente antianginoso (B) • Alopurinol em pacientes com angina estável sintomática e terapia antianginosa maximamente tolerada (B)	• BB para alívio sintomático em pacientes com angina vasoespástica (C) • BCC não di-idropiridínicos em pacientes com angina estável sintomática em uso de BB (B)

(continua)

358 Treinamento em Diretrizes – Cardiologia

Tabela 23 Diretriz da SBC *(continuação)*

Diretriz SBC	Recomendação			
	I	IIa	IIb	III
Alternativa B Recomendações de antianginosos e RM coração	• BCC (preferencialmente verapamil ou diltiazem) em pacientes com angina estável e contraindicação ao uso de BB (B) • Nitrato de ação rápida para alívio sintomático das crises agudas de angina (B) • RM de coração para detecção de isquemia (A)	• Nitrato de longa ação para alívio sintomático em pacientes com angina vasoespástica após o uso de BCC (B) • Trimetazidina em pacientes com angina estável sintomática em uso de BB isoladamente ou associados a outros agentes antiaginosos (B) • Trimetazidina em pacientes com angina estável e disfunção de VE associado a terapia clínica otimizada (B) • Ivabradina em pacientes com angina estável sintomática em uso de BB, isoladamente ou associados a outros agentes antianginosos e FC > 60 bpm (B)	• AngioTC de coronárias para detecção de estenose luminal coronária (B)	• Nitrato de longa ação como agente de primeira linha em pacientes com angina estável (B)

(continua)

Capítulo 16 Doença arterial coronariana crônica 359

Tabela 23 Diretriz da SBC *(continuação)*

Diretriz SBC	Recomendação			
	I	IIa	IIb	III
Alternativa B Recomendações de antianginosos e RM coração		• Ivabradina em pacientes com angina estável, disfunção do VE e FC > 70 bpm em terapia clínica otimizada (B)		
Alternativa C Recomen-dações de teste ergométrico	Pacientes com probabilidade intermediária pré-teste de ter obstrução coronariana, incluindo aqueles com bloqueio do ramo direito ou depressão < 1 mm do segmento ST no ECG (B)	Pacientes com suspeita de angina vasoespática (B) Pacientes após realização de coronariografia para tomada de decisão em lesões interme-diárias (B) Avaliação de indivíduos assintomáticos com mais de dois fatores de risco (B)	Pacientes com alta ou baixa probabilidade pré-teste de ter obstrução da coronariana (B) Avaliação de risco em cirurgia não cardíaca em pacientes de baixo risco cardiovascular (B)	Pacientes com anorma-lidades do ECG basal: síndrome de pré-excitação ou de Wolff--Parkinson--White, ritmo de marca-pas-so, depressão do segmento ST > 1 mm no repouso e bloqueio com-pleto de ramo esquerdo
Alternativa D Recomenda-ções de ECO estresse	• Estratificação de risco de pacientes com DAC • Estresse farmacológico na avaliação de isquemia miocárdica em indivíduos com precordia típica estável que não po-dem realizar ou quando o teste ergo-métrico não é diagnóstico			

(continua)

360 Treinamento em Diretrizes – Cardiologia

Tabela 23 Diretriz da SBC *(continuação)*

Diretriz SBC	Recomendação			
	I	IIa	IIb	III
Alternativa D Recomenda- ções de ECO estresse	• Avaliação de isquemia miocárdica em indivíduos assintomáti-cos com teste ergométrico positivo ou duvidoso • Estresse farmacológico na avaliação pré-operatória de cirurgia não cardíaca de pacientes com três ou mais fatores de risco para DAC e que não podem se exercitar • Avaliação do significado funcional de lesões coronárias no planejamento de angioplas-tia trasluminal percutânea ou cirurgia de revas-cularização	• Avaliação de reestenose após revascu-larização em pacien-tes com recorrência de sintomas típicos • Diagnóstico de isquemia miocárdica em pacientes selecionados com baixa probabilidade pré-teste	• Diagnóstico de isquemia miocárdica em pacientes com alta probabilidade pré-teste	• Substi-tuição rotineira do teste ergo-métrico em pacientes nos quais a análise eletrocar-diográfica é adequada • Avalia-ção de rotina em pacientes assintomá-ticos após revasculari-zação

(continua)

Capítulo 16 Doença arterial coronariana crônica 361

Tabela 23 Diretriz da SBC *(continuação)*

Diretriz SBC	Recomendação			
	I	IIa	IIb	III
Alternativa D Recomendações de ECO estresse	• Avaliação de isquemia miocárdica na presença de bloqueio do ramo esquerdo ou alterações que impeçam adequada análise eletrocardiográfica de isquemia • Estresse farmacológico na avaliação de viabilidade miocárdica (miocárdio hibernado) para planejamento de revascularização			

Tabela 24 Diretriz ESC

Diretriz ESC	Recomendação			
	I	IIa	IIb	III
Alternativa A Recomendações de cateterismo cardíaco	• Pacientes com angina CCS III ou de alto risco clínico, principalmente naqueles com sintomas mal controlados com tratamento clínico (C)	• Pacientes com testes não invasivos inconclusivos (C)	-	-

(continua)

362 Treinamento em Diretrizes – Cardiologia

Tabela 24 Diretriz ESC *(continuação)*

Diretriz ESC	Recomendação			
	I	IIa	IIb	III
Alternativa A Recomendações de cateterismo cardíaco	• Pacientes com sintomas leves ou sem sintomas com tratamento clínico com testes não invasivos de alto risco e a revascularização é considerada para melhorar o prognóstico (C)			
Alternativa B Recomendações de antianginosos e RM do coração	• Nitratos de curta ação para alívio da angina (B) • BB e/ou BCC como primeira linha de tratamento da angina e controle de FC (A)	• Nitrato de longa ação ou ivabradina ou nicorandil ou ranolazina como tratamento de segunda linha da angina de acordo com a FC, PA e tolerância (B) • BB em pacientes assintomáticos com área isquêmica > 10% (C) • BCC e nitratos em pacientes com angina vasoespástica (B) • Teste ergométrico em pacientes com DAC após mudança dos sintomas (B)	• Trimetazidina para tratamento de segunda linha (B)	• BB para alívio sintomático em pacientes com angina vasoespástica (B)

(continua)

Capítulo 16 Doença arterial coronariana crônica 363

Tabela 24 Diretriz ESC *(continuação)*

Diretriz ESC	Recomendação			
	I	IIa	IIb	III
Alternativa C Recomendações de teste ergométrico	▪ Imagem de estresse para estratificação de risco em pacientes com DAC conhecida e deterioração dos sintomas se o local e a extensão da isquemia influenciar a tomada de decisão clínica (B)	-	-	-
Alternativa D Recomendações de ECO estresse	▪ Imagem de estresse para estratificação de risco em pacientes com teste ergométrico inconclusivo (B) ▪ Imagem de estresse para estratificação de risco em pacientes com DAC conhecida e deterioração dos sintomas se o local e a extensão da isquemia influenciar a tomada de decisão clínica (B)	▪ ECO estresse ou cintilografia com estresse farmacológico em pacientes com BRE (B) ▪ ECO estresse ou cintilografia com estresse farmacológico em pacientes com marca-passo (B)	-	-

Tabela 25 Diretriz da AHA/ACC

Diretriz AHA/ACC	Recomendação			
	I	IIa	IIb	III
Alternativa A Recomendações de cateterismo cardíaco	• Pacientes sobreviventes de parada cardiorrespiratória ou arritmia ventricular (B) • Pacientes com angina com sinais e sintomas de IC (B) • Pacientes com testes não invasivos de alto risco e os benefícios superam os riscos (C)	• Pacientes com FEVE < 50% e testes não invasivos de risco modera do (C) • Pacientes com teste não invasivo inconclusivo ou com testes não invasivos contraindicados ou inade quados (C) • Pacientes com baixa qualidade de vida em razão da angina, FEVE > 50% e risco moderado no teste não invasivo (C)	-	• Pacientes não candidatos a revascularização (B) • Pacientes com FEVE > 50% e teste não invasivo de baixo risco (B) • Pacientes com baixa probabilidade de DAC e não submetidos a teste não invasivo (C) • Pacientes assintomáticos sem evidência de isquemia nos testes não invasivos (C)
Alternativa B Recomendações de antianginosos e RM do coração	• BB para alívio da angina (A) • BCC ou nitrato de longa ação para alívio dos sintomas se BB contraindicados (B) • BCC ou nitrato de longa ação em combinação com BB para alívio dos sintomas se betabloqueadores contraindicados (B)	• BCC não di-idropiridínico (diltiazem ou verapamil) em vez de BB como terapia inicial para alívio da angina em pacientes com DAC (B) • Ranolazina em substituição aos BB para alívio da angina em pacientes com DAC se houver intolerância ou contraindicação aos BB (B)	-	• RM com estresse farmacológico em pacientes com ECG repouso interpretável e pelo menos moderada funcionalidade física (C)

(continua)

Capítulo 16 Doença arterial coronariana crônica 365

Tabela 25 Diretriz da AHA/ACC *(continuação)*

Diretriz AHA/ACC	Recomendação			
	I	IIa	IIb	III
Alternativa B Recomendações de antianginosos e RM do coração	• Nitroglicerina sublingual ou spray para alívio imediato da angina em pacientes com DAC (B)	• Ranolazina em combinação com BB para alívio dos sintomas quando o tratamento com BB não tiver sucesso em pacientes com DAC (A) • RM com estresse farmacológico em pacientes com intermediária a alta probabilidade pré-teste de DAC com ECG repouso não interpretável e pelo menos moderada funcionalidade física (B) • RM em estresse em pacientes com intermediária a alta probabilidade pré-teste de DAC e são incapazes de executar pelo menos moderada atividade física (B)		
Alternativa C Recomedações de teste ergométrico	• Teste ergométrico em pacientes com probabilidade pré-teste de DAC com ECG em repouso interpretável e pelo menos moderada funcionalidade física (A)	• Teste ergométrico em pacientes com baixa probabilidade pré-teste de DAC com ECG em repouso interpretável e pelo menos moderada funcionalidade física (C)	-	• Teste ergométrico em pacientes que têm ECG não interpretável ou limitação física (C)

(continua)

366 Treinamento em Diretrizes – Cardiologia

Tabela 25   Diretriz da AHA/ACC *(continuação)*

Diretriz AHA/ACC	Recomendação			
	I	IIa	IIb	III
Alternativa D Recomendações de ECO estresse	• Teste ergométrico com cintilografia ou ECO para pacientes com intermediária a alta probabilidade pré-teste de DAC com ECG em repouso não interpretável e pelo menos moderada funcionalidade física (B) • ECO estresse em pacientes com intermediária a alta probabilidade pré-teste de DAC e são incapazes de executar pelo menos moderada atividade física (B)	• Teste ergométrico com cintilografia ou ECO para pacientes com intermediária a alta probabilidade de pré-teste de DAC com ECG em repouso interpretável e pelo menos moderada funcionalidade física (B) • ECO estresse em pacientes com baixa probabilidade pré-teste de DAC e incapazes de executar pelo menos atividade física moderada (B)		• ECO com estresse farmacológico em pacientes com ECG em repouso interpretável e pelo menos moderada funcionalidade física (C)

AHA/ACC: American Heart Association/American College of Cardiology; angioTC: angiotomografia; BB: betabloqueador; BCC: bloqueador de canal de cálcio; BRE: bloqueio de ramo esquerdo; DAC: doença arterial coronariana; ECG: eletrocardiograma; ECO: ecocardiograma; ESC: European Society of Cardiology; FC: frequência cardíaca; FEVE: fração de ejeção do ventrículo esquerdo; PA: pressão arterial; PCR: parada cardiorrespiratória; RM: ressonância magnética; SBC: Sociedade Brasileira de Cardiologia; VE: ventrículo esquerdo.

Referências bibliográficas

1. Cesar LA, Ferreira JF, Armaganijan D, Gowdak LH, Mansur AP, Bodanese LC, et al. Diretriz de doença coronária estável. Arq Bras Cardiol. 2014;103:1-56.
2. Malachias MVB, Souza WKSB, Plavnik FL, Rodrigues CIS, Brandão AA, Neves MFT, et al. 7a Diretriz brasileira de hipertensão arterial. Arq Bras Cardiol. 2016;107:1-83.
3. Faludi AA, Izar MCO, Saraiva JFK, Bianco HT, Chacra APM, Bertoluci MC, et al. Diretriz brasileira baseada em evidências sobre prevenção de doenças cardiovasculares em pacientes

com diabetes: posicionamento da Sociedade Brasileira de Diabetes (SBD), da Sociedade Brasileira de Cardiologia (SBC) e da Sociedade Brasileira de Endocrinologia e Metabologia (SBEM). Arq Bras Cardiol. 2017;109:1-31.

4. Sara L, Szarf G, Tachibana A, Shiozaki AA, Villa AV, Oliveira AC, et al. II Diretriz de ressonância magnética e tomografia computadorizada cardiovascular da Sociedade Brasileira de Cardiologia e do Colégio Brasileiro de Radiologia. Arq Bras Cardiol. 2014;103:1-86.

5. Faludi AA, Izar MCO, Saraiva JFK, Chacra APM, Bianco HT, Afiune Neto A, et al. Atualização da Diretriz brasileira de dislipidemias e prevenção da aterosclerose – 2017. Arq Bras Cardiol. 2017;109:1-76.

6. Feres F, Costa RA, Siqueira D, Costa Jr JR, Chamié D, Staico R, et al. Diretriz da Sociedade Brasileira de Cardiologia e da Sociedade Brasileira de Hemodinâmica e Cardiologia Intervencionista sobre intervenção coronária Percutânea. Arq Bras Cardiol. 2017;109:1-81.

7. Montalescot G, Sechtem U, Achenbach S, Andreotti F, Arden C, Budaj A, et al. 2013 ESC Guidelines on the management of stable coronary artery disease: the Task Force on the management of stable coronary artery disease of the European Society of Cardiology. Eur Heart J. 2013;34(38):2949-3003.

8. Windecker S, Kolh P, Alfonso F, Collet JP, Cremer J, Falk V, et al. 2014 ESC/EACTS Guidelines on myocardial revascularization: The task force on myocardial revascularization of the European Society of Cardiology (ESC) and the European Association for Cardio-Thoracic Surgery (EACTS) developed with the special contribution of the European Association of Percutaneous Cardiovascular Interventions (EAPCI). Eur Heart J. 2014;35(37):2541-619.

9. Catapano AL, Graham I, De Backer G, Wiklund O, Chapman MJ, Drexel H, et al; ESC Scientific Document Group. 2016 ESC/EAS Guidelines for the management of dyslipidaemias. Eur Heart J. 2016;37(39):2999-3058.

10. Fihn SD, Gardin JM, Abrams J, Berra K, Blankenship JC, Dallas AP, et al; American College of Cardiology Foundation. 2012 ACCF/AHA/ACP/AATS/PCNA/SCAI/STS guideline for the diagnosis and management of patients with stable ischemic heart disease: executive summary: a report of the American College of Cardiology Foundation/American Heart Association task force on practice guidelines, and the American College of Physicians, American Association for Thoracic Surgery, Preventive Cardiovascular Nurses Association, Society for Cardiovascular Angiography and Interventions, and Society of Thoracic Surgeons. Circulation. 2012;126(25):3097-137.

11. Fihn SD, Blankenship JC, Alexander KP, Bittl JA, Byrne JG, Fletcher BJ, et al. 2014 ACC/AHA/AATS/PCNA/SCAI/STS focused update of the guideline for the diagnosis and management of patients with stable ischemic heart disease: a report of the American College of Cardiology/American Heart Association Task Force on Practice Guidelines, and the American Association for Thoracic Surgery, Preventive Cardiovascular Nurses Association, Society for Cardiovascular Angiography and Interventions, and Society of Thoracic Surgeons. J Am Coll Cardiol. 2014;64(18):1929-49.

12. Levine GN, Bates ER, Blankenship JC, Bailey SR, Bittl JA, Cercek B, et al. 2011 ACCF/AHA/SCAI Guideline for Percutaneous Coronary Intervention: a report of the American College of Cardiology Foundation/American Heart Association Task Force on Practice Guidelines and the Society for Cardiovascular Angiography and Interventions. Circulation. 2011;124(23):e574-651.

Capítulo 17

Manejo cardiovascular no perioperatório de cirurgias não cardíacas

Questões

1. Paciente de 65 anos, hipertenso, diabético e com infarto agudo do miocárdio há 2 anos. Admitido no pronto-socorro com choque séptico secundário a colecistite aguda. Sobre este caso, assinale a melhor alternativa sobre os cuidados perioperatórios:

   a) Pacientes com coronariopatia conhecida, com necessidade de abordagem cirúrgica de emergência, devem realizar eletrocardiograma, ecocardiograma e radiografia de tórax para melhor avaliação dos riscos cardiovasculares pré-operatórios.

   b) A realização de provas funcionais no pré-operatório está indicada em pacientes que serão submetidos a cirurgias de urgência, uma vez que possuem alto risco de complicações cardiovasculares.

   c) Pacientes submetidos a procedimentos de urgência/emergência possuem alto risco intrínseco para cirurgia de complicações cardiovasculares, devendo ser monitorizados ativamente, em ambiente de semi-intensiva/unidade de terapia intensiva, no pós-operatório.

   d) Nas cirurgias de urgência/emergência não existem medidas a serem realizadas para tentar minimizar o risco cardiovascular, uma vez que a prioridade é a resolução da patologia que indicou a cirurgia.

370 Treinamento em Diretrizes – Cardiologia

2. Assinale a alternativa correta sobre a estimativa de risco de complicações cardiovasculares no perioperatório de cirurgias não cardíacas:
   a) Os algoritmos existentes para estimativa de complicações cardiovasculares possuem elevada acurácia na predição de eventos.
   b) Ao avaliar a pontuação obtida no algoritmo, é importante o conhecimento do desfecho que está sendo predito. Por exemplo: o Índice de Risco Cardíaco Revisado, de Lee et al., avalia a ocorrência de infarto agudo do miocárdio, edema agudo de pulmão, bloqueio atrioventricular total e parada cardiorrespiratória.
   c) Anamnese, exame físico e dados de exames complementares possuem grande teor de subjetividade, devendo ser substituídos, sempre que possível, pela avaliação objetiva por meio de algoritmos.
   d) Nas cirurgias eletivas, a avaliação de capacidade funcional deve sempre ser realizada por meio do teste ergométrico, uma vez que possui baixo custo e traz informações adicionais sobre a presença de arritmias e isquemia.

3. Na avaliação de risco de complicações cardiovasculares no pré-operatório de cirurgias não cardíacas eletivas:
   a) O teste ergométrico deve ser o método de escolha nos pacientes de baixo risco de complicações cardiovasculares, enquanto aqueles com risco intermediário/alto devem ser submetidos preferencialmente a método com imagem (por exemplo, ecocardiograma com estresse).
   b) As provas funcionais devem ser solicitadas nos pacientes de risco intermediário/alto, com baixa capacidade funcional e com programação de cirurgias de risco intermediário/alto, desde que seu resultado altere a conduta para o paciente.
   c) A cineangiocoronariografia pode ser utilizada como alternativa aos métodos funcionais para avaliação de risco pré-operatório.
   d) A angiotomografia de coronárias surgiu nos últimos anos como alternativa de elevada acurácia para a avaliação de eventos cardiovasculares, devendo ser utilizada nos pacientes de risco intermediário/alto.

4. Todas as alternativas a seguir a respeito do uso da troponina no contexto de avaliação pré-operatória estão corretas, exceto:
   a) A definição de troponina sensível ou de alta sensibilidade é baseada na porcentagem de indivíduos saudáveis em que a presença do biomarcador pode ser detectada.

Capítulo 17 Manejo cardiovascular no perioperatório de cirurgias não cardíacas **371**

b) Nas cirurgias vasculares arteriais ou cirurgias não vasculares de risco intermediário/alto, a dosagem da troponina T de alta sensibilidade pode auxiliar na predição de eventos cardiovasculares e na detecção de infarto no pós-operatório.

c) Todos os *kits* de troponina possuem o mesmo valor de referência, facilitando o reconhecimento de valores alterados independentemente do fabricante escolhido pelo hospital.

d) A dosagem de troponinas sensíveis não deve ser realizada no pré-operatório, uma vez que estudos não conseguiram demonstrar um aumento na capacidade de predizer eventos cardiovasculares.

5. Paciente de 75 anos, estenose aórtica, área valvar = 0,9 cm², gradiente médio = 50 mmHg, assintomático cardiovascular. Iniciou quadro de hematúria, sendo diagnosticado com neoplasia de próstata. Indicado tratamento cirúrgico. Assinale a melhor conduta para o caso:

a) A presença de valvopatia anatomicamente importante implica aumento significativo do risco cardiovascular, devendo, sempre que possível, ser corrigida previamente à cirurgia não cardíaca.

b) Somente as valvopatias sintomáticas devem ser abordadas, uma vez que a presença de sintomas está correlacionada com pior prognóstico cardiovascular.

c) Nos pacientes com estenose aórtica importante e risco cirúrgico elevado, devem ser contraindicados quaisquer procedimentos adicionais uma vez que as taxas de mortalidade são impeditivas.

d) As lesão regurgitantes são mais bem toleradas no perioperatório do que as lesões estenóticas, sem elevar o risco cardiovascular global do paciente.

6. Sobre o manejo da insuficiência cardíaca durante o perioperatório de cirurgias não cardíacas eletivas, assinale a alternativa correta:

a) O ecocardiograma é uma ferramenta simples, barata e eficaz na detecção da insuficiência cardíaca, devendo ser realizado sempre que possível no pré-operatório.

b) Cirurgias eletivas devem ser realizadas em pacientes com insuficiência cardíaca de início recente, desde que estes estejam em classe funcional (New York Heart Association) I ou II.

c) As medicações de uso crônico para insuficiência cardíaca como inibidores da enzima conversora da angiotensina (IECA) e diuréticos devem ser suspensas no pré-operatório, uma vez que a hipotensão é observada em grande parte dos pacientes no pós-operatório imediato.

d) Pacientes em classe funcional (New York Heart Association) III ou IV devem ter a cirurgia não cardíaca eletiva postergada até melhor otimização clínica.

7. A fibrilação atrial (FA) é uma das arritmias mais observadas no periopera-tório, estando associada a maior permanência em UTI, maior custo hos-pitalar e maior morbidade (incluindo acidente vascular cerebral). Sobre o manejo de FA no perioperatório, assinale a alternativa correta:

a) As medicações antiarrítmicas de uso crônico devem ser suspensas no pré--operatório pelo risco de hipotensão durante o ato cirúrgico.

b) Pacientes com fibrilação atrial de alta resposta ventricular podem prosse-guir com o procedimento desde que estejam estáveis hemodinamicamente.

c) A suplementação de magnésio endovenoso pode ser considerada quando o nível sérico for inferior a 2,0 mg/dL a fim de evitar o aparecimento de fibrilação atrial no pós-operatório.

d) A introdução de amiodarona é a terapia de escolha para profilaxia da fibrila-ção atrial no pós-operatório.

8. Paciente masculino, 65 anos, hipertenso, diabético, com fibrilação atrial em anticoagulação com varfarina, procura o consultório pois seu dentista indicou extração de dois dentes e está receoso quanto ao manejo peri-procedimento. Assinale a melhor alternativa sobre o manejo de pacientes cardiopatas submetidos a procedimentos odontológicos:

a) O uso de anestésicos locais com vasoconstritor é proscrito nos pacientes com cardiopatia pelo alto risco de piora hemodinâmica e complicações car-diovasculares.

b) A extração de até 3 (três) dentes pode ser realizada em vigência de anti-coagulação com varfarina, desde que o INR esteja menor que 3 e sejam realizados cuidados locais de hemostasia.

c) Pacientes com uso de dupla antiagregação plaquetária para prevenção se-cundária devem suspender o clopidogrel 5 dias antes da extração dentária e retornar assim que o risco de sangramento for tolerável.

d) Pacientes em anticoagulação com varfarina devem suspender o uso 5 dias antes de procedimentos cruentos, como a extração dentária.

Capítulo 17 Manejo cardiovascular no perioperatório de cirurgias não cardíacas   373

9. A respeito do uso de antiplaquetários no perioperatório de cirurgia não cardíaca, assinale a alternativa correta:

a) O uso de ácido acetilsalicílico (AAS) é seguro no perioperatório de cirurgias não cardíacas e deve sempre ser mantido.

b) Idealmente, pacientes em dupla antiagregação plaquetária após angioplastia com *stent* não devem ser submetidos a procedimentos eletivos no período ideal da dupla antiagregação (em geral 6 semanas para *stents* metálicos, 6 meses para *stents* farmacológicos e 1 ano para síndrome coronariana aguda).

c) Na impossibilidade de se postergar a cirurgia de paciente com angioplastia recente, aqueles com alto risco de trombose de *stent* devem realizar terapia de ponte com enoxaparina.

d) Novos antiagregantes como ticagrelor e prasugrel podem ser mantidos no perioperatório de cirurgias não cardíacas com risco moderado/alto de sangramento.

10. Assinale a alternativa incorreta sobre o manejo de anticoagulantes no perioperatório de cirurgias não cardíacas:

a) A correta avaliação do risco de trombose *versus* risco de sangramento do procedimento cirúrgico é vital para o correto manejo de anticoagulantes.

b) Os anticoagulantes não vitamina K-dependentes podem ser suspensos 24 a 48 horas antes do procedimento, dependendo da idade e da função renal do paciente.

c) Pacientes em uso de varfarina devem obrigatoriamente realizar terapia de ponte com enoxaparina ou heparina não fracionada antes de procedimentos cirúrgicos.

d) A medicação de escolha para reversão da anticoagulação com varfarina nas cirurgias de emergência é o complexo protrombínico.

11. Sobre o manejo dos betabloqueadores, assinale a alternativa que contém as assertivas corretas:

I. Pacientes em uso de betabloqueadores devem ter a medicação mantida no pré-operatório de cirurgias não cardíacas.

II. Nos pacientes com alto risco de complicações cardiovasculares, o betabloqueador deve ser iniciado na internação hospitalar com rápida titulação de dose até frequência cardíaca (FC) de 55 a 65 bpm.

III. Pacientes com angina ou isquemia documentada em prova funcional podem se beneficiar do uso de betabloqueadores no perioperatório de cirurgias não cardíacas.

a) Todas as afirmações estão corretas.
b) Somente I e III estão corretas.
c) Somente I e II estão corretas.
d) Somente II e III estão corretas.

12. Sobre o uso de estatinas no perioperatório, assinale a alternativa correta:
I. Pacientes em uso crônico devem ter a medicação suspensa ou com dose reduzida pelo alto risco de rabdomiólise no perioperatório.
II. As estatinas devem ser iniciadas, preferencialmente, 2 semanas antes e mantidas por 30 dias nos pacientes em programação de cirurgia vascular eletiva.
III. O uso de estatinas é seguro e seus efeitos pleiotrópicos agregam proteção cardiovascular em todos os pacientes submetidos a cirurgias não cardíacas.
a) Todas as afirmações estão corretas.
b) Somente a assertiva II está correta.
c) Somente I e II estão corretas.
d) Somente II e III estão corretas.

13. Sobre a revascularização do miocárdio no perioperatório de cirurgias não cardíacas, assinale a alternativa correta:
a) Quando indicada angioplastia no pré-operatório, esta deve ser realizada sempre que possível com *stents* farmacológicos pelo menor risco de complicações a médio e longo prazo.
b) A revascularização do miocárdio deve ser realizada naqueles que já possuem indicação independentemente do contexto perioperatório.
c) A dupla antiagregação após o implante de *stents* farmacológicos deve ser mantida idealmente por 6 meses, independentemente do contexto em que foi indicado.
d) A revascularização do miocárdio pré-operatória de rotina é uma possibilidade na tentativa de reduzir eventos cardiovasculares nas populações de alto risco.

14. A presença de tromboembolismo venoso (TEV) é uma complicação temida no perioperatório de cirurgias cardíacas. Sobre essa patologia, assinale a alternativa incorreta:
a) Pacientes submetidos a cirurgia oncológica com baixo risco de sangramento devem utilizar profilaxia estendida com heparina de baixo peso molecular por 4 semanas.

Capítulo 17 Manejo cardiovascular no perioperatório de cirurgias não cardíacas   375

b) Pacientes com risco muito baixo de TEV devem ser mantidos sem profilaxia e orientados sobre a necessidade de deambulação precoce.

c) A dose de heparina profilática deve ser elevada em pacientes com obesidade importante.

d) Todas as cirurgias ortopédicas possuem risco elevado de TEV, necessitando de profilaxia farmacológica prolongada.

15. Paciente hipertenso, diabético, com doença renal crônica não dialítica, foi submetido a cirurgia de amputação de membro inferior direito por oclusão arterial aguda. No pós-operatório foi realizada dosagem de troponina T de alta sensibilidade e encontrado valor de 158 ng/L (valor de referência 14 ng/L). A respeito do achado de exame, assinale a alternativa incorreta:

a) O uso de troponinas no perioperatório é vital nos pacientes de risco cardiovascular intermediário e alto, sendo sua elevação acima do percentil 99 diagnóstico para o infarto agudo do miocárdio perioperatório.

b) Pacientes com infarto agudo do miocárdio (IAM) sem elevação do segmento ST devem ser submetidos a otimização de causas secundárias (anemia, arritmias, hipo ou hipertensão).

c) O uso da dupla antiagregação e anticoagulação deve ser instituído no IAM sem supra de ST, pesando risco de sangramento, preferenciamente com uso de heparina não fracionada pela menor meia-vida e possibilidade de reversão.

d) A elevação isolada de troponina sem preencher outros critérios para o IAM também está relacionada com aumento de eventos cardiovasculares no perioperatório.

16. Sobre a monitorização de eventos cardiovasculares no perioperatório de cirurgias não cardíacas, assinale a alternativa que contém as assertivas corretas:

I. Os pacientes de alto risco cardiovascular devem realizar eletrocardiograma e dosagem de troponina no 1°, 2° e 3° pós-operatório.

II. A suspeita de IAM no contexto de perioperatório é dificultada pela presença de diversos fatores confundidores como dor torácica de etiologia não cardíaca, efeito de sedoanalgesia e dispneia multifatorial.

III. A presença de valores de troponina T de alta sensibilidade elevados no pré--operatório de parte dos pacientes de alto risco cardiovascular torna essencial a dosagem da troponina "basal" para melhor acurácia do diagnóstico de IAM perioperatório.

376 Treinamento em Diretrizes – Cardiologia

a) Somente I e II estão corretas.

b) Somente I e III estão corretas.

c) Somente II e III estão corretas.

d) Todas as alternativas estão corretas.

17. Sobre o manejo da fibrilação atrial aguda no pós-operatório de cirurgias não cardíacas, assinale a alternativa correta:

a) A primeira medida a se tomar diante de um episódio de fibrilação atrial aguda é a correção de possíveis desencadeantes (hipóxia, distúrbios hidroeletrolíticos, infecções, dor).

b) A fibrilação atrial aguda normalmente se desenvolve no intraoperatório ou no pós-operatório imediato.

c) A fibrilação atrial aguda é uma entidade comum, porém benigna, sem acarretar maior morbidade no pós-operatório.

d) Pelo alto risco embólico induzido pelo estresse cirúrgico, a anticoagulação deve ser introduzida precocemente, independentemente do risco de sangramento.

18. Sobre o manejo do diabetes no perioperatório de cirurgias não cardíacas, assinale a alternativa incorreta:

a) Idealmente, pacientes devem estar com hemoglobina glicada < 7%, glicemia de jejum entre 90 e 130 mg/dL e glicemia pós-prandial de até 180 mg/dL.

b) A metformina deve ser suspensa entre 24 e 48 horas antes do procedimento. Outros fármacos como os inibidores de SGLT2, agonista de GLP1 e sulfonilureias de segunda geração podem ser suspensas no dia do procedimento.

c) Os pacientes que utilizam insulina no esquema basal-*bolus* devem ter o esquema alterado para insulina de ação rápida sob demanda, pelo alto risco de hipoglicemia.

d) O descontrole do *diabetes mellitus* tipo 2 (DM2) está associado a piores desfechos no perioperatório com maior incidência de infecções, maior tempo de internação hospitalar, maior incapacidade e mortalidade.

19. Sobre o manejo do tabagismo no perioperatório, assinale a alternativa correta:

a) Pela maior incidência de eventos cardiovasculares na cessação imediata do tabagismo e pelo alto risco de abstinência, esse assunto não deve ser abordado no pré-operatório.

Capítulo 17 Manejo cardiovascular no perioperatório de cirurgias não cardíacas 377

b) A primeira opção no manejo de pacientes que desenvolvem sintomas de abstinência é a introdução de nicotina transdérmica.

c) A cessação do tabagismo visa somente os benefícios a médio e longo prazo, sendo o perioperatório somente uma boa oportunidade para aconselhamento do paciente.

d) O tratamento medicamentoso com vareniclina ou bupropiona é superior ao tratamento com nicotina transdérmica, sendo a primeira opção para o tratamento dos sintomas de fissura e abstinência.

20. A hipertensão pulmonar constitui uma doença com grande agravo da morbidade e da mortalidade no perioperatório de cirurgias não cardíacas. Assinale a alternativa incorreta:

a) A hipertensão pulmonar exige um controle multiprofissional no perioperatório, devendo seu manejo ser realizado preferencialmente em centros com experiência.

b) O uso do cateter de artéria pulmonar não demonstrou superioridade em relação à monitorização tradicional, não devendo ser utilizado nesta população.

c) Cuidados específicos devem ser tomados no perioperatório como a manutenção de anticoagulação quando necessário, o controle intensivo de volemia, o uso de óxido nítrico e técnicas anestésicas específicas.

d) A ventilação nesses pacientes deve ser realizada de forma protetora com baixos volumes correntes (6 mL/kg com pressão de platô < 30 cmH$_2$O), evitando PEEP muito elevada (o que reduz o retorno venoso) e evitando a hipóxia.

378   Treinamento em Diretrizes – Cardiologia

Respostas comentadas

1. **Resposta: C**
   Inicialmente, é necessário conceituar cirurgia de urgência/emergência. A diretriz do American College of Cardiology/American Heart Association (ACC/AHA) de 2014 divide os procedimentos como de emergência (< 6 horas de tempo hábil para cirurgia), urgência (6 a 24 horas) e sensíveis ao tempo (procedimentos que atrasos maiores que uma semana podem alterar o desfecho, como procedimentos oncológicos).
   As diretrizes do ACC/AHA, da European Society of Cardiology (ESC) e da Sociedade Brasileira de Cardiologia (SBC) reforçam que procedimentos de emergência não devem ser atrasados enquanto aguardam uma melhor avaliação cardiológica dos pacientes. A realização de exames simples como radiografia de tórax, eletrocardiograma e biomarcadores pode ser indicada, assim como uma avaliação breve para tentar minimizar os riscos no intraoperatório, antecipar as complicações do pós-operatório e discutir com o cirurgião a melhor estratégia de abordagem (laparoscopia *vs.* cirurgia aberta, por exemplo).
   A realização de ecocardiograma pode ser realizada nos pacientes com programação de urgência, porém muitas vezes acaba atrasando os procedimentos se indicado erroneamente. Por fim, testes funcionais não são indicados uma vez que não existe tempo para progredir a investigação/tratamento se resultados alterados forem encontrados.

2. **Resposta: B**
   As diretrizes do ACC/AHA, da ESC e da SBC reforçam a utilização de algoritmos para estimativa de risco de complicações cardiovasculares. Existem diversos algoritmos disponíveis, sendo atualmente recomendados o índice de risco cardíaco revisado de Lee et al. e o questionário ACS NSQIP (*American College of Surgeons National Surgical Quality Improvement Program*) desenvolvido pelo ACC.
   Todos os questionários possuem limitações e acurácia limitada, porém devem servir como ferramenta para ser adicionada ao demais dados de anamnese, exame físico e exames complementares. Sempre como informação adicional e nunca substituindo a opinião pessoal do médico realizando a avaliação.

Capítulo 17 Manejo cardiovascular no perioperatório de cirurgias não cardíacas   379

3. Resposta: **B**

As diretrizes do ACC/AHA, da ESC e da SBC são claras na definição de que testes funcionais não devem ser realizados em pacientes já estratificados como de baixo risco cardiovascular (classe III, nível de evidência B). As diretrizes reforçam a importância de se avaliar a capacidade funcional dos pacientes, uma vez que pacientes que realizam mais do que 4 METS nas atividades diárias possuem melhor prognóstico nas cirurgias.

Dessa forma, a realização de testes funcionais está indicada nos pacientes com estimativa de risco cardiovascular intermediário a alto, em programação de cirurgias com risco intermediário/alto e baixa capacidade funcional, preferencialmente por meio de métodos de imagem. A diretriz brasileira ainda indica para teste funcional os pacientes de risco intermediário/alto que serão submetidos a cirurgias vasculares arteriais (classe IIA, nível de evidência B).

A angiotomografia de coronárias foi avaliada em alguns estudos iniciais como ferramenta adicional na estratificação de risco, porém, como ainda não existem evidências relacionando os achados com a tomada de medidas para proteção cardiovascular, não é uma ferramenta indicada até o presente momento.

4. Resposta: **C**

Com o advento das troponinas de alta sensibilidade ficou imperativo o conhecimento sobre qual *kit* está disponível nos diferentes hospitais do Brasil, uma vez que possuem valores de referência, sensibilidade e especificidades diferentes. Dessa forma, garante-se a correta solicitação do exame e a interpretação de seus resultados.

A troponina T de alta sensibilidade foi a única troponina estudada como preditor de risco independente em cirurgias de risco intermediário ou elevado ou cirurgias vasculares (classe IIa, nível de evidência B/C). Dessa forma, a utilização de *kits* com menor sensibilidade ou *kits* de troponina I não são validados como preditor de risco adicional no pré-operatório.

Uma vez que em grande parte dos pacientes de alto risco a troponina já se encontra elevada antes do procedimento cirúrgico, a dosagem no pré-operatório pode auxiliar na correta interpretação dos resultados dosados após a intervenção.

5. Resposta: **A**

As valvopatias anatomicamente importantes elevam o risco cardiovascular dos pacientes submetidos a cirurgias não cardíacas. Apesar das lesões regurgitantes serem mais bem toleradas do que as lesões estenóticas, elas também estão associadas a piores desfechos no perioperatório.

380 Treinamento em Diretrizes – Cardiologia

As diretrizes do ACC/AHA, da ESC e da SBC são uníssonas na indicação de correção da valvopatia importante sintomática no pré-operatório de cirurgias não cardíacas eletivas (classe I, nível de evidência B). Nos pacientes assintomáticos, a diretriz da SBC de 2017 mantém a recomendação (classe I, nível de evidência B) para a realização da correção valvar previamente a cirurgias de alto risco. Já a diretriz do ACC/AHA de 2014 recomenda a confirmação da ausência de sintomas com teste ergoespirométrico e avaliação individual (classe IIa, nível de evidência C).

Nos pacientes com risco cirúrgico elevado para realizar a troca valvar, procedimentos como a troca valvar transcateter (TAVI) podem ser uma opção.

6. **Resposta: D**

Pacientes assintomáticos não devem realizar ecocardiograma de rotina para avaliação da função ventricular (classe III, nível de evidência C), porém a diretriz brasileira e a europeia especificam como classe IIB a solicitação de ecocardiograma em pacientes assintomáticos de alto risco cardiovascular.

Nos pacientes sintomáticos, novo ecocardiograma é indicado se houver piora dos sintomas ou se o último exame for feito há mais de 1 ano nas cirurgias de risco intermediário/alto (classe I, nível de evidência A).

Procedimentos eletivos devem ser postergados nos pacientes em classe funcional III ou IV e naqueles com diagnóstico recente de insuficiência cardíaca que ainda não atingiram dose otimizada de medicações para atuar no remodelamento cardíaco (classe I, nível de evidência C).

As medicações devem ser mantidas no pré-operatório e reintroduzidas assim que possível após o procedimento.

7. **Resposta: C**

As diretrizes do ACC/AHA, da ESC e da SBC reforçam a necessidade de manutenção de antiarrítmicos de uso crônico no contexto de perioperatório (classe I, nível de evidência C), porém a diretriz brasileira aborda de maneira mais ampla a prevenção de taquiarritmias no pós-operatório relembrando a importância de se corrigir possíveis fatores desencadeantes (hipóxia, infecções e distúrbios hidroeletrolíticos).

A amiodarona profilática no pós-operatório imediato foi avaliada em estudos menores de esofagectomia e cirurgia torácica com alguns resultados favoráveis, porém ainda com recomendação fraca (classe IIb, nível de evidência B. Já o sulfato de magnésio é citado somente na diretriz brasileira (classe IIA, nível de evidência B) como alternativa para melhor manejo de taquiarritmias.

Capítulo 17 Manejo cardiovascular no perioperatório de cirurgias não cardíacas 381

Pacientes com frequência cardíaca maior que 120 bpm possuem situação cardiológica potencialmente grave, devendo ser otimizados clinicamente antes da liberação para cirurgias eletivas.

8. Resposta: **B**

A diretriz brasileira é a única a abordar de maneira separada os procedimentos dentários.

Procedimentos menores como a extração de até três dentes são possíveis mesmo com anticoagulação (desde que o INR no dia anterior ao procedimento esteja menor que 3). Da mesma forma, procedimentos menores podem ser realizados sobre dupla antiagregação. Vale ressaltar que procedimentos maiores devem ser divididos em procedimentos menores com menor necessidade de alteração no esquema terapêutico basal do paciente.

Por fim, a diretriz confirma a segurança e o melhor desempenho no controle da dor do uso de anestésico com vasoconstritor (2 a 3 tubetes de lidocaína com epinefrina 1:100.000).

9. Resposta: **B**

Para o uso ou a suspensão do ácido acetilsalicílico (AAS) deve-se avaliar inicialmente em qual contexto ele foi introduzido (prevenção primária vs. prevenção secundária) bem como o risco de sangramento do procedimento. A diretriz brasileira recomenda a suspensão do AAS por 7 dias caso a indicação do uso seja para prevenção primária (classe I, nível de evidência A). Já para a prevenção secundária, o uso deve ser mantido, com exceção de neurocirurgias ou cirurgias de próstata por técnicas convencionais.

Idealmente, o tempo de dupla antiagregação deve ser respeitado (4 semanas para *stents* convencionais e de 3 a 12 meses para *stents* farmacológicos/SCA). Uma alternativa citada exclusivamente na diretriz da SBC no caso de cirurgias que precisam ser realizadas em pacientes com risco elevado de trombose de *stent* é a ponte com inibidor da glicoproteína IIbIIIa (classe IIB, nível de evidência B).

Os antiplaquetários mais recentes não foram avaliados especificamente no contexto de perioperatório não cardíaco, porém extrapolando dados dos estudos originais, as diretrizes do ACC/AHA, da ESC e da SBC recomendam sua suspensão de 5 a 7 dias em cirurgias com risco moderado/alto de sangramento (classe I, nível de evidência B)

382 Treinamento em Diretrizes – Cardiologia

10. **Resposta: C**

O correto manejo da anticoagulação no perioperatório deve levar em conta os riscos de fenômenos tromboembólicos e o risco de sangramento do procedimento. Para pacientes com alto risco de sangramento e alto risco de tromboembolismo venoso (TEV) (cirurgia de quadril, prótese valvar mecânica, TEV recente ou trombofilia) a ponte com heparina deve ser realizada (classe IIa, nível de evidência C).

Já nas cirurgias de urgência a anticoagulação com varfarina pode ser revertida idealmente com complexo protrombínico ou com plasma fresco congelado (classe I, nível de evidência C). Os anticoagulantes não vitamina K possuem a vantagem da menor meia-vida para suspensão eletiva (24-48 horas), porém as medicações para reversão do efeito anticoagulante são novas e ainda não estão disponíveis amplamente nos serviços de saúde.

11. **Resposta: B**

Existe grande discussão sobre o uso de betabloqueadores no contexto do perioperatório. Estudos que iniciaram o betabloqueio na véspera da cirurgia com doses elevadas para atingir frequência cardíaca de 55-60 bpm rapidamente mostraram aumento da mortalidade, portanto fica proscrito o início do betabloqueador na semana do procedimento pelas diretrizes do ACC/AHA, da ESC e da SBC (classe III, nível de evidência B).

Porém, o início do betabloqueador com doses menores e progressão lenta da dose evitando hipotensão pode exibir benefícios naqueles com isquemia documentada por meio de sintomas ou provas funcionais (classe IIA, nível de evidência B). As três diretrizes também são uníssonas na recomendação de se manter o betabloqueador naqueles que já utilizam o fármaco cronicamente (classe I, nível de evidência B).

12. **Resposta: B**

O uso das estatinas no perioperatório de cirurgias vasculares já foi estudado amplamente com resultados benéficos nessa população, sendo recomendado nas diretrizes europeia e americana como IIa, nível de evidência (NE) B, enquanto na diretriz da SBC aparece como classe I, NE A.

Já no contexto de cirurgias não vasculares, os dados são provenientes de estudos observacionais, não randomizados, com aparente benefício nas populações de alto risco cardiovascular (classe I, NE C).

Capítulo 17 Manejo cardiovascular no perioperatório de cirurgias não cardíacas 383

As diretrizes do ACC/AHA, da ESC e da SBC confirmam a segurança na manutenção de estatina naqueles que já fazem uso crônico da medicação (classe I, NE B).

13. Resposta: **B**

Com as melhorias da terapia medicamentosa otimizada e com as melhorias no cuidado perioperatório, estudos recentes não demonstraram benefício na revascularização profilática de rotina (classe III, nível de evidência B).

Porém, nos pacientes que possuem indicação de revascularização percutânea independente do contexto perioperatório, o uso de *stents* farmacológicos deve ser evitado, uma vez que o tempo de dupla antiagregação é maior (podendo atrasar o procedimento cirúrgico proposto).

Por fim, é importante ressaltar que, idealmente, pacientes com implante de *stent* no contexto de síndrome coronária aguda (SCA) possuem maior chance de complicações, sendo preferível postergar a cirurgia por 1 ano, se possível (classe I, nível de evidência B).

14. Resposta: **D**

A correta avaliação do risco de tromboembolismo venoso (TEV) do paciente deve ser realizada no perioperatório. Um dos escores existentes propostos na diretriz brasileira é o escore de Caprini.

Pacientes com escore baixo não possuem indicação de terapia farmacológica (classe IIA, nível de evidência B), enquanto pacientes oncológicos ou submetidos a cirurgias ortopédicas de quadril ou joelho se beneficiam de terapia estendida (classe IIA, nível de evidência B).

Porém vale ressaltar que nem toda cirurgia ortopédica é considerada de alto risco para TEV, por exemplo, artroscopia de joelho ou cirurgias por lesões distais não possuem indicação de profilaxia farmacológica para TEV.

15. Resposta: **A**

O diagnóstico de IAM no perioperatório deve utilizar os critérios da definição universal de infarto (elevação de troponina associada a alteração isquêmica no eletrocardiograma (ECG), sintomas ou sinais sugestivos ou alteração segmentar nova em método de imagem) (classe I, nível de evidência C).

Inicialmente, o tratamento do IAM perioperatório deve contemplar a estabilização de fatores que agravem o desbalanço oferta *vs.* consumo de oxigênio (desidratação, anemia, arritmias). Posteriormente, as terapias da síndrome coronariana aguda (SCA) fora do contexto perioperatório são extrapoladas para o

384 Treinamento em Diretrizes – Cardiologia

IAM periprocedimento e é sempre avaliado o risco de sangramento do paciente (classe IIA, nível de evidência C).

16. Resposta: **D**

As diretrizes do ACC/AHA, da ESC e da SBC disponibilizam recomendações para a investigação ativa de eventos cardiovasculares com troponina e eletro-cardiograma (ECG) seriados na população de alto risco cardiovascular, uma vez que a presença de sedação e analgesia e outros fatores do pós-operatório dificultam a avaliação de sintomas como angina ou dispneia (classe IIA, nível de evidência C).

A diretriz europeia e a brasileira concordam com a possibilidade de dosagem da troponina T de alta sensibilidade no pré-operatório de cirurgias vasculares ou em pacientes de alto risco cardiovascular, uma vez que não é incomum observarmos valores acima do percentil 99 já no pré-operatório (o que facilita a interpretação de valores alterados após a cirurgia não cardíaca).

17. Resposta: **A**

A fibrilação atrial é uma das arritmias mais frequentes no pós-operatório de cirurgias não cardíacas, principalmente nas cirurgias intratorácicas. Normalmente ocorre entre o segundo e quarto dia do pós-operatório e pode agregar maior tempo de internação e morbidade ao perioperatório.

A primeira medida a se tomar é a correção dos fatores desencadeantes, após isso a decisão de controle de frequência ou reversão do ritmo deve ser tomada conforme as diretrizes de fibrilação atrial (classe I, nível de evidência C).

Na decisão de anticoagulação é preciso levar em conta, além do risco de embolização ($CHADS_2$/CHA_2DS_2-VASc), o risco de sangramento no pós-operatório (classe I, nível de evidência C).

18. Resposta: **C**

O controle adequado do diabetes no contexto operatório é vital para reduzir a incidência de complicações como infecções e lesão renal aguda. No entanto, estudo comparando controle rigoroso em relação a uma estratégia menos intensiva mostrou a igualdade quanto a mortalidade, porém com maior incidência de hipoglicemias no grupo submetido a terapia mais agressiva.

Dessa forma, as diretrizes da ESC e da SBC recomendam meta de glicemias < 180 mg/dL (classe I, nível de evidência A). Os pacientes em uso de insulina de longa duração devem ter a dose reduzida no perioperatório, porém não suspensa totalmente de forma abrupta (classe I, nível de evidência C).

19. Resposta: B

A diretriz da SBC é a única a dedicar espaço para o tema da cessação de tabagismo no perioperatório. Fica evidente o benefício da suspensão do tabagismo no pré-operatório, independentemente do intervalo até a cirurgia (classe I, nível de evidência A).

A primeira linha de tratamento medicamentoso para os sintomas de abstinência é a reposição de nicotina, enquanto a bupropiona e a vareniclina entram como fármacos de segunda linha.

Vale reforçar a necessidade de associar a terapia cognitiva-comportamental no perioperatório e no acompanhamento pós-alta do paciente (classe I, nível de evidência A).

20. Resposta: B

A hipertensão pulmonar é uma condição que agrega significativa morbidade e mortalidade no perioperatório. As diretrizes do ACC/AHA, da ESC e da SBC reforçam a necessidade de acompanhamento destes pacientes em centros com experiência com equipes multidisciplinares (classe I, nível de evidência C). As três diretrizes reforçam a necessidade de manutenção das medicações para hipertensão pulmonar no perioperatório (classe I, nível de evidência C).

Quanto ao cateter de artéria pulmonar, as diretrizes brasileira e americana orientam a possibilidade de uso no contexto perioperatório de pacientes com maior risco de complicações (classe IIA, nível de evidência C).

Referências bibliográficas

1. Gualandro DM, Yu PC, Caramelli B, Marques AC, Calderaro D, Luciana S, et al. III Diretriz de avaliação cardiovascular perioperatória da Sociedade Brasileira de Cardiologia. Arq Bras Cardiol. 2017;109(3Supl.1):1-104.
2. Kristensen SD, Knuuti J, Saraste A, Anker S, Bøtker HE, Hert SD, et al. 2014 ESC/ESA Guidelines on non-cardiac surgery: cardiovascular assessment and management: The Joint Task Force on non-cardiac surgery: cardiovascular assessment and management of the European Society of Cardiology (ESC) and the European Society of Anaesthesiology (ESA). Eur Heart J. 2014;35(35):2383-431.
3. Fleisher LA, Fleischmann KE, Auerbach AD, Barnason SA, Beckman JA, Bozkurt B, et al. ACC/AHA guideline on perioperative cardiovascular evaluation and management of patients undergoing noncardiac surgery: a report of the American College of Cardiology/American Heart Association Task Force on practice guidelines. J Am Coll Cardiol. 2014;64(22):e77-137.

Capítulo 18

Cardio-oncologia

Questões

1. São fatores de risco clássicos para o desenvolvimento de cardiotoxicidade com disfunção ventricular sistólica ou diastólica assintomática ou sintomática relacionada ao uso de quimioterápicos, exceto:
   a) Extremos de idade.
   b) Disfunção ventricular prévia.
   c) Hipertensão arterial.
   d) *Diabetes mellitus*.
   e) Tabagismo.

2. Mulher de 42 anos com diagnóstico recente de câncer de pulmão. Previamente portadora de hipertensão arterial e coronariopatia (história prévia de angioplastia coronariana) com fração de ejeção do ventrículo esquerdo de 40% pelo método de Simpson. Assintomática do ponto de vista cardiovascular.
   Está em programação para tratamento quimioterápico com cisplatina e radioterapia. Pode-se dizer que:
   a) A cisplatina está relacionada à maior incidência de eventos coronarianos.
   b) O gênero feminino é fator de risco para o desenvolvimento de cardiotoxicidade nesta paciente.
   c) A cisplatina está relacionada à ocorrência de cardiotoxicidade do tipo 1.

388 Treinamento em Diretrizes – Cardiologia

d) O uso de radioterapia nesta paciente, mesmo que em massa justaposta ao mediastino, não representa risco para a ocorrência de cardiotoxicidade, uma vez que se trata de neoplasia primária do pulmão.

e) A cardiotoxicidade ocorre em mais de 40% dos pacientes que fazem uso de cisplatina.

3. Com relação à classificação da cardiotoxicidade, considere as afirmativas:

I. De acordo com a fração de ejeção, na cardiotoxicidade grau I, ocorre redução assintomática da FEVE entre 10 e 20%.

II. A cardiotoxicidade aguda ou subaguda é observada desde o início até 14 dias após o término do tratamento.

III. Na cardiotoxicidade tipo 2, observam-se alterações histopatológicas compatíveis com destruição sarcomérica e necrose miocárdica.

Considera-se que:

a) Todas as afirmativas estão corretas.

b) As afirmativas I e II estão corretas.

c) As afirmativas I e III estão corretas.

d) As afirmativas II e II estão corretas.

e) Nenhuma das afirmativas está correta.

4. São manifestações clínicas de cardiotoxicidade relacionada ao uso de quimioterápicos:

a) Hipertensão arterial sistêmica.

b) Arritmias ventriculares e supraventriculares.

c) Lesão orovalvar primária.

d) Doença pericárdica.

e) Isquemia miocárdica aguda.

5. Paciente mulher de 65 anos. Previamente hipertensa, diabética não insulinodependente, sedentária e com sobrepeso, portadora de coronariopatia (submetida a angioplastia com implante de *stent*). Ecocardiograma recente evidencia disfunção leve de ventrículo esquerdo (FEVE = 40%).

Teve diagnóstico de neoplasia maligna de mama com indicação de quimioterapia com epirrubicina.

Qual a indicação de monitoramento cardiológico nesta paciente?

a) Avaliação com consulta, avaliação da função ventricular e dosagem de troponina antes e ao final do tratamento são suficientes.

Capítulo 18 Cardio-oncologia **389**

b) A avaliação clínica ambulatorial durante a terapia é suficiente.

c) Há necessidade de ecocardiograma seriado a cada 3 meses, sendo o primeiro após o término da quimioterapia.

d) Avaliação com consulta, determinação da função ventricular e dosagem de troponina antes e ao final do tratamento; os tempos para reavaliação dependem da dose cumulativa utilizada no tratamento e do estado clínico da paciente.

e) Não há necessidade de acompanhamento cardiológico já que se trata de paciente de baixo risco para o desenvolvimento de cardiotoxicidade

6. De acordo com a I Diretriz Brasileira de Cardio-Oncologia, qual dessas classes de medicação deve ser iniciada ao detectarmos sinais clínicos ou eletrocardiográficos de disfunção sistólica ou diastólica ou elevação de biomarcadores (troponina ou BNP) durante o acompanhamento dos pacientes submetidos a tratamento quimioterápico:

a) Betabloqueador e antagonista do receptor de aldosterona.

b) Antagonista do receptor de aldosterona e diurético de alça.

c) Inibidor da enzima conversora de angiotensina e betabloqueador.

d) Diurético de alça e ácido acetilsalicílico.

e) Ácido acetilsalicílico e betabloqueador.

7. Qual destes quimioterápicos está mais frequentemente relacionado ao desenvolvimento ou recrudescimento de quadro de hipertensão arterial sistêmica?

a) Antraciclina.

b) Bevacizumabe.

c) Ciclofosfamida.

d) Cabecitabina.

e) Interferon.

8. Considere as afirmativas abaixo:

I. Dentre as arritmias cardíacas, a fibrilação atrial não ocorre com frequência nos pacientes oncológicos.

II. Alterações eletrocardiográficas como alterações no segmento ST, extrassístoles e prolongamento do intervalo QT foram documentadas em até 38% dos pacientes em uso de antraciclinas.

III. A talidomida cursa com bradicardia em até 27% dos pacientes.

390 Treinamento em Diretrizes – Cardiologia

Estão corretas as afirmativas:
a) I e II.
b) I e III.
c) II e III.
d) Todas as afirmativas estão corretas.
e) Nenhuma das afirmativas está correta.

9. Paciente masculino de 50 anos, hipertenso com diagnóstico de câncer de cólon ressecado em tratamento quimioterápico adjuvante. Internado por quadro de síndrome coronariana aguda sem supra de ST (infarto agudo do miocárdio). Foi submetido a cateterismo coronariano que evidenciou lesão coronária com indicação de intervenção coronária percutânea.
Podemos afirmar que:
a) Nestes pacientes o uso de *stents* farmacológicos melhora o prognóstico de longo prazo e reduz o número de eventos trombóticos locais.
b) A dupla antiagregação está contraindicada pelo elevado risco de sangramento.
c) Não há vantagem nesses pacientes de se utilizar *stents* farmacológicos, sendo recomendada a escolha de *stent* convencional pelo menor risco de trombose.
d) Em caso de plaquetopenia abaixo de $50.000/mm^3$, o uso de ácido acetilsalicílico não deve ser interrompido caso não haja sangramento ativo.
e) A dupa antiagregação prolongada requerida pelo implante de *stent* farmacológico não é um problema em relação a abordagens cirúrgicas eventualmente requeridas pelos pacientes oncológicos uma vez que previne os eventos trombóticos relacionados à imobilidade e não aumenta o sangramento.

Respostas comentadas

1. Resposta: **E**
Conforme descreve a I Diretriz Brasileira de Cardio-Oncologia, a ocorrência de disfunção ventricular sistólica ou diastólica assintomática ou assintomática varia nas séries clínicas entre 5 e 30%, sendo mais frequente nos pacientes com os fatores de risco clássicos: extremos de idade, disfunção ventricular prévia, hipertensão arterial, *diabetes mellitus*, uso associado de quimioterápicos, radioterapia mediastinal e suscetibilidade genética.
Especificamente nos pacientes recebendo antraciclinas, a menor idade, o sexo feminino, a infusão rápida da medicação, uma dose cumulativa > 400 mg/m^2

de doxorrubicina ou equivalente, irradiação mediastinal precoce ou concomitante, hipertensão arterial, coronariopatia e distúrbios eletrolíticos (hipocalcemia e hipomagnesemia) são fatores de risco para o desenvolvimento de cardiotoxicidade.

O tabagismo não figura entre os fatores de risco clássicos para o desenvolvimento de disfunção sistólica ou diastólica associada ao uso de quimioterápicos.

2. Resposta: **A**

A ocorrência de disfunção ventricular sistólica ou diastólica assintomática ou a cisplatina e a carboplatina estão relacionadas ao aumento da incidência de hipertensão arterial sistêmica, obesidade, maior ocorrência de eventos coronarianos e disfunção ventricular. Opção *A* é a correta. Por não estar listada como fator de risco, a opção *B* que trata do gênero feminino está errada. Ainda, na opção *D*, a radioterapia, especialmente de massas mediastinais ou adjacentes, está relacionada à ocorrência de cardiotoxicidade.

A cardiotoxicidade do tipo I é aquela relacionada aos efeitos tóxicos bem definidos relacionados ao uso de fármacos do grupo das antraciclinas, não da cisplatina.

Os agentes alquilantes, como é o caso da cisplatina, estão relacionados a cardiotoxicidade em cerca de 5 a 25% dos casos.

3. Resposta: **B**

A classificação de cardiotoxicidade do NIH compreende: grau I – redução assintomática entre 10 e 20%; grau II – redução da FEVE abaixo de 20% ou abaixo do normal; grau III – insuficiência cardíaca sintomática.

Com relação à classificação de acordo com o tempo de apresentação, a cardiotoxicidade aguda ou subaguda se apresenta desde o início até 14 dias após o término do tratamento. Já no caso de cardiotoxicidade crônica, diferenciamos dois subtipos: o primeiro de início dentro do primeiro ano do término da quimioterapia e o segundo após um ano do término da quimioterapia.

Podemos ainda classificar a cardiotoxicidade com base no tipo de alteração histopatológica e na evolução clínica descrita nos pacientes acometidos. Classicamente, estão bem definidos os efeitos tóxicos para os miócitos de fármacos do grupo das antraciclinas (cardiotoxicidade tipo I), caracterizando-se por queda na fração de ejeção do ventrículo esquerdo, que ocorre em 5 a 25% dos casos, iniciando-se nas primeiras doses, relacionado à dose cumulativa, especialmente acima de 400 mg/m^2 de superfície corpórea. Nessa observa-se dano permanente no miocárdio caracterizado por apoptose dos miócitos, resultando em fibrose e perda de função cardíaca. O segundo grupo tem como representantes o trastuzumabe e o bevacizumabe (cardiotoxicidade tipo II). Nessa, ocorre disfunção transitória reversível dos miócitos, sem que haja relação com a dose, resultando em melhor prognóstico.

4. **Resposta: C**

São manifestações clínicas de cardiotoxicidade descritas na I Diretriz Brasileira de Cardio-Oncologia: insuficiência cardíaca, arritmias ventriculares e supraventriculares, isquemia miocárdica aguda com ou sem supra de segmento ST, disfunção ventricular esquerda assintomática, hipertensão arterial sistêmica, doença pericárdica, eventos tromboembólicos.

Tabela 1   Manifestações clínicas de cardiotoxicidade

Cardiotoxicidade
Insuficiência cardíaca
Arritmias ventriculares e supraventriculares
Isquemia miocárdica aguda com ou sem supra de ST
Disfunção ventricular esquerda assintomática
Hipertensão arterial sistêmica
Doença pericárdica
Eventos tromboembólicos

ST: segmento ST do eletrocardiograma. Fonte: Kalil Filho et al., 2011.

As lesões orovalvares primárias não são descritas como alterações relacionadas ao uso de quimioterápicos. São descritas alterações valvares secundárias ao uso de radioterapia em região mediastinal ou torácica; estão relacionadas ainda à dose de radiação e à área do coração exposta. As lesões mais comuns são regurgitação tricúspide, regurgitação mitral e regurgitação aórtica.

5. **Resposta: D**

A I Diretriz Brasileira de Cardio-Oncologia sugere esquema de monitoramento cardiológico para pacientes recebendo antracíclicos – como é o caso da epirrubicina – ou outros agentes tipo 1 (Tabela 2).

Tabela 2 Esquema de monitoramento cardiológico* para pacientes recebendo antracíclicos ou outros agentes tipo 1

Dose acumulada de antraciclina (mg/m^2)**	Antes do tratamento	Durante o tratamento	Ao final do tratamento	Primeiro ano após o tratamento	2° ao 5° ano após o tratamento	> 5° ano após o tratamento
< 200	Sim	Quando clinicamente indicado	Sim	Controle com 1 ano	Controle com 2 anos e 5 anos	Quando clinicamente indicado
200-300	Sim	Após 200 mg/m^2	Sim	Controle com 6 meses e 1 ano	Controle com 2 anos, 3 anos e 5 anos	Quando clinicamente indicado
300-400	Sim	Após 200, 300, 350 mg/m^2	Sim	Controle com 6 meses e 1 ano	Controle anual	Controle a cada 2 anos
> 400	Sim	Após 200, 300, 350 e 400 mg/m^2	Sim	Controle com 3 meses, 6 meses e 1 ano	Controle anual	Controle anual

* Monitoramento cardíaco inclui: consulta cardiológica, avaliacão da função ventricular e dosagens de troponina (esta última apenas durante o tratamento quimioterápico). ** As doses cumulativas são referentes à doxorrubicina; para o mitoxantrone, multiplica-se a dose por 0,2; para a epirrubicina e as preparações lipossomais multiplica-se a dose por 1,5. Fonte: Kalil Filho et al., 2011.

Obviamente, a avaliação do estado clínico inicial da paciente e dos fatores de risco da paciente podem e devem incluir alteração da frequência e intensidade da avaliação ou mesmo guiar a interrupção do tratamento. Na paciente em questão, com diversos fatores de risco para o desenvolvimento de cardiotoxicidade com uso de antracíclicos – sexo feminino, cardiopatia isquêmica e disfunção ventricular prévios, hipertensão arterial – a avaliação mínima deve ocorrer antes e após o tratamento quimioterápico e pelo menos uma avaliação de controle no 1°, 2° e 5° anos, considerando que a paciente permaneça estável e receba dose equivalente de antraciclina < 200 mg/m^2.

394 Treinamento em Diretrizes – Cardiologia

6. Resposta: **C**

De acordo com a I Diretriz Brasileira de Cardio-Oncologia, a terapia para os pacientes com disfunção ventricular secundária ao uso de quimioterápicos deve ser tratada de acordo com as diretrizes que guiam o tratamento dos pacientes com insuficiência cardíaca uma vez que esta tenha se desenvolvido ao longo ou após o tratamento. Estão aqui incluídos os betabloqueadores, inibidores da enzima de conversão de angiotensina, bloqueadores de receptor AT2, antagonistas do receptor de aldosterona e diuréticos tanto no tratamento dos sintomas e melhora da classe funcional quanto na prevenção de eventos cardiovasculares e aumento da sobrevida.

Entretanto, a diretriz faz menção específica ao início precoce de inibidores de enzima conversora de angiotensina ao detectar sinais de disfunção sistólica ou diastólica durante o acompanhamento cardiológico de pacientes que estão recebendo quimioterapia.

Também, indica o início de IECA e carvedilol em pacientes com evidências de lesão miocárdica (elevação de troponina I ou BNP ou alteração eletrocardiográfica) após quimioterapia com antraciclinas. Também neste contexto, indica-se o uso de dexrazoxane pré-quimioterapia em pacientes de alto risco de cardiotoxicidade para prevenção de insuficiência cardíaca.

Tabela 3   Recomendações para o uso de agentes cardioprotetores para a prevenção da miocardiopatia associada a antraciclinas

Classe	Indicação	Nível de evidência
I	Uso do IECA em pacientes com evidências de lesão miocárdica (elevação de troponina I, ou BNP ou alteração ecocardiográfica) logo após quimioterapia	B
IIa	Uso do carvediol em pacientes com evidências de lesão miocárdica (elevação de troponina I, ou BNP ou alteração de ecocardiografia) logo após quimioterapia	C
IIa	Uso de dexrazoxane pré-quimioterapia para prevenção de insuficiência cardíaca em pacientes de alto risco de cardiotoxicidade	A
III	Uso de agentes cardioprotetores como N-acetilcisteína, coenzima Q10, combinações de vitaminas E e C e N-acetilcisteína ou L-carnitina	C

BNP: *brain natriuretic peptide*; IECA: inibidor de enzima conversora de angiotensina. Fonte: Kalil Filho et al., 2011.

Capítulo 18 Cardio-oncologia 395

Tabela 4 Recomendações para o tratamento da insuficiência cardíaca pós-quimiote-rapia

Classe	Indicação	Nível de evidência
I	Uso de IECA em pacientes com IC e disfunção sistólica assintomática ou sintomática, na maior dose tolerada	C
IIa	Uso de IECA em pacientes com aparecimento de disfunção diastólica durante ou após tratamento quimioterápico	C
I	Os BRA devem ser recomendados a pacientes portadores de IC intolerantes aos inibidores de ECA	C
I	Uso de betabloqueadores (carvedilol, metoprolol, bisoprolol) em pacientes com IC e disfunção sistólica assintomática ou sintomática, na maior dose tolerada	C
I	Uso de espironolactona (25 a 50 mg/dia) em pacientes sintomáticos (IC CF III-IV), com disfunção sistólica	C
IIa	Indicação de transplante cardíaco para pacientes com IC refratária, apesar da máxima medicação para IC, com mais de 5 anos de não recidiva da neoplasia após tratamento	C
III	Uso de IECA em pacientes com insuficiência renal, hiercalemia ou hipotensão sintomática	C

BRA: bloqueador do receptor AT2 da angiotensina; IC: insuficiência cardíaca; IECA: inibidor da enzima conversora de angiotensina; QT: quimioterapia. Fonte: Kalil Filho et al., 2011.

7. Resposta: **B**

Embora outros quimioterápicos também estejam relacionados ao desenvolvimento e recrudescimento de hipertensão arterial sistêmica, são os inibidores de angiogênese (bevacizumabe, sunitinibe, sorafenibe, vatalianibe) os mais frequentemente relacionados.

8. Resposta: **C**

A fibrilação atrial é a arritmia mais frequente no cenário dos pacientes oncológicos, ocorrendo em até 12,6% dos pacientes e com incidência até duas vezes maior que em grupo controle. Afirmativa I incorreta.

Como descrito na afirmativa II, as alterações estão presentes em até 38% dos pacientes recebendo antraciclinas. Afirmativa II correta.

396 Treinamento em Diretrizes – Cardiologia

Conforme descrito na afirmativa III, a talidomida cursa com bradicardia em até 27% dos pacientes recebendo este fármaco. Afirmativa III correta.

9. Resposta: **C**

Conforme discutido na I Diretriz Brasileira de Cardio-Oncologia, dado o risco de trombose relacionada ao *stent* farmacológico nos pacientes com câncer, o benefício de seu uso neste perfil de pacientes é discutível. Se considerada ainda a eventual necessidade de reabordagens cirúrgicas nestes pacientes, o que requereria a interrupção da antiagregação ou o atraso na abordagem cirúrgica, o uso de *stents* farmacológicos torna-se inconveniente. Assim não há vantagem aparente de se utilizar *stents* farmacológicos e alguns autores recomendam que esses devam ser evitados em pacientes com câncer ativo. Desse modo, a diretriz recomenda como primeira escolha, no paciente com câncer, a angioplastia com *stent* convencional pelo menor risco de trombose.

Embora a ocorrência de síndrome coronária aguda em pacientes com plaquetopenia seja evento raro na população geral, ela ocorre em 30% dos pacientes com câncer e plaquetopenia. Isto porque, independentemente do eventual número reduzido de plaquetas, os pacientes oncológicos estão predispostos a trombose coronária porque as plaquetas são maiores, mais aderentes à superfície vascular e produzem micropartículas trombogênicas, promovendo a formação de plug hemostático. Assim, pacientes com síndrome coronária aguda em uso de ácido acetilsalicílico não devem interromper seu uso por conta do número < 50.000 plaquetas/mm^3.

A diretriz faz notar que não há estudos randomizados para definição de tratamento específico de síndrome coronária aguda em pacientes oncológicos e que o tratamento deve ser guiado correlacionando o quadro clínico do paciente, o prognóstico e o risco de sangramento.

Referência bibliográfica

1. Kalil Filho R, Hajjar LA, Bacal F, Hoff PM, Diz M del P, Galas FRBG, et al. I Diretriz Brasileira de Cardio-Oncologia da Sociedade Brasileira de Cardiologia. Arq Bras Cardiol. 2011;96(2supl.1):1-52.